PATHOLOGIE THYROÏDIENNE

Diagnostic et traitement

CHEZ LE MÊME ÉDITEUR

Cas cliniques en endocrinologie, par J. LUBETZKI
Le livre de l'interne : endocrinologie et maladies métaboliques, par J. LUBETZKI
Imagerie maxillo-faciale, par N. MARTIN-DUVERNEUIL et J. CHIRAS
Atlas en couleurs de médecine, par C.D. FORBES et W.F. JACKSON
Atlas de diagnostic clinique, par A. MIR
Traité de médecine, par P. GODEAU, S. HERSON et J.C. PIETTE
Traité de médecine interne Cecil, par J.C. BENNETT et F. PLUM
La Petite Encyclopédie Médicale Hamburger, par M. LE PORRIER
Endocrinologie pédiatrique et croissance, par J.C. JOB et M. PIERSON
Medico, par L. GUILLEVIN

Aubène LÉGER

Médecin des hôpitaux
Service de radio-isotopes. Hôpital Necker

avec la collaboration de
Hervé Bouzac
Docteur en médecine

PATHOLOGIE THYROÏDIENNE

Diagnostic et traitement

3e édition

Médecine-Sciences
Flammarion
4, rue Casimir-Delavigne, 75006 Paris

1re édition 1990
2e édition 1992
3e édition 1998

Pour recevoir le catalogue Flammarion Médecine-Sciences,
il suffit d'envoyer vos nom et adresse à :

Flammarion Médecine-Sciences

4, rue Casimir-Delavigne
75006 PARIS

ISBN : 2-257-12205-4

Imprimé en France

SOMMAIRE

PRÉFACE

Ce livre est destiné à tous les médecins concernés par la thyroïde, internistes, endocrinologues, pédiatres, isotopistes, échographistes ; il cherche à rendre simple ce qui peut à première vue paraître ésotérique. Il se veut court et pratique.

Cette troisième édition arrive un peu moins de dix ans après la première. Entre deux la vision que nous avons de la pathologie thyroïdienne a bien changé. La généralisation du dosage de TSH ultra-sensible a bouleversé le diagnostic dans plusieurs domaines, et plusieurs pathologies autrefois diagnostiquées quasiment par hasard sont maintenant facilement mises en évidences ; l'échographie, l'écho-Doppler et la cytoponction ont modifié la prise en charge des nodules thyroïdiens, pathologie commune chez la femme ; nous avons pris conscience de la carence iodée qui sévit encore dans certains pays européens, et la supplémentation alimentaire en iode devrait logiquement être mise en place dans la prochaine décennie, malgré le retard de la France dans ce domaine ; l'immunologie et la génétique évoluent sans cesse et modifient radicalement la compréhension de nombreuses maladies thyroïdiennes. Bref nous avons vu, sans nous en rendre compte, changer profondément au fil des années la perception de la pathologie thyroïdienne ; il a fallu réactualiser entièrement ce livre.

L'iconographie a été modifiée par rapport à la précédente édition. Elle comportait en grande partie des scintigraphies faites au scintigraphe à balayage : elle a été remplacée le plus souvent par des scintigraphies faites à la caméra à scintillation. Elle reste délibérément en noir et blanc : en effet la couleur non seulement n'apporte rien dans les images statiques, mais de plus elle dégrade le rapport signal/bruit de fond. Par contre dans le chapitre « échographie » quelques images fonctionnelles sont en couleur pour illustrer l'écho-Doppler : la couleur est dans ce cas indispensable pour montrer les flux vasculaires.

Voici donc, réactualisé, ce cocktail de pathologie thyroïdienne, de médecine nucléaire et d'échographie avec un soupçon de pédiatrie, vu d'un service de médecine nucléaire très orienté vers la pathologie thyroïdienne.

Les applications à la thyroïde de disciplines complexes sont à peine évoquées, telles l'immunologie, la biologie moléculaire, la génétique.

Le poids donné à chaque pathologie thyroïdienne n'est pas vraiment en rapport avec son incidence en pratique courante. Des pathologies rares sont peut-être trop détaillées ; d'autres sujets, trop vites considérés comme banals, sont sans doute succinctement exposés. Les données ne sont pas toujours quantitatives ; certaines statistiques sont les nôtres, d'autres sont tirées de la littérature provenant de pays dont la pathologie thyroïdienne peut différer de la nôtre. C'est pourquoi nous sommes parfois restés mesurés dans nos propos. Enfin, toutes les remarques du lecteur seront les bienvenues.

Chapitre 1

ANATOMIE ET PHYSIOLOGIE DE LA THYROÏDE

Anatomie

La thyroïde pèse normalement environ 20 à 25 g chez l'adulte. Elle est formée de deux lobes d'environ 5 cm de haut sur 2 cm de large réunis par un isthme. La thyroïde, incluse dans une capsule conjonctive, est plaquée contre la trachée et ascensionne avec le larynx lors de la déglutition. Sa vascularisation et son drainage lymphatique sont particulièrement importants. Le drainage lymphatique se fait par les chaînes spinales, cervicales transverses, jugulo-carotidiennes, récurrentielles, médiastinales supérieures (fig. 1-1 et 1-2). Des ganglions lymphatiques siègent devant et derrière le larynx. Enfin la paroi trachéale elle-même contient un réseau lymphatique particulièrement riche.

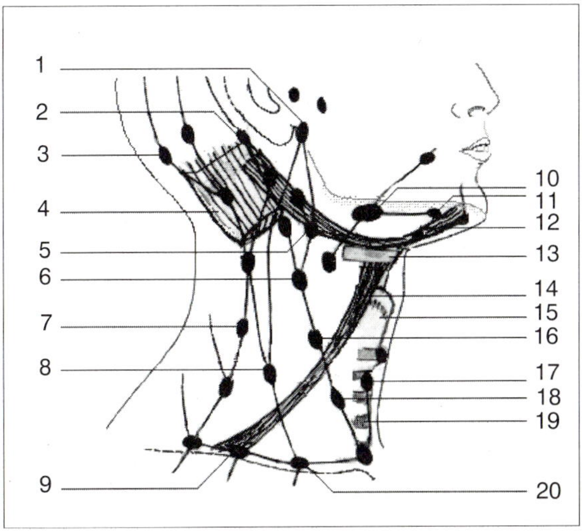

Figure 1-1 **Ganglions lymphathiques du cou : vue latérale.**
1. ganglion parotidien – 2. ganglion mastoïdien – 3. ganglion occipital – 4. muscle sternocléido-mastoïdien – 5. ganglion sous-digastrique – 6. ganglion jugulaire antérieur – 7. ganglion spinal – 8. ganglion jugulaire postérieur – 9. ganglion sus-claviculaire – 10. ganglion sous-maxillaire – 11. ganglion sous-mental – 12. muscle digastrique – 13. os hyoïde – 14. muscle omo-hyoïdien – 15. cartilage thyroïde – 16. ganglion sus omo-hyoïdien – 17. ganglion pré-trachéal – 18. ganglion sous omo-hyoïdien – 19. cartilages trachéaux – 20. ganglion cervical transverse

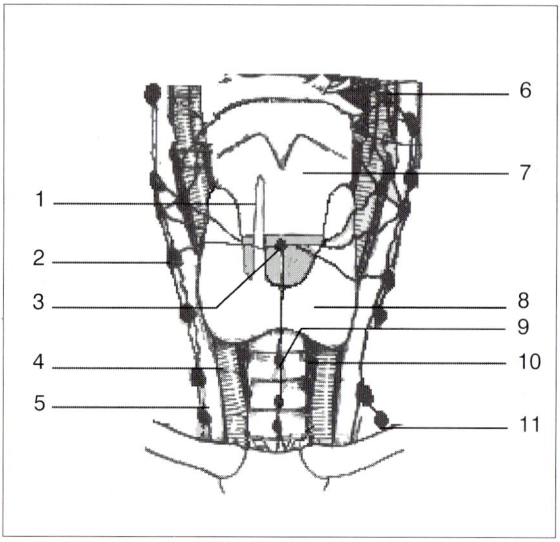

Figure 1-2 **Ganglions lymphatiques du cou : vue antérieure.** 1. tractus thyréoglosse (pyramide de Lalouette) – 2. ganglion jugulaire – 3. ganglion pré-laryngé (sus-isthmique : delphien) – 4. artère carotide interne – 5. veine jugulaire – 6. os hyoïde – 7. cartilage thyroïde – 8. corps thyroïde – 9. ganglion pré-trachéal – 10. ganglion récurrentiel – 11. ganglion cervical transverse

Les parathyroïdes siègent en arrière des deux lobes. Elles présentent des variations dans leur nombre et dans leur siège. Elles peuvent être exposées en cas d'intervention chirurgicale.

Les nerfs récurrents sont habituellement au contact de la face postérieure de chaque lobe, mais il existe des variations anatomiques de leur trajet.

EXAMEN CLINIQUE DE LA THYROÏDE

La thyroïde est en général palpable, même quand elle est normale. Le malade est assis, la tête en position normale, sans contraction musculaire. Le médecin se place debout derrière, les mains placées symétriquement sur le cou du malade, sans appuyer trop fort. Il faut d'abord bien repérer la position des cartilages, thyroïde (en forme de dièdre), et cricoïde (en forme d'anneau), ainsi que les cartilages trachéaux lorsqu'ils sont accessibles. L'isthme se trouve au-dessous du cartilage cricoïde. Lors des mouvements de déglutition, éventuellement aidés par un peu d'eau, le larynx et la loge thyroïdienne ascensionnent.

Les difficultés de l'examen clinique peuvent provenir :

– des muscles sterno-cléïdo-mastoïdiens qui recouvrent la partie externe des lobes thyroïdiens, ce qui est fréquent chez l'homme, et qui peut donner à l'inspection une fausse impression de goitre et surtout gêner la palpation ;

– du panicule adipeux, qui, s'il est important, donne également, à l'inspection et à la palpation, une fausse impression de goitre ;

– de la position du larynx lorsqu'il est bas situé par rapport à l'ouverture supérieure du thorax, la loge thyroïdienne étant alors en partie ou totalement inaccessible (ceci est fréquent chez le sujet âgé, surtout chez l'homme) ; l'examen en décubitus dorsal permet d'augmenter de 1 ou 2 cm la zone accessible à la palpation ;

– de l'éventuelle déviation des cartilages laryngés, avec parfois rotation, d'où l'importance de les repérer systématiquement par la palpation.

RAPPEL EMBRYOLOGIQUE

La thyroïde est d'origine endodermique. L'ébauche thyroïdienne se forme à partir d'un épaississement du plancher du pharynx primitif au niveau de la première poche pharyngée. Elle migre très tôt durant la vie fœtale en direction de la loge thyroïdienne définitive. Il persiste souvent une trace de cette migration : le processus thyréoglosse, ou pyramide de Lalouette, souvent palpé chez l'adulte, le plus souvent situé à droite. Une anomalie de migration peut se traduire par une ectopie thyroïdienne (la plus fréquente des anomalies congénitales) ou une athyréose. Le point d'origine du tractus thyréoglosse forme à la base de la langue une petite dépression appelée foramen cæcum. Le rôle des corps ultimobranchiaux, qui viennent probablement de la crête neurale, dans le développement de la thyroïde est discuté. Ils se développent à partir des 4e et 5e poches pharyngées ; ils s'incorporeraient à la thyroïde durant la vie fœtale. Les tissus qui en sont issus se transformeraient pour certains en cellules thyroïdiennes vésiculaires, pour d'autres ils formeraient les cellules C parafolliculaires.

Chez le fœtus, la thyroïde atteint son emplacement définitif à la fin du 2e mois, la synthèse hormonale débute vers la 12e semaine, l'axe thyréotrope devient mature vers la 35e semaine.

HISTOLOGIE

Le parenchyme thyroïdien est formé de lobules résultant de la coalescence des follicules thyroïdiens. Les follicules thyroïdiens sont grossièrement sphériques, d'un diamètre d'environ 300 μ. Une membrane basale tapisse l'extérieur des follicules. Chaque follicule est formé d'une couche de cellules limitant une cavité centrale. Au pôle apical, des microvillosités sont en contact avec la colloïde, qui remplit la cavité centrale. La colloïde est un gel semi-visqueux formé de thyroglobuline et d'autres protéines iodées. Les cellules thyroïdiennes comportent de nombreuses vésicules, vésicules d'endocytose (pinocytose), vésicules d'exocytose, lysosomes riches en hydrolases. Des complexes de jonction unissent les membranes cellulaires près du pôle apical, séparant la membrane apicale de la membrane baso-latérale. Ces complexes assurent une certaine étanchéité de la lumière folliculaire en restreignant la diffusion des protéines. Des canaux constitués de connexine permettent des échanges rapides entre les cellules.

La morphologie du follicule thyroïdien change selon son activité. Les cellules d'un follicule au repos sont aplaties avec une grande cavité centrale et un aspect globalement très colloïde. Au contraire, lorsque le follicule est stimulé, les cellules augmentent de hauteur et la taille des cavités colloïdes se réduit.

Par ailleurs, il existe d'autres cellules, qui forment une catégorie distincte, dérivée de la crête neurale. Ce sont les cellules C. Elles sont isolées ou en petits groupes dans le parenchyme thyroïdien, soit entre les vésicules, soit entre la membrane basale et les cellules vésiculaires. Elles sécrètent la thyrocalcitonine.

Physiologie

Les deux principales hormones thyroïdiennes sont :
- la thyroxine : 3, 5, 3', 5' tétraiodothyronine, ou T4 ;
- la 3, 5, 3' triiodothyronine, ou T3 ;

Une désiodation périphérique de T4 en T3 donne à la T4, au moins en partie, un rôle de prohormone de la T3.

Les hormones thyroïdiennes sécrétées dans le règne animal sont les isomères lévogyres, L-T4 et L-T3.

La synthèse et la sécrétion des hormones thyroïdiennes comportent plusieurs stades :

– la captation de l'iodure ;
– l'oxydation de l'iodure ;
– la synthèse de la thyroglobuline ;
– la synthèse des hormones thyroïdiennes dans la thyroglobuline ;
– le transfert de la thyroglobuline dans la colloïde et son stockage ;
– l'internalisation de la thyroglobuline, c'est-à-dire son transfert de la colloïde vers la cellule thyroïdienne en vue de sa protéolyse ;
– la libération des hormones thyroïdiennes dans la circulation.

Certaines de ces étapes peuvent faire l'objet d'anomalies ou d'absence héréditaire.

IODURE [5, 9, 13, 19, 40, 46, 50, 64, 67]

L'iode est un constituant essentiel des hormones thyroïdiennes. L'apport naturel se fait par voie alimentaire, à raison de 50 à 100 µg d'iodure par jour en France dans les conditions alimentaires habituelles. Dans certains pays, de l'iode est systématiquement ajouté à certains aliments : ainsi aux USA, l'apport s'est élevé à environ 600 µg par jour, puis est descendu ces dernières années à 200-300 µg/jour.

L'iodure I^- diffuse dans un « espace iodure », qui est d'environ 35 p. 100 du poids du corps, et qui comprend un espace extra-thyroïdien, et un espace intra-thyroïdien, c'est-à-dire l'iodure avant son organification. La concentration sérique d'iodure est d'environ 8 à 20 nmol/l (1 à 3 µg/l). L'iode radioactif, administré en quantité traceuse par voie buccale ou par voie intraveineuse, est considéré comme réparti de façon homogène dans l'espace iodure.

L'iodure est excrété essentiellement par le rein dont la clairance est fixe et d'environ 30 ml/min. La quantité d'iodure éliminée dans les urines de 24 heures (iodurie), à l'équilibre, est égale à l'apport alimentaire.

L'iodure sérique est activement capté par les cellules thyroïdiennes au niveau de la membrane baso-latérale, par un récepteur protéique récemment cloné [14, 56]. Ce transport est un phénomène réversible et saturable. La clairance thyroïdienne de l'iodure est adaptative, c'est-à-dire qu'elle permet une entrée d'iode stable malgré les fluctuations, alimentaires ou autres, de l'apport d'iode. Le transport actif de l'iodure dépend de plusieurs facteurs : la thyréostimuline hypophysaire (TSH), qui augmente la vitesse et le nombre d'unités de transport, sans changer le Km ; un processus d'autorégulation dépendant de la concentration intra-thyroïdienne en iodure ; l'apport énergétique de l'ATP ; l'ATPase membranaire. Il existe peut-être aussi un système particulier permettant la sortie de l'iodure de la cellule thyroïdienne.

L'espace iodure extra-thyroïdien comprend encore les muqueuses salivaires et gastriques, qui concentrent l'iodure par un transport actif ; leur clairance de l'iode n'est pas adaptative, et n'est pas dépendante de la TSH. L'iodure revient ensuite dans le tractus digestif et est réabsorbé ; les glandes mammaires concentrent également l'iodure qui passe dans le lait.

D'autres molécules, parmi lesquelles les éléments de la série lyotropique de Hofmeister, sont aussi captées par les cellules thyroïdiennes, les glandes salivaires et gastriques. Certaines sont l'objet de transport actif, en compétition avec l'iodure ; elles ne sont pas organifiées ; parmi elles le pertechnétate, radioactif, est utilisé pour les scintigraphies thyroïdiennes, et le perchlorate, non radioactif, est utilisé pour mettre en évidence un trouble de l'organification en faisant ressortir l'iodure non organifié de la thyroïde. Le thiocyanate pénètre les cellules thyroïdiennes sans y être concentré activement ; à doses suffisantes, il fait également sortir l'iodure non organifié des cellules thyroïdiennes.

THYROGLOBULINE (Tg) [11, 41]

La thyroglobuline est une protéine spécifique synthétisée par la cellule thyroïdienne. Le gène codant pour la thyroglobuline est situé dans le chromosome 8 et comporte 260 000 paires de bases, l'ARNm a 8 200 nucléotides. La dérépression du gène codant pour la thyroglobuline survient seulement dans la cellule thyroïdienne. La thyroglobuline est constituée de deux unités ayant chacune 330 000 daltons et 2 748 acides aminés. Le taux de tyrosine est de 3 p. 100, ce qui est un taux normal pour une protéine. Seules les tyrosines les plus superficielles peuvent être iodées. La synthèse commence dans la lumière du réticulum endoplasmique puis les deux sous-unités de thyroglobuline s'attachent et passent dans les vésicules du système de Golgi où elles sont glycosylées. Puis la Tg passe dans des vésicules de sécrétion où les radicaux tyrosyls sont oxydés et où la Tg est iodée. L'oxydation des radicaux tyrosyls serait sous la dépendance de la peroxydase. La thyroglobuline est exocytée et stockée dans la colloïde. Malgré les complexes de jonction intercellulaires, une certaine quantité de thyroglobuline passe dans la circulation. La Tg circulante est donc mesurable par dosage radio-immunologique.

Il existe dans la thyroïde des protéines iodées autres que la thyroglobuline, qui ne représentent qu'un faible pourcentage de l'iode protéique. Il s'agit soit de l'iodoalbumine, soit de protéines ou phospholipoprotéines.

OXYDATION DE L'IODURE ET SYNTHÈSE HORMONALE [42]

La cellule thyroïdienne a une polarité apico-basale importante. Au niveau de la membrane basale se produit le transport actif de l'iodure. Au niveau du pôle apical se situe l'organification de l'iode. L'iodure est oxydé et organifié très rapidement (en quelques dizaines de secondes). L'oxydation de l'iodure et la synthèse hormonale nécessitent deux systèmes enzymatiques : la peroxydase et un système générateur de H_2O_2.

La peroxydase est une hémoprotéine glycosylée, qui est synthétisée dans les membranes du réticulum endoplasmique, du système de Golgi, des vésicules apicales, puis va s'insérer dans la membrane apicale. La peroxydase est antigénique ; elle semble analogue à l'antigène qui provoque la formation des auto-anticorps dits « antimicrosomes ».

Le système enzymatique générateur d'H_2O_2 est un système plurienzymatique présent sur la membrane apicale comportant principalement la NADPH oxydase.

La synthèse hormonale nécessite le couplage de deux résidus tyrosyls préalablement iodés. La réaction se déroule au sein de la thyroglobuline. L'iodure est oxydé en un radical libre. Un résidu tyrosyl de la thyroglobuline est oxydé au niveau d'un carbone 3 ou 5. Ces deux radicaux libres très réactifs interagissent très rapidement et donnent une monoiodotyrosine (MIT). Si deux atomes d'iodure ont été oxydés et si le résidu tyrosyl a été oxydé au niveau de deux carbones, la réaction donne une diiodotyrosine (DIT).

Le couplage des iodo-tyrosines MIT et DIT donne la triiodothyronine (T3) et la tétraiodothyronine ou thyroxine (T4). Cette nouvelle oxydation nécessite la présence de peroxydase et de H_2O_2, sous forme chimique différente de celle qui catalyse l'oxydation de l'iodure. Elle se produit en deux étapes : une nouvelle oxydation d'un atome d'oxygène sur un groupe tyrosyl, une oxydation d'un atome de carbone sur un autre groupe tyrosyl, le carbone appartenant à la liaison avec la thyroglobuline ; la liaison carbone rompue libère le cycle qui va alors se lier au premier cycle oxydé par un pont éther.

Le couplage en T3 et en T4 se fait sur 4 résidus tyrosyls seulement de chaque sous-unité de thyroglobuline (sur 140 résidus tyrosyls). Ils sont situés dans la partie non hydrophobe de la Tg, en bout de chaîne. Certains sites sont des sites à T4 (en position 5 à une extrémité, 2553, 2567 à l'autre extrémité) ; d'autres sont des sites à T3 (en position 2746).

Le taux d'iodation normal de la Tg chez l'homme en France est de l'ordre de 0,2 à 0,4 p. 100 d'iode par g de Tg sèche, dont environ la moitié sous forme hormonale, soit au maximum 8 molécules d'hormones thyroïdiennes par dimère de thyroglobuline ; dans toute la thyroïde ceci correspond environ à 10-15 mg d'iode sous forme organifiée. Des protéines autres que la thyroglobuline, telles que l'albumine, peuvent également être le siège d'iodation et de synthèse d'hormones thyroïdiennes. Cependant, la thyroglobuline paraît propice à cette synthèse avec un rendement de synthèse de thyroxine particulièrement élevé. Le rapport T4 sur T3 dans la thyroïde, dans les conditions habituelles, est de 10. La synthèse de diiodothyronine (T2) et de T3 reverse (3, 3', 5', T3) est en principe possible, mais est en pratique quasi nulle dans la thyroïde.

SÉCRÉTION DES HORMONES THYROÏDIENNES

La thyroglobuline stockée est iodée de façon hétérogène. La thyroglobuline n'est pas accessible de façon homogène à la protéolyse et à la sécrétion hormonale en réponse à la TSH. Il existe sans doute une sélection de certaines molécules de thyroglobuline au pôle apical de la cellule thyroïdienne. L'internalisation de la thyroglobuline se fait par phagocytose de gouttelettes de colloïdes et par micropinocytose. La thyroglobuline est déversée dans les endosomes précoces puis tardifs. Les lysosomes primaires situés à la base des cellules migrent vers l'apex, et fusionnent avec les endosomes contenant la thyroglobuline pour former les lysosomes secondaires ou phagolysosomes. Là, la thyroglobuline est hydrolysée sous l'action d'endo- et d'exopeptidases. Un clivage rapide aux extrémités libère d'abord la T3 et la T4. L'iode est en partie (25 p. 100) hormonal sous forme d'iode de T3 et de T4 (soit environ 85 µg par jour d'iode de T4). Un transporteur permet la sortie des hormones thyroïdiennes dans le cytoplasme. La T3 et la T4 sont sécrétées et quittent la cellule par un mécanisme mal connu. Le reste de l'iode (75 p. 100) se trouve dans les iodotyrosines, qui sont désiodées dans la cellule thyroïdienne par une iodotyrosine désiodase. L'iodure de désiodation est à nouveau disponible pour l'hormonogenèse.

La thyroïde libère ainsi dans le sang environ 125 µg de T4 par jour ainsi qu'une plus faible quantité de T3. Quatre-vingts p. 100 de la T3 circulante vient de la désiodation périphérique de la T4.

TRANSPORT PLASMATIQUE DES HORMONES THYROÏDIENNES [1, 32]

Les hormones thyroïdiennes circulent principalement sous forme liée à des protéines de transport. Trois protéines de liaison sont individualisées à l'électrophorèse :

- une préalbumine ou TBPA (Thyroxin Binding Prealbumin) ;
- l'albumine ;
- la TBG (Thyroxin Binding Globulin) est la principale protéine de transport.

La constante d'affinité entre T4 et TBG étant très élevée (2 x 10^{10} l/mol), la fraction libre de T4 est très faible (environ 0,3 p. 1 000). La constante d'affinité pour la T3 est moins élevée. Les fractions libres sont les fractions actives et sont donc très importantes dans l'exploration thyroïdienne. Une modification du taux des protéines de transport entraîne une modification des T4 et T3 totales sans modifier les concentrations d'hormones libres. Il faut donc en tenir compte dans certaines explorations thyroïdiennes. Les protéines de transport peuvent être modifiées au cours de diverses affections congénitales ou acquises.

Une faible partie des hormones thyroïdiennes est liée aux lipoprotéines, surtout aux HDL (lipoprotéines de haute densité).

HORMONES THYROÏDIENNES : LA T3 ET LA T4

La thyroxine (T4) du sérum provient de la sécrétion thyroïdienne. Sa concentration sérique normale est d'environ 65 à 155 nmol/l (50 à 120 µg/l) . Des modifications de concentration de la thyroxine totale dans le sérum peuvent venir de changements soit du taux de production par la thyroïde, soit de l'affinité pour les protéines de transport, soit des protéines de transport elles-mêmes, soit encore de la clairance métabolique de la T4. La T3 vient pour une faible partie de la sécrétion thyroïdienne, et surtout de la désiodation périphérique de la T4 [26].

La T4 (3, 5, 3', 5' T4) est désiodée en T3 (3, 5, 3' T3) par la 5' iodothyronine désiodase, dont il existe deux variétés. La 5' désiodase de type I, abondante dans le foie et le rein a un rôle essentiel dans la production de T3 ; elle est inhibée par le propylthio-uracile. La 5'désiodase de type II est abondante surtout dans le cerveau et l'hypophyse, où elle génère in situ la T3 ; ces organes sont donc peu dépendants de la T3 circulante.

Les hormones thyroïdiennes T4 et T3 demeurent à un taux stable durant le nycthémère. Cette stabilité s'explique au moins en partie par la longue demi-vie des hormones circulantes : environ 5 à 7 jours pour la T4, environ un jour pour la T3. Cette demi-vie dépend en partie de l'état eu-, hyper- ou hypothyroïdien. Une désiodase de type III oriente la désiodation de la T4 en T3 normale ou en reverse T3 (3, 3', 5', T3 = rT3), physiologiquement inactive. Lorsque la désiodation se fait préférentiellement vers la rT3, c'est le « syndrome de basse T3 » (voir aussi chapitre 2), qui peut être interprété comme un repos biologique en cas de maladie importante, et qui ne doit pas être considéré comme une hypothyroïdie à traiter. Les productions de T3 et de rT3 varient également selon les organes : le cerveau par exemple produit beaucoup de rT3. Certains médicaments réagissent avec certains types de désiodase, favorisant la désiodation en rT3 inactive.

CATABOLISME DES TRIIODOTHYRONINES. LES DIIODOTHYRONINES [26]

La dégradation périphérique des hormones thyroïdiennes comporte des processus de désiodation, de glycuro- et de sulfoconjugaison, de désamination oxydative et de décarboxylation.

La désiodation de la T3 conduit à la formation de 3,5-T2 et de 3,3'-T2. La désiodation de la reverse T3 conduit à la 3,3'-T2 et 3',5'-T2. La désiodation des diiodothyronines produit des monoiodothyronines, à leur tour désiodées et éliminées dans les urines sous forme de thyronines. L'iode de désiodation retourne dans le pool iodure.

Les sulfo- et glycuroconjugaisons se font sur le cycle bêta. La sulfoconjugaison est hépatique et porte surtout sur la T3. La glycuroconjugaison est hépatique et extra-hépatique et porte surtout sur la T4. Les dérivés conjugués sont excrétés par voie biliaire, puis éliminés par voie fécale, non désiodés, ou réabsorbés dans l'iléon. La désamination oxydative de la T4 et de la T3 s'effectue sur l'alanine et conduit à l'acide 3, 5, 3', 5' – tétraiodothyroacétique (TETRAC) et 3, 5, 3' – triiodothyroacétique (TRIAC). La décarboxylation s'effectue également sur l'alanine et forme un métabolite biologiquement inactif. Environ 10 à 15 p. 100 de la T4 sont conjugués, 5 p. 100 décarboxylés et 1 p. 100 désaminé en TETRAC ou TRIAC chez l'homme normal.

HORMONES THYROÏDIENNES, PLACENTA ET FŒTUS [8, 20, 27, 28, 51, 57]

Le placenta humain et les membranes fœtales sont le siège d'une désiodation de la T4 et de la T3 en reverse T3 inactive et en 3-3'diiodothyronine. De ce fait on a longtemps pensé que les hormones thyroïdiennes maternelles n'atteignaient pas du tout la circulation fœtale. En fait il est maintenant démontré que les hormones thyroïdiennes maternelles passent en partie le placenta et que l'apport d'une faible quantité de T4 (et non de T3) maternelle est indispensable au développement cérébral du fœtus.

Le fœtus lui-même sécrète principalement de la T4, désiodée surtout en reverse T3. Au cours du troisième trimestre, la production de T3 fœtale augmente, et la désiodation placentaire de T4 en reverse T3 diminue.

Les hormones thyroïdiennes fœtales ne semblent que tardivement indispensables au cours de la vie intra-utérine. Leur carence entraîne un retard de maturation osseuse à la naissance mais la taille et le poids sont normaux.

EFFETS DES HORMONES THYROÏDIENNES (HT) [6, 16, 22, 33, 34, 52, 54]

Les hormones thyroïdiennes ont de nombreux effets au niveau du métabolisme glucidique, protidique et lipidique. Elles stimulent la consommation d'oxygène tissulaire et la calorigenèse. Elles sont indispensables à la différenciation et au développement, à la maturation du système nerveux central, à la croissance et à l'ossification du squelette, à la maturation pulmonaire.

Entrée des hormones thyroïdiennes dans les cellules cibles [54] : les mécanismes en sont mal connus. Il pourrait y avoir une endocytose de la T3 par des récepteurs membranaires à T3. Les protéines de liaison plasmatiques et cytosoliques pourraient avoir un rôle dans ce transport.

Mitochondries : les HT augmentent la phosphorylation oxydative. Divers mécanismes ont été proposés. L'augmentation de la consommation d'oxygène est liée à une stimulation de la Na^+/K^+ ATPase, et/ou de la Ca^{++} ATPase, surtout dans les muscles et dans le foie.

Lipides : les HT diminuent les LDL et le cholestérol. Elles stimulent la lipogenèse par augmentation de synthèse de l'acétyl-CoA carboxylase et de l'enzyme malique. Elles stimulent la lipolyse par augmentation du nombre des récepteurs bêta-adrénergiques et/ou de leur affinité pour leurs agonistes.

Glucides : les HT augmentent l'absorption intestinale du glucose, la gluconéogenèse hépatique, la glycogénolyse.

Protéines : les HT augmentent la synthèse et le catabolisme protéiques. Le mécanisme se situe au niveau de la transcription et de la maturation des ARNm, de façon diverse selon les tissus. Une conséquence est l'augmentation chez l'hyperthyroïdien de la SHBG (Sex Hormone Binding Globulin), de la ferritine et de l'ostéocalcine.

Cœur : les HT entraînent une augmentation de la fréquence et du débit cardiaque, du nombre de récepteurs bêta-adrénergiques et de leur affinité pour leurs agonistes, de la synthèse de myosine V1 par les cellules myocardiques.

Système nerveux central : les HT stimulent la myélinisation. Elles ont un rôle majeur dans la croissance cellulaire et la synaptogenèse.

Squelette : les HT favorisent la maturation cartilagineuse et l'ossification. Chez l'adulte l'hyperthyroïdie augmente la résorption osseuse et diminue donc la densité osseuse.

MODE D'ACTION DES HORMONES THYROÏDIENNES AU NIVEAU NUCLÉAIRE [6, 10, 18, 30, 36, 37, 55, 65, 68]

Les effets des hormones thyroïdiennes sont dus à l'activation de récepteurs nucléaires spécifiques de T3, les RT3. Leur affinité pour les analogues structuraux tels que la T4 ou l'acide triiodothyroacétique est moindre ou de moindre durée que pour la T3.

Les RT3 appartiennent à une superfamille de « structures cycliques hydrophobes » qui regroupe les récepteurs des hormones thyroïdiennes, des gluco- et minéralo-corticoïdes, des stéroïdes sexuels et de la vitamine D3. Les RT3 sont nombreux dans l'hypophyse, le cœur, le foie et les reins, moins nombreux dans la rate, le cerveau et les testicules.

On connaît actuellement deux gènes humains codant pour les RT3, c-erb A α et c-erb A β. Ils sont localisés respectivement dans les chromosomes 17 et 3. Ils ont chacun deux formes possibles $\alpha 1$ et $\alpha 2$, $\beta 1$ et $\beta 2$, chacune codant pour un type de protéine.

L'action de la T3 résulte de l'interaction des RT3 avec des séquences nucléiques : les « éléments de réponse à T3 » ou TRE, présents dans les gènes cibles des HT. Les RT3 pourraient se lier aux TRE sous forme de dimères. Les éléments de réponse positifs stimulent la transcription de certains gènes en présence de T3, et la répriment en l'absence de T3. Les éléments de réponse négatifs ont un effet inverse.

Ainsi la T3 modifie positivement ou négativement l'expression de certains gènes aux étapes successives de transcription, de maturation et de traduction des ARNm.

HORMONES THYROÏDIENNES ET ONCOGÈNES [55]

Les hormones thyroïdiennes ont une relation directe avec les oncogènes. Il a en effet été montré qu'il existe une grande ressemblance entre l'oncogène viral v-erb A, responsable de l'érythroblastose aviaire, et le gène humain c-erb A codant pour les RT3.

ANALOGUES DES HORMONES THYROÏDIENNES

Les isomères dextrogyres, D-T4 et D-T3, peuvent être fabriqués chimiquement. Ils ont une faible activité biologique, analogue à celle des isomères lévogyres.

L'acide triiodothyroacétique (TRIAC) [4, 43], métabolite normal des hormones thyroïdiennes, a une action analogue à celle de la T3, en se liant au récepteur nucléaire de T3. Sa liaison au site nucléaire de T3 est plus forte que celle de la T3, mais il est beaucoup plus rapidement métabolisé, et n'a finalement que peu d'activité biologique par rapport à la T3. Administré à doses élevées, son action freinatrice sur la TSH serait plus importante que son action périphérique, ce qui est contesté par certains auteurs.

BILAN IODÉ

La thyroïde sécrète normalement environ 125 µg de T4 par jour, avec des variations dépendant de la taille, du poids et d'autres facteurs individuels. Le pourcentage d'iode étant de 65 p. 100 dans la thyroxine, la sécrétion d'iode de thyroxine est donc d'environ 85 µg par jour. Or notre apport d'iode, d'origine alimentaire, est en France d'environ 800 nmol (100 µg) d'iodure par jour.

Dans les populations dont le bilan iodé est inférieur à 100 µg/j, la fréquence des goitres est inversement corrélée au bilan iodé. Au-delà de 100 µg/j, la fréquence des goitres est indépendante du bilan iodé.

Les apports en iode recommandés sont donc de :

- 150 µg/j chez l'adulte ;
- 200 µg/j chez la femme enceinte et/ou qui allaite ;
- 40 µg/j chez l'enfant de 0 à 6 mois ; 50 µg/j de 6 mois à 1 an ; augmentation progressive avec l'âge ;
- 90 µg/j chez le prématuré, qui a des pertes urinaires d'iode importantes, et qui doit positiver son bilan iodé.

Régulation de l'hormonogenèse thyroïdienne

TSH [3, 23, 25, 48, 59]

La thyréostimuline (TSH) est une hormone glycoprotéique sécrétée par les cellules thyréotropes de l'antéhypophyse. Elle compte deux sous-unités : une sous-unité alpha dont la structure protéique est identique, pour une espèce donnée, à celle des autres hormones glycoprotéiques ; une sous-unité bêta spécifique ; et une petite région de 5 acides aminés (région CAGYC : Cys-Ala-Gly-Tyr-Cys), en commun avec les autres hormones glycoprotéiques. La synthèse des deux sous-unités se fait séparément, et la sous-unité alpha, produite un peu en excès, est sécrétée parallèlement à la TSH. La TSH circule dans le plasma librement. Sa demi-vie est d'environ 1 heure. La TSH subit une faible fluctuation nycthémérale, avec une petite augmentation nocturne entre minuit et 4 heures du matin. L'exposition prolongée à la TSH entraîne un phénomène de désensibilisation.

Récepteurs de la TSH [7, 12, 15, 21, 24, 47, 49, 53, 58, 62, 63]

Les récepteurs de la TSH font partie de la famille des récepteurs liés à la protéine G, glycoprotéines formées de deux sous-unités : une partie extracellulaire hydrophile, liant la chaîne bêta de la TSH et liée par un pont disulfure à une partie transmembranaire composée de sept segments, et une partie intracellulaire. Le gène codant pour les récepteurs de la TSH est situé sur le bras long du chromosome 14q31.

La liaison de la TSH à son récepteur provoque par l'intermédiaire des protéines Gs l'activation de l'adénylcyclase et la production d'AMPc. La TSH se lie également à des récepteurs couplés à la phospholipase C qui active le clivage du diacylglycérol DAG et la voie de l'inositol triphosphate IP3 libérant le calcium du réticulum endoplasmique : le complexe calmoduline-ion calcium active les protéines kinases. La phosphorylation des protéines cytoplasmiques permet l'expression des proto-oncogènes.

La TSH et les anticorps antirécepteurs de la TSH stimulants et bloquants ont des sites de liaison au récepteur de la TSH différents.

AXE HYPOTHALAMO-HYPOPHYSAIRE [29, 43, 45]

La TRH (Thyrotropin Releasing Hormone = thyrolibérine) est le principal facteur de contrôle de la sécrétion de TSH. La TRH est un tripeptide de formule L-pyroglutamyl-L-histidyl-prolinamide, sécrété par l'hypothalamus. La TRH arrive dans l'hypophyse par la circulation porte, se lie à des récepteurs membranaires présents sur les cellules thyréotropes. Il active l'adénylcyclase. Après injection intraveineuse de TRH (200 à 400 µg), la concentration de TSH augmente avec un maximum à 30 minutes et un retour à la normale en 2 heures. La TRH est également active par voie orale (il faut alors une quantité beaucoup plus élevée). La TRH agit probablement à court terme sur la sécrétion de TSH, à moyen terme sur sa synthèse. Il stimule la sécrétion de la prolactine par l'hypophyse normale.

Deux autres facteurs hypothalamiques, la dopamine et la somatostatine (SRIF = Somatotropine Release Inhibiting Factor ou GHRIF = Growth Hormone Release Inhibiting Factor), inhibent la sécrétion de TSH au niveau de l'hypophyse et diminuent la réponse de la TSH à l'injection de TRH. La dopamine et les substances dopaminergiques diminuent les effets de la TRH et la sécrétion basale de TSH chez les hypothyroïdiens. La somatostatine inhibe la libération de TSH à l'état basal et lors du test à la TRH. Les œstrogènes favorisent la libération hypophysaire de TSH et diminuent le rétrocontrôle par les hormones thyroïdiennes. Les corticoïdes et l'hormone de croissance diminuent la sécrétion de TSH par une action au niveau de l'hypothalamus.

RÉTROCONTRÔLE

Une augmentation des concentrations sanguines de T4 et/ou de T3 diminue la sécrétion de la TSH. Une diminution de la T4 et/ou de la T3 augmente la sécrétion de la TSH. Ce rétrocontrôle paraît se faire dans l'hypophyse elle-même, à deux niveaux : l'inhibition de l'expression du gène codant pour la TSH d'une part, le nombre des récepteurs membranaires à la TRH d'autre part. Dans les cellules antéhypophysaires, la T4 est rapidement transformée en T3 par la 5'désiodase de type II. La T3 provient à 80 p. 100 de la désiodation locale de la T4, qui intervient donc de façon prépondérante dans le rétrocontrôle. Le reste de la T3 provient de la diffusion de la T3 circulante.

AUTRES RÉGULATIONS

Iode [5, 9, 19, 40, 46, 50, 64, 67]

La clairance thyroïdienne de l'iodure s'adapte aux fluctuations de l'iodurémie, par un processus d'autorégulation dépendant du contenu en iode des cellules thyroïdiennes. Normalement les cellules thyroïdiennes ne font rentrer que la quantité d'iodure nécessaire à l'hormonosynthèse. La carence iodée augmente la captation de l'iode et oriente l'hormonosynthèse thyroïdienne vers la T3 de préférence à la T4. L'excès d'iode diminue la captation thyroïdienne de l'iode. Au niveau de la synthèse des hormones thyroïdiennes, une augmentation brutale de l'apport d'iodure entraîne une augmentation transitoire de la quantité d'iodure organifié, puis sa diminution : c'est l'effet Wolff-Chaikoff ; dans un troisième temps il y a normalement un échappement à cette diminution et l'euthyroïdie est maintenue. Cependant, dans certains cas, l'échappement ne se fait pas : en son absence, il peut se produire une dysthyroïdie, hypothyroïdie induite par l'iode ou hyperthyroïdie induite par l'iode. Enfin, l'excès d'iode diminue la sécrétion des hormones thyroïdiennes. Chez l'animal, l'iode en excès peut induire des réactions inflammatoires aiguës et des nécroses folliculaires.

L'iode pourrait également avoir une influence sur un certain nombre de phénomènes immunologiques, tels que l'augmentation de la synthèse des immunoglobulines G par les lymphocytes ou l'antigénicité de la thyroglobuline.

Autres facteurs [2, 7, 21, 23, 24, 35]

On connaît actuellement de nombreux facteurs de croissance plus ou moins spécifiques du thyréocyte. Le plus souvent ils agissent par l'intermédiaire de récepteurs membranaires : récepteurs couplés à la tyrosine-kinase (Epidermal Growth Factor EGF, Insuline Growth Factor IGF, Fibroblaste Growth Factor FGF, Platelet Derivated Growth Factor PDGF, Transforming Growth Factor TGF) ; récepteurs couplés à l'adénylate-cyclase ; récepteurs couplés à la phospholipase C. La phosphorylation des protéines cytoplasmiques permet l'expression des proto-oncogènes.

L'hormone gonadotrophine chorionique (HCG) a une action analogue à celle de la TSH par analogie structurale : même sous-unité α, sous-unité ß de structure proche.

La sérotonine et les catécholamines stimulent la thyroïde. L'effet des catécholamines est de type bêta adrénergique. Leur rôle physiologique est inconnu. Les prostaglandines principalement de la classe E1, abondantes dans la thyroïde, stimulent in vitro la fonction thyroïdienne, en reproduisant la plupart des effets de la TSH, mais ne semblent pas jouer de rôle en physiologie et ont des sites membranaires différents de ceux de la TSH. Les inhibiteurs de prostaglandine (aspirine) ne modifient pas l'activité de la TSH.

Les immunoglobulines stimulant la thyroïde (TSI) sont des facteurs de stimulation anormaux qui interviennent dans certains états pathologiques, d'origine auto-immune. Ce sont des immunoglobulines G produites par les lymphocytes B.

BIBLIOGRAPHIE

1. BENVENGA S, GREGG RE, ROBBINS J. Binding of thyroid hormones to human plasma lipoproteins. J Clin Endocrinol Metab, 1988, *67* : 6-16.
2. BERTELSEN JB, HEGEDUS L. Cigarette smoking and the thyroid. Thyroid, 1994, *4* : 327-332.
3. BRABANT G, PRANK K, RANFT U et al. Physiological regulation of circadian and pulsatile thyrotropin secretion in normal man and woman. J Clin Endocrinol Metab, 1990, *70* : 403-409.
4. BRACCO D, MORIN O, SCHUTZ Y et al. Comparison of the metabolic and endocrine effects of 3, 5, 3'-triiodothyroacetic acid and thyroxine. J Clin Endocrinol Metab, 1993, *77* : 221-228.
5. BRAVERMAN LE. Iodine and the thyroid : 33 years of study. Thyroid, 1994, *4* : 351-356.
6. BRENT GA. The molecular basis of thyroid hormone action. New Engl J Med, 1994, *331* : 847-853.
7. BROWN RS. Immunoglobulins affecting thyroid growth : a continuing controversy. J Clin Endocrinol Metab, 1995, *80* : 1506-1508 (Editorial).
8. BURROW GN, FISHER DA, REED LARSEN P. Maternal and fetal thyroid function. N Engl J Med, 1994, *331* : 1072-1078.
9. CAVALIERI RR. Iodine metabolism and thyroid physiology : current concepts. Thyroid, 1997, *7* : 177-182.
10. CHEN JD, EVANS RM. A transcriptional co-repressor that interacts with nuclear hormone receptors. Nature, 1995, *377* : 454-457.
11. CHRISTOPHE D, VASSART G. The thyroglobulin gene : evolutionary and regulatory issue. Trends Endocrinol Metab, 1990, *1* : 351-356.
12. CLAPHAM DE. Mutations in G-protein-linked receptors : novel insights on disease. Cell, 1994, *75* : 1237-1239.
13. CORVILAIN B, GERARD C, RASPE E et al. Hormonal regulation of iodination *In* : P Carayon, J Ruf Eds Colloque INSERM : Thyroperoxidase and thyroid autoimmunity. Londres, Paris, John Libbey Eurotext, 1990, *207* : 33-41.
14. DAI G, LEVY O, CARRASCO N. Cloning and characterization of the thyroid iodide transporter. Nature, 1996, *379* : 458-460.
15. DAVIES TF. The thyrotropin receptors spread themselves around. J Clin Endocrinol Metab, 1994, *79* : 1232-1233. (Editorial)
16. DAVIS PJ, DAVIS FB. Nongenomic actions of thyroid hormone. Thyroid, 1996, *6* : 497-504.
17. De GROOT LJ, REED LARSEN P, HENNEMANN G. The thyroid and its diseases. New York Churchill Livingstone Ed. 6e Ed. 1996, 793 p.
18. DEGROOT LJ. Thyroid hormone nuclear receptors and their role in the metabolic action of the hormone. Bioch Med J, 1989, *71* : 269-277.
19. DELANGE F. Disorders induced by iodine deficiency. Thyroid, 1994, *4* : 107-128.
20. de ZEGHER F, PERNASETTI F, VANHOLE C, et al. A prenatal role of thyroid hormone evidenced by fetomaternal Pit-1 deficiency. J Clin Endocrinol Metab, 1995, *80* : 3127-3130.
21. DHANASEKARAN N, HEASLEY LE, JOHNSON J. G protein-coupled receptor systems involved in cell growth and oncogenesis. Endocr Rev, 1994, *16* : 259-270.
22. DILLMANN WH. Biochemical basis of thyroid hormone action in the heart. Am J Med, 1990, *88* : 626-680.
23. DUMONT JE, LAMY F, ROGER P, MAENHAUT C. Physiological and pathological regulation of thyroid cell proliferation and differentiation by thyrotropin and other factors. Physiol Rev, 1992, *72* : 667-697.
24. EGGO MC, BACHRACH LK, BURROW GN. Role of non-TSH factors in thyroid cell growth. Acta Endocrinol, 1987, suppl *281* : 231-237.
25. ENDO Y, TETSUMOTO T, NAGASAKI H et al. The distinct roles of alpha- and beta- subunits of human thyrotropin in the receptor-binding and postreceptor events. Endocrinology, 1990, *127* : 149-154.
26. ENGLER D, BURGER AG. The deiodination of the iodothyronines and their derivatives in man. Endocr Rev, 1984, *5* : 151-184.
27. FISHER DA, POLK DH, WU SY. Fetal thyroid metabolism : a pluralistic system. Thyroid, 1994, *4* : 367-371.

28. FOREST MG. Biosynthèse et métabolisme des hormones thyroïdiennes chez le fœtus et le nouveau-né. Rev Inter Pédiat, 1990, *200* : 13-20.

29. GERSHENGORN MC, OSMAN R. Molecular and cellular biology of thyrotropin-releasing hormone receptors (review). Physiol Rev. 1996, *76* : 175-191.

30. GLASS CK. Differential recognition of target genes by nuclear receptors monomers, dimers, and heterodimers. Endocr Rev, 1994, *15* : 391-407.

31. JANNINI MA, ULISSE S, D'ARMIENTO M. Thyroid hormone and male gonadal function. Endocr Rev, 1995, *16* : 443-459.

32. KALLEE E, WAHL R. Passive transport of thyroid hormones from extravascular space into the circulation. Horm Metab Res, 1990, *22* : 198-199.

33. KAPTEIN EM. Thyroid hormone metabolism and thyroid diseases in chronic renal failure. Endocr Rev, 1996, *17* : 45-63.

34. KLEIN I. Thyroid hormone and the cardiovascular system. Am J Med, 1990, *88* : 631-637.

35. KRAIEM Z, SADEH O, BLITHE DL, NISULA BC. Human chorionic gonadotrophin stimulates thyroid hormone secretion, iodide uptake, organification, and adenosine 3', 5'-monophosphate formation in cultured human thyrocytes. J Clin Endocrinol Metab, 1994 ; *79* : 595-599.

36. LAZAR M. Thyroid hormone receptors : multiple forms, multiple possibilities. Endocr Rev, 1993, *14* : 184-193.

37. LAZAR MA, CHIN WW. Nuclear thyroid hormone receptors. J Clin Invest 1990, *86* : 1777-1782.

38. LEDENT C, PARMA J, DUMONT J et al. Molecular genetics of thyroid diseases. Eur J Endocrinol, 1994, *130* : 8-14.

39. LEGER AF. Structure et physiologie thyroïdiennes. Ed. Techniques. Encycl Méd Chir (Paris, France), Endocrinologie Nutrition, 1991, 10002 B10 : 12 pages.

40. LEGER FA, LAURENT MF, SAVOIE JC. Surcharge iodée et pathologie thyroïdienne iatrogène. Ann Endocrinol, 1981, *42* : 446-453.

41. MALTHIERY Y, LISSITZKY S. Primary structure of human thyroglobulin deduced from the sequence of its 8448-base complementary DNA. Eur J Biochem, 1987, *105* : 491-498.

42. MCLACHLAN SM, RAPOPORT B. The molecular biology of thyroid peroxidase : cloning, expression and role as autoantigen in autoimmune thyroid disease. Endocr Rev, 1992, *13* : 192-206.

43. MECHELANY C, SCHLUMBERGER M, CHALLETON C et al. TRIAC (3, 5, 3'-triiodothyroacetic acid) has parallel effects at the pituitary and peripheral tissue levels in thyroid cancer patients treated with L-thyroxine. Clin Endocrinol, 1991, *35* : 123-128.

44. MOORADIAN AD, SCHWARTZ HL, MARIASH CN, OPPENHEIMER JH. Transcellular and transnuclear transport of 3, 5, 3'-triiodothyronine in isolated hepatocytes. Endocrinology, 1985, *117* : 2449-2456.

45. MORLEY JE. Neuroendocrine control of thyrotropin secretion. Endocr Rev, 1981, *2* : 396-436.

46. NAGATAKI S. Effect of excess quantities of iodide. In : MA Greer, DH Solomon. Handbook of Physiology vol 3, Thyroid, Washington. Amer Physiol Soc, 1974 : 329-339.

47. NAGAYAMA Y, RAPOPORT B. The thyrotropin receptor 25 years after its discovery : new insights after its molecular cloning. Mol Endocr, 1992, *6* : 145-156.

48. PAPANDREAOU MJ, PERSANI L, ASTERIA C et al. Variable carbohydrate structures of circulating thyrotropin as studied by lectin affinity chromatography in different clinical conditions. J Clin Endocrinol Metab, 1993, *77* : 393-398.

49. PARMENTIER M, LIBERT F, MAENHAUT C et al. Molecular cloning of the thyrotropin receptor. Science, 1989, *246* : 1620-1622.

50. PAUL T, MEYERS B, WITORSCH RJ et al. The effect of small increases in dietary iodine on thyroid function in euthyroid subjects. Metabolism, 1988, *37* : 121-124.

51. PORTERFIELD SP, HENDRICH CE. The role of thyroid hormones in prenatal and neonatal neurological development – Current perspectives. The Endocrine Society, 1993, *14* : 94-106.

52. RAO GS. Mode of entry of steroid and thyroid hormones into cells. Mol Cell Endocr, 1981, *21* : 97-108.

53. REES SMITH B, MCLACHLAN SM, FURMANIAK J. Autoantibodies to the thyrotropin receptor. Endocr Rev, 1988, *9* : 106-121.

54. SEGAL J. In Vivo effect of 3, 5, 3'-triiodothyronine on calcium uptake in several tissues in the rat : evidence for a physiological role for calcium as the first messenger for the prompt action of thyroid hormone at the level of the plasma membrane. Endocrinology, 1990, *127* : 17-24.

55. SLUYSER M. Steroid / thyroid receptor-like proteins with oncogenic potential : a review. Cancer Res, 1990, *50* : 451-458.

56. SMANIK PA, LIU Q, FURMINGER TL et al. Cloning of the human sodium iodide symporter. Bioch Bioph Research Comm, 1996, *226* : 339-345.

57. THORPE-BEESTON JG, NICOLAIDES KH, FELTON CV et al. Maturation of the secretion of thyroid hormone and thyroid-stimulating hormone in the fetus. New Engl J Med, 1991, *324* : 532-536.

58. TONACCHERA M, VANSANDE J, PARMA J et al. TSH receptor and disease (Review). Clin Endocrinol, 1996, *44* : 621-633.

59. TONG W. Actions of thyroid-stimulating hormone. In : MA Greer, DH Solomon. Handbook of Physiology vol 3, Thyroid. Washington, Amer Physiol Soc. 1974, *6* : 255-283.

60. TORRESANI J. Mécanismes d'action des hormones thyroïdiennes. Récepteurs nucléaires. *In* : La thyroïde. De la physiologie cellulaire aux dysfonctions. Des concepts à la pratique clinique. Sous la direction de J Leclère, J Orgiazzi, B Rousset, JL Schlienger et JL Wemeau. Paris, Expansion Scient Française, 1992 : 126-135.

61. TORRESANI J. Mécanismes d'action des hormones thyroïdiennes. Régulation de la transcription. *In* : La thyroïde. De la physiologie cellulaire aux dysfonctions. Des concepts à la pratique clinique. Sous la direction de J Leclère, J Orgiazzi, B Rousset, JL Schlienger et JL Wemeau. Paris, Expansion Scient Française, 1992 : 135-143.

62. VAN SANDE J, PARMA J, TONACCHERA M et al. Somatic and germline mutations of the TSH receptor gene in thyroid diseases. J Clin Endocrinol Metab, 1995, *80* : 2577-2585.

63. VASSART G, PARMA J, VAN SANDE J, DUMONT J. The thyrotropin receptor and the regulation of thyrocyte function and growth : update 1994. Endocr Rev, 1994, *3* : 77-80.

64. WEETMAN AP, MC GREGOR AM, CAMPBELL H et al. Iodine enhances IgG synthesis by human peripheral blood lymphocytes in vitro. Acta Endocrinol (Copenh), 1983, *103* : 210-215.

65. WILLIAMS GR, FRANKLYN JA, NEUBERGER JM, SHEPPARD MC. Thyroid hormone receptor expression in the « sick euthyroid » syndrome. Lancet, 1989, *2* : 1477-1481.

66. WOLFF J. Transport of iodide and other anions in the thyroid gland. Physiol Reviews, 1964, *44* : 45-90.

67. WOLFF J. Excess iodide inhibits the thyroid by multiples mechanisms. Adv Exp Med Biol, 1989, *261* : 211-244.

68. WONDISFORD FE. Editorial : thyroid hormone action beyond the receptor. J Clin Endocrinol Metab, 1996, *81* : 4194-4195.

69. WU SY, VISSER TJ, Eds. Thyroid hormone metabolism : molecular biology and alternate pathways. Ann Arbor, Michigan, CRC Press, 1994, 254 pages.

Chapitre 2

EXPLORATION IN VITRO

Méthodes

DOSAGES IMMUNOLOGIQUES

L'exploration thyroïdienne in vitro est dominée à l'heure actuelle par les dosages immunologiques. Le principe de la radio-immunologie a été découvert en 1956-1957 par Berson et Yallow. D'autres méthodes fondées sur des réactions immunologiques ont été proposées depuis, principalement l'immuno-enzymologie et l'immunofluorescence.

Le *principe général* de ces méthodes consiste à :

– rendre antigénique la molécule à doser, seule ou couplée à un haptène ;

– obtenir une liaison antigène-anticorps avec un anticorps monoclonal ou polyclonal ;

– marquer l'antigène ou l'anticorps par un marqueur tel que : un isotope radioactif (radio-immunologie), un enzyme (immuno-enzymologie), une substance fluorescente (immunofluorescence) ou luminescente ;

– étudier l'équilibre entre molécules liées et libres, marquées et non marquées ;

– en déduire la concentration de la molécule à doser.

Dans la méthode par compétition, la liaison antigène-anticorps se fait avec un nombre de sites limité. L'hormone à doser (antigène = Ag) est en compétition avec la même hormone marquée, apportée en quantité connue, pour se lier à un nombre limité de sites de l'anticorps.

Dans la méthode par immunométrie (méthode par saturation, souvent appelée méthode sandwich), l'hormone à doser (Ag) se lie d'une part à un nombre illimité de sites d'un anticorps, d'autre part, à un nombre illimité de sites d'un autre anticorps marqué, ajouté en excès. Une plus grande quantité d'hormone est ainsi détectable et la méthode a une sensibilité supérieure à la méthode par compétition. Les méthodes radio-immunologiques utilisent comme marqueur un isotope radioactif ; elles restent les méthodes de référence.

Les *dosages non radio-immunologiques* sont multiples et en plein essor, d'autant qu'ils n'impliquent pas de manipulation d'isotopes radioactifs, et sont d'utilisation facile. Parmi les plus importants, on peut citer l'immuno-enzymologie, l'immuno-chimi-luminescence et l'immunofluorescence.

• Radio-immunologie, historiquement précurseur. Le marqueur est l'I 125 fixé par liaison covalente. Le matériel est un compteur. Il faut une bonne statistique de comptage. Il n'y a aucune interférence avec le milieu.

• Immuno-enzymologie. L'enzyme est couplée soit à un anticorps, soit à un haptène. Les enzymes les plus utilisées sont la peroxydase de raifort, la phosphatase alcaline, la ß-galactosidase. La réaction dépend beaucoup des conditions opératoires. Le signal est la densité optique, dans la solution, d'un chromophore transformé par l'enzyme. Le matériel est un spectrophomètre.

• Immunofluorescence. Une molécule fluorescente exposée à une lumière monochromatique fait passer un électron à un niveau excité et se désexcite en réémettant un photon de longueur d'onde (λ) supérieure à celle de la lumière incidente. La différence des λ (décalage de Stokes) doit être suffisante pour distinguer les deux émissions ; ainsi la fluorescéine a une λ incidente de 492 nm et une λ fluorescente de 520 nm. Divers problèmes se posent : la lumière incidente diffuse dans toutes les directions et risque d'être mesurée en partie avec la fluorescence ; il y a des fluorescences parasites dans le milieu ; le quenching, désexcitation non radiative, fausse les résultats.

La fluorescence en temps résolu utilise des chélates, principalement d'europium, très fluorescents en fin de réaction, avec un très grand décalage de Stokes et une fluorescence prolongée qui permet de faire les mesures après les fluorescences parasites et de les répéter un grand nombre de fois.

• Immuno-chimi-luminescence. Une molécule formée lors de la réaction et à un niveau d'énergie excitée émet un signal lumineux. La spécificité est supérieure à celle de la fluorescence car il n'y a pas de parasite et pas de diffusion. Les problèmes sont la variabilité de l'intensité du signal et la fugacité du signal qui rendent nécessaire une mesure de chronologie précise sur automate.

Dosage de la T4 totale, T3-test, index de thyroxine libre

Ces méthodes sont actuellement abandonnées. Il est intéressant de les connaître pour comprendre les problèmes posés par les dosages d'hormones libres.

La T4 plasmatique circule en majeure partie (99,97 p. 100) sous forme liée à des protéines, principalement la TBG (Thyroxin Binding Globulin). Seule une très faible partie de la T4 est libre. La T4 libre est la forme active de la T4.

Le dosage de la T4 totale n'est plus fait car il ne donne pas un bon reflet de la fonction thyroïdienne. En effet, pour une même concentration de T4 libre, la T4 totale varie avec le taux de TBG. Les quantités respectives de T4 libre, de T4 liée à la TBG, et de TBG libre, sont en équilibre réversible, suivant la loi d'action de masse :

$$\frac{(\text{T4 libre}) \times (\text{TBG libre})}{(\text{T4 liée à TBG})} = \text{constante k}$$

Or la TBG subit des variations importantes :

– lorsqu'elle est augmentée (principalement par les œstrogènes), la T4 totale est élevée, ainsi que le nombre de sites libres de la TBG ;

– lorsqu'elle est diminuée (corticoïdes), la T4 totale est basse ainsi que le nombre de sites libres de la TBG.

Le dosage de T4 totale donne donc des résultats erronés lors des variations importantes du taux de TBG. Une correction partielle est apportée par le T3-test.

T3-test

Le T3-test est une mesure du nombre de sites libres de la TBG (et des autres protéines vectrices). Son nom vient du fait qu'on utilise de la T3 marquée pour le réaliser, mais il n'a pas de rapport avec le dosage de la T3. De la T3 marquée se fixe sur les sites libres des protéines porteuses, sans déplacer la T4 dont la constante d'affinité est plus forte, et d'autant plus que le nombre de sites libres est plus grand. Le T3-test est un index, c'est-à-dire qu'il s'exprime sans unité.

Il s'exprime dans la plupart des laboratoires de façon inversement proportionnelle au nombre de sites TBG restés libres :

– dans l'hyperthyroïdie, le taux de T4 est élevé (il ne reste qu'un petit nombre de sites libres de TBG), le T3-test est élevé ;

– dans l'hypothyroïdie, la T4 est abaissée et le T3-test est abaissé.

Lorsque la TBG est augmentée, la T4 totale est élevée ainsi que le nombre de sites libres de la TBG, le T3-test est abaissé.

Lorsque la TBG est diminuée, la T4 totale est basse ainsi que le nombre de sites libres de la TBG, le T3-test est élevé.

Index de thyroxine libre (ITL)

L'ITL permet de corriger les modifications de la T4 totale dues aux variations de concentration de la TBG. C'est un index qui s'exprime sans unité.

Dans la formule de la loi d'action de masse :

$$\frac{(\text{T4 libre}) \times (\text{TBG libre})}{(\text{T4 liée à TBG})} = k$$

la T4 liée à TBG est assimilée à la T4 totale. La TBG libre est inversement proportionnelle au T3-test.

L'ITL = T4 × T3-test est donc proportionnel à la T4 libre, à k près.

Dans certains laboratoires, où le T3-test est proportionnel au nombre de sites libres de TBG, c'est le rapport T4 : T3-test qui est proportionnel à la T4 libre.

L'index de thyroxine libre donne des résultats satisfaisants dans l'ensemble. Cependant, dans les variations importantes de TBG, l'augmentation de la concentration de la TBG est insuffisamment corrigée par le T3-test. Ces méthodes sont donc actuellement remplacées par le dosage de T4 libre.

T3 totale

La principale protéine de transport de la T3 est la TBG. On considère habituellement que les variations de concentration des protéines de transport ne modifient pas la T3 totale, du fait du coefficient de liaison plus faible que celui de la T4 ; le dosage de T3 totale était donc habituellement considéré comme valable dans tous les cas. En fait, il était courant de constater une augmentation de la T3 totale, chez les patientes euthyroïdiennes enceintes ou prenant des œstrogènes.

Le dosage de T3 totale est remplacé par le dosage de T3 libre.

T3 et T4 libres [5, 17, 55]

Diverses techniques de mesure des hormones libres essayent d'éviter les erreurs des méthodes précédentes, lorsque les protéines vectrices sont qualitativement ou quantitativement anormales, ou bien lorsque des médicaments ou des anticorps interfèrent avec la liaison protéine vectrice/hormone thyroïdienne.

Il y a deux genres de dosages radio-immunologiques des hormones libres :

• Les dosages indirects se font en deux étapes :

– l'isolement de la fraction hormonale libre, soit par dialyse à l'équilibre, soit par chromatographie sur colonne, soit par liaison à un anticorps en phase solide ;

– le dosage immunologique de la fraction libre, dans un milieu dénué de protéines vectrices.

Ces méthodes sont un peu plus lourdes que les dosages directs, mais suppriment en principe les causes d'erreur dues aux protéines vectrices.

• Les dosages directs sont faits par les méthodes dites de « l'analogue » de l'hormone. L'analogue est obtenu à partir de l'hormone à doser, modifiée chimiquement de façon à inhiber sa capacité de liaison aux protéines porteuses tout en gardant une affinité normale pour l'anticorps anti-hormone. L'analogue est marqué par un isotope radioactif ou un marqueur non radioactif. Un équilibre s'établit entre l'analogue marqué, l'hormone libre du sérum étudié et l'anticorps anti-hormone. L'anticorps doit être apporté en quantité la plus faible possible, pour déplacer le moins possible l'équilibre entre l'hormone liée et l'hormone libre dans le sérum étudié. La présence des protéines vectrices, dans ces conditions, devient une cause d'erreur en principe et le plus souvent négligeable. Des causes d'erreurs subsistent. Des artefacts peuvent survenir, provoqués par des auto-anticorps, par des anomalies congénitales d'une des protéines vectrices, en cas d'augmentation des acides gras non estérifiés, chez les patients traités par héparine, ou par divers médicaments (voir p. 31). Les résultats peuvent être erronés par excès ou par défaut.

Des discordances peuvent s'observer entre l'état clinique et les concentrations mesurées d'hormones thyroïdiennes libres en cas de modification de la conversion périphérique de T4 en T3, de modification de la liaison entre les hormones thyroïdiennes et les récepteurs tissulaires, ou encore de maladies graves non thyroïdiennes dans lesquelles on décrit classiquement le syndrome de basse T3 et le syndrome de basse T4 (voir p. 30).

TSH, test au TRH, dosage « ultra-sensible » de la TSH [19, 31, 32, 36, 41]

Dosage radio-immunologique classique de la TSH

Ce dosage ne décelait qu'une élévation de la TSH et n'était utile que dans les hypothyroïdies d'origine basse. Il est abandonné pour le dosage ultra-sensible de la TSH.

Test au TRH

Il était principalement utilisé avant la généralisation du dosage ultra-sensible de TSH pour faire le diagnostic d'hyperthyroïdie. L'injection intraveineuse de TRH (200 à 400 µg) provoque normalement une élévation de la TSH avec un maximum à 30 min et un retour à la normale en 2 heures. Dans l'hyperthyroïdie l'élévation ne se produit pas. Dans l'hypothyroïdie primaire, elle est augmentée et prolongée. Par ailleurs au cours du test au TRH, on observe normalement une augmentation de la T3 sérique d'au moins 30 p. 100 du taux de base avec un maximum 2 à 3 h après injection de TRH. Le test au TRH n'est plus utilisé que dans les pathologies hypothalamo-hypophysaires, où la réponse est variable.

Dosage ultra-sensible de la TSH

Ce dosage, dit de 2e génération, s'est généralisé. Grâce à l'utilisation d'anticorps monoclonaux et par méthode immunométrique, la sensibilité est très améliorée. On distingue les valeurs normales, comprises entre 0,2 – 0,5 mU/l et environ 3 mU/l, et les valeurs abaissées, comprises entre 0 et 0,05 – 0,2 (environ) mU/l. Il n'y a en principe pas de zone de recouvrement entre l'euthyroïdie et l'hyperthyroïdie. La TSH étant abaissée dans presque toutes les hyperthyroïdies, ce dosage permet théoriquement à lui seul de faire le diagnostic d'une hyperthyroïdie. En fait, il est prudent de ne pas se contenter du seul dosage de TSH pour affirmer ou infirmer l'hyperthyroïdie, sauf si la clinique est très évocatrice. Dans les valeurs basses des hyperthyroïdies, le dosage immunométrique de la TSH est en principe très spécifique. Cependant, il arrive que le sérum des patients contienne des substances qui interfèrent avec les anticorps utilisés et donnent des valeurs faussement élevées. Il faut alors refaire le dosage avec une autre méthode avant d'envisager l'hypothèse de sécrétion inappropriée de TSH dans une hyperthyroïdie.

Dans les hypothyroïdies, les valeurs élevées de TSH sont dosées de façon satisfaisante.

Dosage ultra-ultra-sensible de la TSH

Il est aussi appelé dosage de TSH de 3e génération. Il est encore plus sensible que le dosage dit de 2e génération. Il permet une meilleure précision dans les concentrations basses, ce qui peut avoir un intérêt pour mieux cibler la freination hypophysaire dans l'hormonothérapie thyroïdienne suppressive, et est censé distinguer, chez les patients porteurs de certaines maladies graves, une hyperthyroïdie vraie avec une TSH indétectable d'un simple abaissement de la TSH dû à la maladie associée et à son traitement. En fait la TSH des hyperthyroïdies n'est pas toujours nulle et ce dosage ne nous paraît pas utile.

Anticorps antithyroïdiens [3, 24, 29, 43, 44]

Anticorps antithyroglobuline, antimicrosomaux et antiperoxydase

Les anticorps antithyroglobuline sont le plus souvent des immunoglobulines IgG, plus rarement des IgM ou des IgA. Ils peuvent être dosés très facilement par la technique d'hémagglutination passive, à des dilutions croissantes, ou par ELISA ou RIA.

Les anticorps antimicrosomaux sont des IgG, IgM ou IgA. Ils peuvent être dosés par hémagglutination, par ELISA ou par RIA. Leur présence n'est pas spécifique. Ils sont retrouvés quasi constamment à des titres très élevés dans la maladie de Hashimoto (malgré la difficulté de définir cette entité) ; avec une fréquence moindre, dans la maladie de Basedow, et dans le myxœdème dit idiopathique. Ils semblent corrélés à l'intensité de l'infiltration lymphocytaire de la thyroïde. Il est maintenant acquis que l'antigène antimicrosomal est identique à la peroxydase thyroïdienne.

Anticorps anti-récepteurs de la TSH [44]

Cette appellation est due à l'interférence de ces anticorps avec la liaison de la TSH à son ou ses récepteurs spécifiques de la membrane des thyréocytes. Ces anticorps, qui se lient aux récepteurs dans la même région que la molécule de TSH, sont capables d'inhiber la liaison de la TSH à son récepteur. Ils ont reçu diverses dénominations telles que :

– action analogue à la TSH : TSAb (Thyroid Stimulating Antibody), TSI (Thyroid Stimulating Immunoglobulin) ;

– compétition avec la TSH : TBIAb (Thyrotropin Binding Inhibitor Antibody) ;

– stimulation de la croissance de la thyroïde : TGI (Thyroid Growth Stimulating Immunoglobulin) ;

– on décrit également une action LATS-P (Lats-Protector).

Le dosage des anticorps antirécepteurs de la TSH est fondé sur la compétition des anticorps du sérum et de la TSH marquée vis-à-vis du site de liaison du récepteur.

Anticorps anti-hormones thyroïdiennes [27, 51]

Les anticorps anti-hormones thyroïdiennes, anti-T3 ou anti-T4, sont plus difficiles à mettre en évidence et ne sont pas dosés partout en routine. Leur présence peut interférer avec les dosages et expliquer de fausses élévations, d'importance variable, de la T3 ou de la T4.

Thyroglobuline (Tg) [30, 34]

Le dosage est radio-immunologique ou immunoradiométrique. Les résultats normaux se situent environ entre 10 et 60 µg/l. La présence dans le sérum du patient d'anticorps antithyroglobuline peut fausser le résultat du dosage de Tg. Les interférences possibles varient selon les techniques de dosages de la Tg. En dosage RIA, l'erreur peut être par excès ou par défaut. En dosage IRMA, l'erreur est par défaut. Le « test de recouvrement » d'une quantité connue de Tg dans les mêmes conditions de dosage permet en partie d'y pallier.

L'application la plus intéressante est le cancer de la thyroïde, les tissus cancéreux étant capables de synthétiser la thyroglobuline, d'autant qu'ils sont plus différenciés. La Tg doit être trouvée indétectable après une thyroïdectomie totale, et ce résultat est le meilleur test de surveillance d'un cancer thyroïdien différencié. Des taux élevés retrouvés après thyroïdectomie totale chez des patients présentant un cancer thyroïdien différencié indiquent une récidive locale ou des métastases. Au contraire, les cancers médullaires et les cancers anaplasiques ne synthétisent pas de thyroglobuline.

Une autre application intéressante est la thyrotoxicose factice, dans laquelle la Tg est indétectable. Par ailleurs la thyroglobuline peut être augmentée dans la plupart des pathologies thyroïdiennes, goitres, hyperthyroïdies, thyroïdites.

Reverse T3 (rT3)

Il ne s'agit pas d'un dosage de routine. La rT3 est habituellement présente dans le sérum à une concentration de l'ordre de 300 à 500 ng/l. Dans diverses circonstances, la désiodation de la T4 se fait vers la rT3, plutôt que vers la T3, et le taux de rT3 s'élève dans le sérum.

Thyroxin binding globulin (TBG)

Il s'agit d'une méthode radio-immunologique, avec un anticorps anti-TBG de lapin, et un excès de sérum albumine bovine. Le taux de TBG s'élève principalement au cours de la grossesse et chez les femmes prenant une œstrogénothérapie.

Calcitonine

Les méthodes immunométriques récentes avec des anticorps monoclonaux sont spécifiques de la calcitonine mature, ce qui n'était pas le cas des méthodes RIA plus anciennes. La calcitonine peut être stimulée par la pentagastrine. Le protocole du test à la pentagastrine comporte l'injection de 0,5 µg par kilo de poids de pentagastrine en intraveineuse lente avec plusieurs prélèvements en 10 minutes. Les effets secondaires (nausées) sont assez intenses.

DOSAGES CHIMIQUES DE L'IODE

Iode hormonal

Le dosage du PBI (Protein Bound Iodine = iode lié aux protéines) utilise une méthode de précipitation de l'iode hormonal par les protéines. Le dosage du BEI (Butanol Extractible Iodine = iode extractible par le butanol) est un peu plus spécifique. Ces dosages sont actuellement abandonnés.

Iodémie totale [42]

Le dosage est fondé sur la réduction par l'iode de sulfates céreux. Son intérêt principal est la mise en évidence d'une surcharge iodée. Le dosage de l'iode sérique total ne permet pas de distinguer les différentes formes chimiques de l'iode ; l'iodure n'est pas dosable indépendamment.

L'iode sérique total est composé principalement de :

– l'iode hormonal, principalement l'iode de T4, qui représente 65 p. 100 de la concentration de la T4 totale et est aisément calculable si l'on dispose d'un dosage de T4 totale. L'iode de T4 est de l'ordre de 230 à 620 nmol/l. L'iode de T3 est négligeable par rapport à l'iode de T4 ;

– l'iodure I^-, qui dépend du bilan alimentaire ; l'iodurémie est normalement en France d'environ 8 à 20 nmol/l, et n'est pas dosable séparément ;

– l'iode sous d'autres formes chimiques.

En l'absence de surcharge iodée, l'iodémie totale doit être peu différente des deux tiers de la T4 totale.

Iodurie

Le dosage de l'iodurie dose tout l'iode urinaire. Il ne permet donc pas de distinguer les différentes formes chimiques de l'iode et en particulier de distinguer l'iodure urinaire I^- de l'iode présent sous une autre forme. On fait habituellement le dosage sur un recueil d'urines de 24 h. On peut se contenter de doser l'iodurie sur une miction, avec une correction par le dosage de créatininurie. L'iodurie permet de faire la preuve d'une surcharge iodée. Elle n'est pas modifiée en cas de dysthyroïdie.

MÉTHODES ANCIENNES

Citons, à titre historique, le métabolisme de base et le réflexogramme achilléen. Ces tests grossiers sont abandonnés. Le dosage de la cholestérolémie peut attirer l'attention sur une dysthyroïdie. La cholestérolémie est augmentée dans l'hypothyroïdie et diminuée dans l'hyperthyroïdie.

Résultats

VALEURS NORMALES

Les limites des valeurs normales varient selon les techniques, selon le laboratoire et, dans un même laboratoire, d'une série à l'autre. Les tests statistiques, à l'intérieur de chaque série et comparant les diverses séries de dosages, ainsi que les vérifications sur des sérums connus, permettent d'éviter une dérive des résultats. Les valeurs normales suivantes sont données à titre d'indication.

T4 totale : 65 à 155 nmol/l, soit 50 à 120 µg/l.

T3-test et index de thyroxine libre : Ce sont des index, sans dimension, dont les limites normales sont définies par chaque laboratoire.

T4 libre : 10 à 20 pmol/l, soit 7,8 à 15,6 ng/l.

T3 totale : 1,8 à 2,8 nmol/l, soit 1,2 à 1,8 µg/l.

T3 libre : 3 à 9 pmol/l, soit 2 à 6 ng/l.

TSH ultra-sensible (2e génération) :

– euthyroïdie : limite inférieure 0,2 à 0,5 mU/l ; limite supérieure 3 à 5 mU/l.

– hyperthyroïdie : < limite basse de la normale : < 0,1 à 0,4 mU/l.

– hypothyroïdie : > limite haute de la normale : ≥ 4 à 6 mU/l.

TSH ultra-ultra-sensible (3e génération) : mêmes valeurs que la TSH ultra-sensible, avec un chiffre significatif de plus.

Test au TRH : La valeur maximale est obtenue normalement à 20 ou 30 min. Selon les auteurs, les résultats normaux sont exprimés :

– en valeur brute d'ascension par rapport au taux de TSH basale ; l'ascension normale est d'environ 10 mU/l ;

– ou comme un rapport du maximum de la TSH à la TSH de base ; le facteur normal est habituellement estimé à 10 ou plus.

rT3 : 460 à 770 pmol/l, soit 300 à 500 ng/l.

Thyroglobuline : environ 10 à 60 µg/l.

TBG chez les sujets normaux euthyroïdiens : 10 à 30 mg/l.

TBG au cours de la grossesse : 20 à 75 mg/l, avec une élévation progressive au cours de la grossesse.

Anticorps antithyroglobuline et antimicrosomes : il est courant, même en l'absence de pathologie thyroïdienne patente, d'observer des titres faibles de ces anticorps. Les seuils pathologiques ne sont pas bien définis et posent le problème de la définition même de la pathologie thyroïdienne auto-immune.

Anticorps antirécepteurs de la TSH : Les résultats peuvent être exprimés en pourcentage de déplacement de la TSH. Le seuil de positivité de 15 p. 100 est souvent donné. Une positivité supérieure à 25 p. 100 est retrouvée dans environ 80 p. 100 de maladies de Basedow non traitées. Une élévation modérée peut être trouvée chez des sujets euthyroïdiens.

Calcitonine : Les résultats dépendent des kits utilisés. Avec les dosages IRMA de Cis Bio-industrie, la valeur normale de calcitonine de base est inférieure à 10 ng/l et la valeur du pic après pentagastrine (pic moins taux de base) est inférieure à 30 ng/l.

PBI et BEI : 230 à 620 nmol/l (30 à 80 µg/l)

Iodémie totale, iodémie hormonale : 230 à 620 nmol/l (30 à 80 µg/l).

Iodurie des 24 heures : Elle dépend du bilan alimentaire, en l'absence de surcharge iodée iatrogène. L'iodurie est en France d'environ 800 nmol (100 µg) par jour chez l'adulte.

NORMALITÉ DE POPULATION ET NORMALITÉ PERSONNELLE

Lorsqu'une valeur biologique a une répartition « normale » (ou gaussienne) dans la population, il est habituel de donner comme limites des valeurs correspondant à la moyenne ± 2 déviations standard. En fait, le caractère gaussien de cette répartition n'est pas toujours vérifié. Par ailleurs, il est important de considérer la « normalité de personne ». L'hormonogenèse thyroïdienne est très stable dans les conditions habituelles. Un déplacement des taux d'hormones peut signifier chez un individu donné le passage en hyper- ou en hypothyroïdie tout en restant dans la limite normale de la population.

VARIATIONS SELON L'ÂGE

La T3 et la T4 libres se comportent comme la T3 et la T4 totales.

Chez le nouveau-né [18] :

Les valeurs normales sont les suivantes :

– la TSH est un peu plus élevée que celle de l'adulte, 10 mU/l, puis s'élève et passe par un maximum (80 à 90 mU/l) à 60 min et revient à la normale vers J3-J4 (d'où la date du dépistage de l'hypothyroïdie, à J5) ;

– la concentration de T4 totale dans le cordon est d'environ 130 nmol/l, puis sous l'influence du pic de TSH, s'élève environ d'un facteur 2, atteint un maximum à 24 heures, et revient à la normale en 2 ou 3 semaines ;

– la concentration de T3 totale dans le cordon est d'environ 0,8 pmol/l, puis s'élève d'un facteur 4 à 6 environ vers 24 heures, et revient en quelques jours à la normale, supérieure aux valeurs normales de l'adulte.

– la rT3 est élevée : 300 pmol/l, puis diminue.

Chez l'enfant

Les valeurs normales de T4 et de TSH sont les mêmes que chez l'adulte. La T3 est plus élevée, supérieure à la limite supérieure de la normale de l'adulte, et diminue progressivement au fur et à mesure de la croissance.

Chez l'adulte

La T4 a des valeurs stables tout au long de la vie. La T3 diminue progressivement avec l'âge. La TSH a des valeurs stables.

Chez le sujet âgé [35]

La T4 ne se modifie pas avec l'âge. La T3 diminue progressivement. La TSH bien que restant dans les limites normales, est significativement plus basse. La réponse au TRH est diminuée, surtout chez les hommes pour certains auteurs. La sécrétion de TSH paraît diminuée. Une réduction de la sécrétion hypothalamique de TRH est possible.

La mise en évidence d'une TSH normale en présence d'une T4 un peu abaissée laisse penser qu'il pourrait y avoir une modification du seuil hypophysaire de rétrocontrôle.

HYPERTHYROÏDIE

Le diagnostic d'hyperthyroïdie est fondé sur l'élévation de la T4 et T3 libres et typiquement l'effondrement de la TSH ultra-sensible.

Chez le sujet âgé, le diagnostic d'hyperthyroïdie peut être difficile : le sujet âgé ayant une T3 plus basse que l'adulte jeune, l'élévation de sa T3 au cours d'une hyperthyroïdie peut conduire à une T3 située dans les limites normales de l'adulte. Une élévation de la T4 garde toute sa valeur en l'absence de prise d'amiodarone. La TSH peut être un peu abaissée en euthyroïdie, surtout chez l'homme, mais une TSH indétectable témoigne d'une hyperthyroïdie ; de même on écarte facilement la TSH un peu abaissée de certaines maladies graves non thyroïdiennes.

Hyperthyroïdie à T3

Dans certaines hyperthyroïdies, surtout l'adénome toxique, il y a une sécrétion préférentielle de T3. La T4 est normale, ou relativement moins élevée que la T3. La TSH dosée par méthode ultra-sensible est abaissée ou effondrée.

Hyperthyroïdie à T4

Sans élévation de la T3, elle est très rare. Il peut s'agir de cas où la T3, tout en restant dans les limites de la normale, est élevée pour l'âge du patient considéré.

Une stratégie diagnostique de l'hyperthyroïdie est proposée à la fin de ce chapitre.

ÉLÉVATION DE LA T4 EN DEHORS DE L'HYPERTHYROÏDIE
(tableau 2-I)

Modification de la conversion périphérique de T4 en T3

Elle est diminuée par certains médicaments : amiodarone (voir p. 28), salicylés (voir p. 32), les produits radiologiques utilisés pour les cholécystographies [7] et au cours de certains états pathologiques, cirrhose, insuffisances hépatique ou rénale, jeûne prolongé.

Augmentation des protéines porteuses [2, 15, 33, 49]

Une élévation de la T4 totale est observée dans les augmentations des protéines porteuses, principalement de la TBG. La T3 totale peut également être augmentée. La T4 libre est en principe normale. La TBG est augmentée en cas de grossesse (voir p. 29), traitement par œstrogènes, héroïne, métadone, traitement prolongé par des phénotiazines, certaines situations pathologiques (insuffisance hépatique, porphyrie, certaines maladies de système) et excès congénital de TBG.

Tableau 2-1 **Syndromes de T4 totale élevée**

	T4	T3-test	ITL	T3	T4 libre	T3 libre	TSH US	test au TRH
Hyperthyroïdie	↑	↑	↑	↑	↑	↑	↓	plat
Hyperthyroïde à T4 pure	↑	↑	↑	N	↑	N	↓	plat
Hyper TBG	↑	↓	N	↑	N	N	N	N
Hyper affinité T4-albumine ou T4-TBPA	↑	N	↑	N	N	N	N	N
Résistance périphérique aux hormones thyroïdiennes	↑	N ou ↑	↑	↑	↑	↑	↑	↑
Traitement par amiodarone	↑	N	↑	±N	↑	±N	N	N
Hyperthyroïdie induite par l'amiodarone	↑	↑	↑	↑	↑	↑	↓	plat
Traitement freinateur par LT4	±↑	N	±↑	N	±↑	N	↓	plat

N : normal

Hyperthyroxinémie familiale dysalbuminémique [49]

Un tableau biologique semblable peut être observé en cas d'augmentation d'affinité pour une autre protéine porteuse, albumine ou TBPA. C'est le cas de l'hyperthyroxinémie familiale dysalbuminémique, transmise sur un mode autosomique dominant. Il existe dans le sérum de ces patients une protéine de liaison anormale, qui a une affinité élevée pour la T4. Cette protéine migre à l'électrophorèse dans la région de l'albumine, ou parfois de la TBPA (préalbumine).

Les patients sont en euthyroïdie clinique. La T4 totale est élevée, ainsi que l'index de thyroxine libre. Le T3 test et la T4 libre sont normaux. Les résultats des dosages d'hormones libres par la méthode du traceur analogue peuvent être erronés. L'affinité est parfois également élevée pour la T3, et la T3 totale est alors discrètement élevée, la T3 libre restant normale.

Élévation artéfactuelle des hormones thyroïdiennes par interférence avec des auto-anticorps anti-hormones [27, 46, 51]

Des élévations parfois importantes de T3 ou T4 ont été rapportées chez des patients dont le sérum contenait des auto-anticorps anti-T3 et/ou anti-T4. Les valeurs élevées de T3 et ou de T4 circulantes s'expliquent par une capacité de liaison très forte de l'auto-anticorps, qui interfère avec l'anticorps utilisé pour le dosage RIA.

Le diagnostic peut être suspecté devant la contradiction entre l'état clinique du patient et le résultat du dosage, élevé.

HYPOTHYROÏDIE PRIMAIRE

Le diagnostic d'hypothyroïdie d'origine basse est fondé sur l'abaissement des hormones thyroïdiennes et l'élévation de la TSH. Dans le doute, le test au TRH montre une réponse anormalement élevée et prolongée de la TSH.

Chez le sujet âgé, il ne faut pas fonder un diagnostic d'hypothyroïdie sur un abaissement de la T3, car la T3 est habituellement d'autant plus basse que le sujet est plus âgé et qu'il présente des maladies non thyroïdiennes associées. Par contre l'élévation de la TSH garde toute sa valeur, ainsi que l'abaissement de la T4.

Dans certaines hypothyroïdies frustes, les concentrations d'hormones thyroïdiennes se maintiennent à la limite normale au prix d'une hyperstimulation par l'élévation de la TSH. Ces hypothyroïdies dites « compensées » sont à considérer comme de vraies hypothyroïdies, c'est-à-dire à traiter de façon à normaliser la TSH.

Dans certaines carences iodées, on peut observer une sécrétion préférentielle de T3, avec une T4 basse et une TSH un peu élevée ou à la limite supérieure de la normale.

ABAISSEMENT DE LA T4 EN DEHORS DE L'HYPOTHYROÏDIE

Diminution des protéines porteuses [2]

Un abaissement de la T4 peut être observé dans les diminutions des protéines porteuses, principalement la TBG. La T4 libre est en principe normale. La T3 totale peut être un peu diminuée.

Les protéines porteuses sont diminuées dans :

– la diminution congénitale de la TBG et de l'albumine ;

– les diminutions acquises consécutives à : une prise d'androgènes ou de corticostéroïdes ; une perte protéique rénale ou entérale ; un catabolisme accru (jeûne prolongé, corticothérapie) ; une diminution de synthèse (cirrhose hépatique).

Interférence dans les dosages [38, 54]

On a constaté des interférences dans les dosages en cas de prise d'héparine, d'acide acétylsalicylique, de phénantoïne ou en cas d'excès d'acides gras non estérifiés.

ÉLÉVATION ARTÉFACTUELLE DE LA TSH

Une élévation artéfactuelle de la TSH a été décrite et expliquée par interférence dans le dosage avec des anticorps antisouris préalablement introduits dans l'organisme par certains vaccins [14].

SURCHARGE IODÉE

Elle est en général retrouvée à l'interrogatoire. Dans une surcharge iodée, on s'intéresse surtout à l'augmentation de concentration de l'iodure sérique, susceptible de provoquer des dysthyroïdies ou de gêner l'exploration thyroïdienne. Elle peut provenir de nombreux médicaments, produits de contraste, et de produits alimentaires du commerce (voir p. 204).

Une surcharge iodée peut être mise en évidence par les dosages d'iodémie totale et d'iodurie.

L'*iodémie totale* ne détecte que grossièrement une surcharge iodée. En l'absence de surcharge iodée, l'iodémie totale doit être peu différente des deux tiers de la T4 totale. La différence éventuelle entre les deux, si elle est importante, reflète une surcharge iodée. En fait les différences de technique rendent difficilement comparables les résultats du dosage – chimique – de l'iodémie totale, et du dosage – immunologique – de la T4. L'iodémie totale n'est donc clairement plus élevée que l'iodémie de T4 que dans les cas où la surcharge iodée est importante.

L'*iodurie* de 24 heures permet beaucoup plus finement de mettre en évidence une surcharge iodée même modérée, sans toutefois en indiquer la nature chimique. L'iode de la T4 désiodée retourne dans le pool iodure. Une hyperthyroïdie n'augmente donc pas l'iodurie.

AMIODARONE [20, 26, 39, 45, 47]

L'amiodarone modifie les concentrations sériques de T4 et de T3 en diminuant l'activité de la 5' désiodase et donc la désiodation de la T4 en T3. Par ailleurs, elle diminue la liaison de la T3 à ses récepteurs nucléaires in vitro dans les noyaux de cellules antéhypophysaires isolés. La T4 totale est nettement augmentée, la T3 totale un peu diminuée. La T4 libre et la T3 libre subissent les mêmes modifications que la T4 totale et la T3 totale. La modification de T4 et T3 survient dès les premières heures du traitement par l'amiodarone, et persiste pendant plusieurs semaines au décours de l'arrêt du traitement.

La TSH s'élève dès les premières heures du traitement, et demeure un peu élevée, tout en restant dans les limites de la normale.

L'amiodarone est très riche en iode (75 mg par comprimé). Le catabolisme d'un comprimé d'amiodarone libère 6 mg d'iode libre par jour. L'iodémie totale est très élevée, jusqu'à plusieurs milliers de nmol/l, de même que l'iodurie de 24 h. Leur évaluation est souvent inutile, car la prise d'amiodarone est en règle retrouvée à l'interrogatoire ; elle peut cependant servir à faire la preuve de la surcharge iodée, si elle n'est pas connue, et à étudier sa vitesse d'élimination, dont la demi-vie est estimée à plusieurs mois. L'iodurie ne se normalise donc que 1 à 2 ans après l'arrêt de l'amiodarone.

Amiodarone et hyperthyroïdie

Lors d'une suspicion d'hyperthyroïdie chez un patient traité par amiodarone, une T4 modérément élevée ne suffit pas à en faire la preuve. Il faut exiger, pour affirmer l'hyperthyroïdie, une élévation de la T3 et/ou un effondrement de la TSH en dosage ultra-sensible. Il ne faut pas oublier dans l'interprétation de dosage de T3 de tenir compte de l'âge et du traitement par l'amiodarone, qui tous deux tendent à abaisser la T3. Une T3 dans les limites supérieures de la normale est suspecte chez un sujet âgé sous amiodarone.

Amiodarone et hypothyroïdie

Lors d'une suspicion d'hypothyroïdie chez un patient traité par amiodarone, le principal élément diagnostique est l'élévation de la TSH. Une T4 dans les limites normales n'élimine pas le diagnostic. Une T3 basse surtout chez le sujet âgé ne suffit pas au diagnostic.

GROSSESSE [8, 21]

Le premier trimestre de la grossesse s'accompagne d'une augmentation de la production des hormones thyroïdiennes principalement en raison de l'augmentation de synthèse hépatique des protéines de transport sous l'influence de l'hyperœstrogénie. Le taux plasmatique de la TBG augmente d'un facteur 2 à 3 dans les premières semaines de la grossesse, puis demeure stable. La préalbumine et l'albumine diminuent. La TBG étant la principale protéine vectrice, c'est sa variation qui est la plus importante. La saturation de la TBG par son ligand, la T4, diminue progressivement, avec parallèlement une diminution progressive des hormones libres. Les T3 et T4 libres sont souvent vers la limite inférieure de la normale. Il s'en suit une élévation discrète de la TSH. On observe parfois une sécrétion préférentielle de T3.

La T4 totale augmente, mais moins qu'on pourrait le prévoir du fait de l'augmentation de la TBG, puisque la saturation de celle-ci diminue. Les dosages d'hormones libres T3 et T4 donnent des résultats variables selon la technique de dosage.

L'hCG a un effet thyréotrope, par analogie structurale avec la TSH. Elle peut être responsable d'une élévation de la T4, voire d'un abaissement ou d'un effondrement de la TSH lorsque l'hCG est très élevée. Ceci est plus fréquent et plus durable lorsqu'il s'agit d'une grossesse gémellaire. La conséquence de la stimulation thyroïdienne est le développement d'un goitre, d'autant plus important que la thyroïde était initialement volumineuse. Ce goitre régresse en partie après la grossesse.

L'augmentation globale de la production d'hormones thyroïdiennes entraîne une augmentation des besoins en iode. Par ailleurs il y a une augmentation de la filtration glomérulaire de l'iodure, d'où une augmentation de l'excrétion urinaire d'iodure. La carence iodée relative de nos régions est donc majorée chez la femme enceinte. Une supplémentation en iodure prévient la goitrigenèse.

Enfin, la thyroglobuline sérique peut être élevée.

MALADIES GRAVES NON THYROÏDIENNES [4, 6, 9, 10, 16, 19, 37, 40, 47, 52, 53]

Les anomalies du bilan thyroïdien dans les maladies non thyroïdiennes ont été classées en syndrome de basse T3, syndrome de basse T3 et basse T4, et autres anomalies. Les méthodes de dosage des hormones totales et libres ont beaucoup d'influence sur les résultats. La méthode de dialyse à l'équilibre a longtemps été considérée comme la méthode de référence. Un abaissement de la T3 totale, d'intensité variable selon les méthodes, est l'anomalie la plus fréquemment observée. La T3 libre est également abaissée, à un degré moindre. Un abaissement de la T3 et de la T4 totales et libres se voit chez les gens très malades, et cette association est de mauvais pronostic. Les mécanismes aboutissant à ces anomalies sont multiples. Les plus importants sont une diminution de la conversion de T4 en T3 par diminution de l'activité et/ou de la concentration de la 5'désiodase, d'où également l'élévation de la rT3. Diverses modifications de liaison des hormones thyroïdiennes aux protéines porteuses ont été décrites, ainsi que d'éventuelles anomalies de synthèse, de sécrétion, de structure, de régulation et de bioactivité de la TSH. Le rôle des cytokines demeure peu clair.

Lorsqu'une dysthyroïdie s'associe à une autre maladie, le diagnostic est plus difficile. En cas d'hyperthyroïdie, la TSH est effondrée alors qu'elle est habituellement normale dans les maladies non thyroïdiennes isolées, sauf dans un petit pourcentage de cas souvent traités par des corticoïdes, de la dopamine, de la phénytoïne. La TSH peut être un peu élevée dans 10 p. 100 des maladies non thyroïdiennes. Cependant le diagnostic d'hypothyroïdie primaire associé est très probable si la TSH dépasse 25 à 30 mU/l. Une élévation de la rT3 est en faveur d'une maladie non thyroïdienne et non pas d'une hypothyroïdie.

Une hypothyroïdie d'origine haute est de diagnostic particulièrement difficile dans ce cadre. La stratégie générale est de faire plusieurs tests pour distinguer dysthyroïdie et maladie non thyroïdienne.

Dans les maladies non thyroïdiennes, l'abaissement de la T3 reflète-t-il une hypothyroïdie ? Sur le plan thérapeutique, le traitement par de la L-thyroxine ne semble pas bénéfique. Un apport de T3 donne des résultats variables mais ne semble en tout cas pas risqué.

MALADIES PSYCHIATRIQUES [22, 23, 25, 56]

Chez les sujets atteints d'état dépressif, d'origine réactionnelle ou unipolaire, la réponse de la TSH au TRH est souvent inférieure à la normale, voire absente. La réponse se normalise au fur et à mesure de l'amélioration des symptômes. Dans les dépressions sévères, la TSH de base, dosée par méthode ultra-sensible, peut être basse. Par ailleurs, chez les patients présentant une dépression grave et ne répondant pas au traitement par les tricycliques, l'addition de LT3 potentialiserait l'efficacité du traitement antidépresseur.

En cas de psychose maniaco-dépressive, pendant la phase dépressive la réponse de la TSH au TRH est supérieure à la normale. En phase maniaque, la réponse de la TSH est inférieure à la normale.

Il est fréquent qu'une hypothyroïdie se révèle par un état dépressif. Un dosage de TSH peut donc être indiqué en début de bilan d'une dépression : son élévation témoigne de l'hypothyroïdie, le plus souvent par thyroïdopathie auto-immune acquise.

NÉPHROPATHIES [13, 28, 48]

L'insuffisance rénale modifie les résultats du bilan thyroïdien, qui est en général d'interprétation difficile. Il faut prêter attention à la méthode de dosage des hormones libres T4 et T3, dont les valeurs risquent d'être artéfactuellement modifiées, le plus souvent abaissées (comme dans les autres maladies graves non thyroïdiennes).

Schématiquement, au cours d'une insuffisance rénale majeure, les patients sont en règle cliniquement suspects d'hypothyroïdie étant donné leur teint pâle et leur aspect un peu bouffi. La fréquence des goitres, des nodules et des cancers semble anormalement élevée. Le bilan biologique montre des altérations multiples en l'absence de maladie thyroïdienne. Le bilan biologique montre que :

- la T3 totale est fortement abaissée ;
- la T4 totale et l'index de thyroxine libre sont dans les limites basses de la normale ou abaissés ;
- les hormones libres T3 et T4 sont normales ou un peu abaissées.

On peut observer une TSH de base normale ou élevée, l'abolition de la réponse au TRH, l'abolition du rythme nycthéméral de la TSH, l'altération de la glycosylation de la TSH.

Lorsque l'insuffisance rénale est traitée par hémodialyse ou dialyse péritonéale, toutes ces anomalies se corrigent un peu. La T3 totale remonte, sans toutefois se normaliser. Après transplantation rénale, tout se normalise, sauf la réponse de la TSH au TRH, mais ceci peut être en rapport avec la corticothérapie associée.

Au cours d'un syndrome néphrotique, les modifications de la T4 et de la T3 totales et libres sont les mêmes qu'au cours de l'insuffisance rénale. Le T3-test peut être un peu augmenté, en partie du fait de la déperdition dans les urines de protides, parmi lesquels la TBG. Dans certains syndromes néphrotiques, il a été décrit une élévation – modérée – de la TSH sérique lors des poussées avec une réponse importante au TRH, c'est-à-dire un tableau d'hypothyroïdie biologique ; ces anomalies disparaissaient au décours des poussées.

Un éventuel traitement par l'iode 131 d'une hyperthyroïdie ou d'un cancer différencié de la thyroïde est possible ; la dose thérapeutique devra alors être réduite en fonction de la dialyse utilisée.

INFLUENCE DE CERTAINS MÉDICAMENTS [7, 11, 12, 38, 50, 54]

Amiodarone : voir page 28.

Propranolol [11] : il diminue la T3 totale, nettement chez l'hyperthyroïdien chez qui l'amélioration clinique peut être très nette, plus modérément au cours d'une euthyroïdie. Il augmente la conversion de la T4 en reverse T3.

Salicylés : à grosses doses, ils diminuent la liaison des T3 et T4, donc diminuent un peu la concentration de T4 et T3 totales. Les hormones libres sont normales.

Corticoïdes : à grosses doses, ils diminuent la TBG, donc la T4 totale. Le T3-test est augmenté, l'index de thyroxine libre normal. La T4 libre est normale. La conversion de la T4 en T3 est diminuée, d'où une diminution de la T3 totale et une augmentation de la reverse T3.

Dopamine : elle diminue la réponse de la TSH au TRH, avec peut-être pour conséquence une diminution des T4 et T3 libres.

Héparine [38] : elle entraîne des causes d'erreur dans les dosages d'hormones libres.

Diphénylhydantoïne : elle diminue la liaison des T3 et T4 aux hormones vectrices, d'où une diminution des T4 et T3 totales. La conversion de T4 en T3 est augmentée, avec une diminution de la T4 libre.

Stratégie diagnostique (Arbre décisionnel p. 33)

HYPERTHYROÏDIE

Il n'y a pas de stratégie diagnostique idéale. Plusieurs démarches ont été proposées, dans le but de minimiser le coût tout en gardant une puissance diagnostique importante. La stratégie de choix dépend tout d'abord de la prévalence de l'hyperthyroïdie dans la population examinée : elle n'est donc pas la même chez un médecin généraliste et dans un service spécialisé. L'examen clinique reste absolument indispensable. Pour un médecin généraliste, une hyperthyroïdie cliniquement peu probable sera facilement écartée par un dosage ultra-sensible de TSH normal. Une hyperthyroïdie cliniquement évidente sera mieux documentée par les dosages de T4 libre ou de T3 libre, selon le contexte. Si l'hyperthyroïdie est assez probable, un dosage ultra-sensible de TSH peut être proposé en première intention, puis si le résultat est abaissé, le diagnostic pourrait être confirmé par le dosage de T4 ou de T3 libres. Dans un milieu spécialisé au contraire où la prévalence de l'hyperthyroïdie est importante, il faut choisir entre le coût que représente un nombre de dosages important et la méconnaissance du diagnostic.

HYPOTHYROÏDIE PRIMAIRE

Le diagnostic en est le plus souvent facile à l'aide du seul dosage de TSH ; dans le doute, on fait un test au TRH. Le dosage de T4 est de valeur en l'absence de traitement par amiodarone.

INTERPRÉTATION PRATIQUE D'UN BILAN THYROÏDIEN DISCORDANT

1. Ne pas oublier que :

– les normes concernent 95 p. 100 de la population : 5 p. 100 sont donc hors normes ;

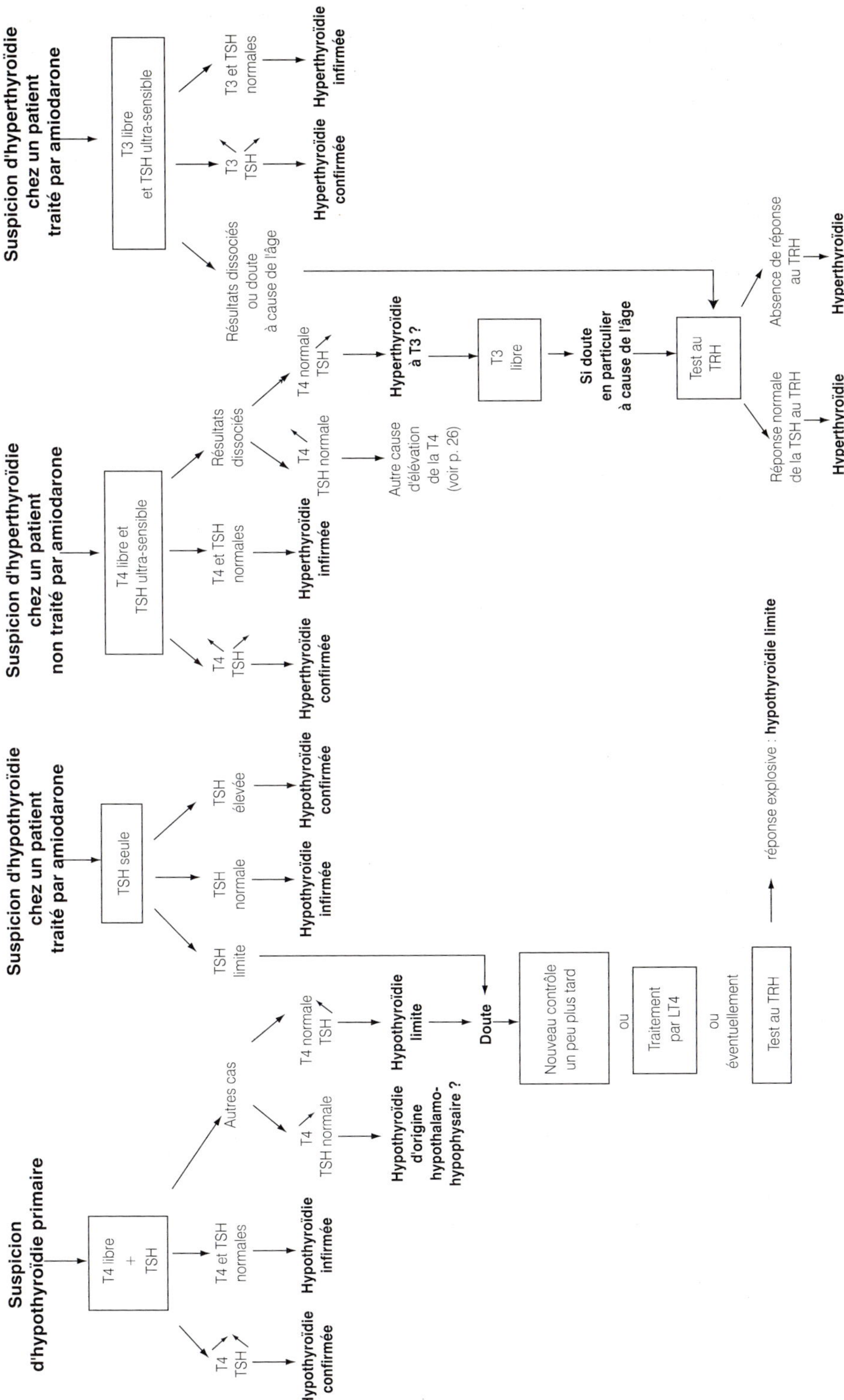

Stratégie diagnostique dans la recherche d'une dysthyroïdie

– la T3 diminue avec l'âge : à 80 ans, la T3 est physiologiquement inférieure aux valeurs normales de l'adulte ;
– la carence iodée alimentaire, fréquente en France, entraîne une sécrétion préférentielle de T3. La T4 peut être un peu basse chez le sujet euthyroïdien.

2. Bilans dissociés et dysthyroïdies

Il y a une relation logarithmique entre T4 et TSH. Une petite fluctuation de T4 entraîne une grande fluctuation de la TSH en sens opposé. C'est la TSH qui a le plus de valeur d'une façon générale, sauf en cas de pathologie centrale et sauf dans une situation non stable : pathologie bimodale avec succession d'hyper- et d'hypothyroïdie, traitement débutant. Au début d'un traitement, la TSH met plus longtemps (plusieurs semaines) à se normaliser que la T4 : dans ce cas la T4 a plus de valeur que la TSH. Exemples :
– hyperthyroïdie traitée par des antithyroïdiens de synthèse ;
– hypothyroïdie traitée par de la L-thyroxine.

Hypothyroïdie d'origine basse : la TSH augmente puis la T4 s'abaisse. La T3 est de peu d'utilité.

Hyperthyroïdie : le premier signe biologique est l'abaissement de la TSH, la T4 et la T3 étant encore normales.

Dans un adénome toxique ou une hyperthyroïdie avec du tissu autonome, la T3 est fréquemment la seule élevée. Si de plus le patient est âgé, la T3 peut être dans la moyenne ou à la limite supérieure de la normale, la T4 étant normale, la TSH est effondrée. L'association de la TSH effondrée et de la T3 trop haute pour l'âge fait le diagnostic.

Amiodarone : la T4 est augmentée du fait de l'inhibition de la désiodase. Ce sont la TSH et la T3 qui ont un intérêt diagnostique.

Thyroïdite : fréquence de la pathologie bimodale, le plus souvent hyperthyroïdie suivie d'hypothyroïdie. Refaire le bilan après quelques semaines.

Pathologie hypothalamo-hypophysaire : la TSH est rarement effondrée, fréquemment normale, voire élevée ; la réponse à la TRH est variable.

3. Dissociations vraies, rares.

Interférences dues à des anticorps, une anomalie des protéines vectrices, un traitement par héparine…

Sécrétion inappropriée de TSH, dysalbuminémie.

Prélèvements et conservation des échantillons

Les prélèvements sont faits sur tube sec. L'héparine peut fausser le résultat dans certaines techniques de dosages d'hormones libres.

Les échantillons ne doivent pas être hémolysés. Après centrifugation, les sérums peuvent être conservés à une température comprise entre 2 et 6 °C pendant un délai de quelques jours, variables selon les dosages désirés. Un délai plus important entre le prélèvement et les dosages nécessite leur conservation à moins 20 °C, en évitant les congélations et les décongélations successives, et en mélangeant l'échantillon après décongélation.

Nomenclature des actes

T4 libre = BR 70
T3 libre = BR 70
TSH = BR 70
2 hormones parmi T4 libre, T3 libre, TSH = BR 130
3 hormones : T4 libre + T3 libre + TSH = BR 190
TRH = 2 temps : BR 175, 3 temps ou plus : BR 210
T3 reverse (rT3) = BR 150
Thyroglobuline = BR 140
Anticorps antithyroglobuline et antimicrosomes par hémagglutination passive = B 40
Anticorps antiperoxydase = B 70
Anticorps antithyroglobuline par RIA = BR 150
Anticorps antirécepteurs de la TSH = BR 150
Anticorps antihormones T3 et T4 = BR 150
Thyrocalcitonine = BR 140
Iodémie totale = BHN 60
Iodurie = BHN 25

BIBLIOGRAPHIE

1. BALDET L. Exploration fonctionnelle thyroïdienne. Interprétation des résultats et pièges à éviter. Feuillets de biologie, 1993, *34* : 33-36.
2. BARTALENA L. Recent achievements in studies on thyroid hormone-binding proteins. Endocr Rev, 1990, *11* : 47-64.
3. BENVENGA S, TRIMARCHI F, ROBBINS J. Circulating thyroid antibodies. J Endocrinol Invest, 1987, *10* : 605-619.
4. BOELEN A, PLATVOET-TER SCHIPHORST MC, WIERSINGA WM. Association between serum interleukin-6 and serum 3,5,3'-triiodothyronine in nonthyroidal illness. J Clin Endocrinol Metab, 1993, *77*, 1695-1699.
5. BRAVERMAN LE, ABREAU CM, BROCK P et al. Measurement of serum free thyroxine by RIA in various clinical states. J Nucl Med, 1980, *21* : 233-239.
6. BRENT GA, HERSHMAN GM. Thyroxine therapy in patients with severe nonthyroidal illness and low serum thyroxine concentration. J Clin Endocrinol Metab, 1986, *63* : 1-8.
7. BURGI H, WIMPFHEIMER C, BURGER A et al. Changes of circulating thyroxine, triiodothyronine and reverse triiodothyronine after radiographic contrast agents. J Clin Endocrinol Metab, 1976, *43* : 1203-1210.
8. BURROW GN, FISHER DA, REED LARSEN P. Maternal and fetal thyroid function. N Engl J Med, 1994, *331* : 1072-1078.
9. CHOPRA IJ. Clinical review : Euthyroid sick syndrome : Is it a misnomer ? (Review). J Clin Endocrinol Metab, 1997, *82* : 329-334.
10. CHOPRA IJ, VAN HERLE AJ, CHUA TECO GN, NGUYEN AH. Serum free thyroxine in thyroidal and nonthyroidal illness : A comparison of measurements by radioimmunoassay, equilibrium dialysis, and free thyroxine index. J Clin Endocrinol Metab, 1980, *51* : 135-143.
11. COOPER DS, DANIELS GH, LADENSON PW, RIDGWAY EC. Hyperthyroxinemia in patients treated with high-dose propranolol. Am J Med, 1982, *73* : 867-871.

12. Corssmit EPM, Heyligenberg R, Endert E et al. Acute effects of interferon-alpha administration on thyroid hormone metabolism in healthy men. J Clin Endocrinol Metab, 1995, *80* : 3140-3144.

13. Culpepper RM, Hirsch JI, Fratkin MJ. Clearance of 131 I by hemodialysis. Clin Nephr, 1992, *38* : 110-114.

14. Czernichow P, Vandalem JL, Hennen G. Transient neonatal hyperthyrotropinemia : a factitious syndrome due to the presence of heterophilic antibodies in the plasma of infants and their mothers. J Clin Endocrinol Metab, 1981, *53* : 387-393.

15. Divino CM, Schussler GC. Studies on the nature of iodothyronine binding in familial dysalbuminemic hyperthyroxinemia. J Clin Endocrinol Metab, 1990, *71* : 98-104.

16. Docter R, Krenning EP, De Jong M, Hennemann G. The sick euthyroid syndrome : Changes in thyroid hormone serum parameters and hormone metabolism. Clin Endocrinol, 1993, *39* : 499-518.

17. Edeling CJ, Foder B, Funch-Rosenberg H, Mansen AM. Serum free thyroxine methods. A comparative study. Eur J Nucl Med, 1983, *8* : 131-134.

18. Fisher DA. Fetal thyroid function : diagnosis and management of fetal thyroid disorders. Clin Obstet Gynecol, 1997, *40* : 16-31.

19. Franklyn JA, Black EG, Betteridge J et al. Comparison of second and third generation methods for measurement of serum thyrotropin in patients with overt hyperthyroidism, patients receiving thyroxine therapy and those with nonthyroidal illness. J Clin Endocrinol Metab, 1994, *78* : 1368-1371.

20. Franklyn JA, Davis JR, Gammage MD et al. Amiodarone and thyroid hormone action. Clin Endocrinol, 1985, *22* : 257-264.

21. Glinoer D, De Nayer P, Bourdoux P et al. Regulation of maternal thyroid during pregnancy. J Clin Endocrinol Metab, 1990, *71* : 276-286.

22. Gold MS, Pottash ALC, Ryan N et al. TRH-induced TSH response in unipolar, bipolar and secondary depressions : possible utility in clinical assessment and differential diagnosis. Psychoneuroendocrinology, 1980, *5* : 147-155.

23. Goodwin FK, Prange AJ, Post RM et al. Potentiation of antidepressant effects by L-triiodothyronine in tricyclic nonresponders. Am J Psychol, 1982, *139* : 34-38.

24. Hamada N, Portmann L, De GrootJ. Characterization and isolation of thyroid microsomal antigen. J Clin Invest, 1987, *79* : 819-825.

25. Hofmann G, Rankel H. Stimulation de la TSH par la TRH au cours de la dépression. Actual Psychiatr, 1985, *15* : 22-25.

26. Iervasi G, Clerico A, Bonini R et al. Acute effects of amiodarone administration on thyroid function in patients with cardiac arrhythmia. J Clin Endocrinol Metab, 1997, *82* : 275-280.

27. Izembart M, Dreyfuss M, Dagousset F, Leger A. Problèmes cliniques posés par la présence d'anticorps anti-T3 et anti-T4. Presse Méd, 1992, *21*, 676.

28. Kaptein EM. Thyroid hormone metabolism and thyroid diseases in chronic renal failure. Endocr Rev, 1996, *17* : 45-63.

29. Kaufman KD, Rapoport B, Seto P et al. Generation of recombinant, enzymatically active human thyroid peroxidase and its recognition by antibodies in the sera of patients with Hashimoto's thyroiditis. J. Clin Invest, 1989, *84* : 394-403.

30. Kim PS, Dunn AD, Dunn JT. Altered immunoreactivity of thyroglobulin in thyroid disease. J Clin Endocrinol Metab, 1988, *67* : 161-168.

31. Kirkegaard C, Jorgensen PH, Friis T, Sierssaek-Nielsen K. The oral TRH stimulation test. A new diagnosis tool in « non-toxic » multinodular goitre. Acta Med Scand, 1982, *211* : 477-480.

32. Laurberg P. Persistent problems with the specificity of immunometric TSH assays. Thyroid, 1993, *3* : 279-283.

33. Lee WPN, Golden MP, Van Herle AJ et al. Inherited abnormal thyroid hormone-binding protein causing selective increase of total serum thyroxine. J Clin Endocrinol Metab, 1979, *49* : 292-294.

34. Mariotti S, Barbesino G, Caturegli P et al. Assay of thyroglobulin in serum with thyroglobulin autoantibodies : an unobtainable goal ? J Clin Endocrinol Metab, 1995, *80* : 468-472.

35. Mariotti S, Franceschi C, Cossarizza A, Pinchera A. The aging thyroid. Endocr Rev, 1995, *16* : 686-715.

36. MARTINO E, BAMBINI G, BARTALENA L et al. Human serum thyrotrophin measurement by ultrasensitive immunoradiometric assay as a first-line test in the evaluation of thyroid function. Clin Endocrinol (Oxf), 1986, *24* : 141-148.

37. McIVER B, GORMAN CA. Euthyroid sick syndrome : an overview. Thyroid, 1997, *7* : 125-132.

38. MENDEL CM, FROST PH, KUNITAKE ST, CAVALIERI RR. Mechanism of the heparin-induced increase in the concentration of free thyroxine in plasma. J Clin Endocrinol Metab, 1987, *65* : 1259-1264.

39. NADEMANEE K, PIWONKA RW, SINGH BN, HERSHMAN JM. Amiodarone and thyroid function. Progress in Cardiovasc Diseases, 1989, *31* : 427-437.

40. NELSON JC, WEISS RM. The effect of serum dilution on free thyroxine (T4) concentration in the low T4 syndrome of nonthyroidal illness. J Clin Endocrinol Metab, 1985, *61* : 239-246.

41. NICOLOFF JT, SPENCER CA. The use and misuse of the sensitive thyrotropin assays. J Clin Endocrinol Metab, 1990, *71* : 553-558.

42. PIETTE C, SAVOIE JC, PIETTE M et al. Détermination de l'iode total et de l'iode hormonal dans le sérum sanguin au moyen d'un auto-analyseur. Ann Bio Chim, 1966, *24* : 393-398.

43. PINCHERA A, MARIOTTI S, VITI P et al. Thyroid autoantigens and their relevance in the pathogenesis of thyroid autoimmunity. Biochimie, 1989, *71* : 237-246.

44. REES SMITH B, McLACHLAN SM, FURMANIAK J. Autoantibodies to the thyrotropin receptor. Endocr Rev, 1988, *9* : 106-121.

45. RIVA E, GERNA M, LATINI R et al. Pharmacokinetics of amiodarone in man. J Cardiovasc Pharmacol. 1982, *4* : 264-269.

46. SAPIN R, SCHLIENGER JL, GASSER F, CHAMBRON J. Anti-triiodothyronine auto-antibody interference in recent free thyroid hormone assays. Clin Biochem, 1996, *29* : 89-92.

47. SAPIN R, SCHLIENGER JL, KALTENBACH G et al. Determination of free triiodothyronine by six different methods in patients with non-thyroidal illness and in patients treated with amiodarone. Ann Clin Biochem, 1995, *32* : 314-324.

48. SEMPLE CG, BEASTALL GH, HENDERSON IS et al. Thyroid function and continuous ambulatory peritoneal dialysis. Nephron, 1982, *32* : 249-252.

49. STOCKIGT JR, DYER SA, MOHR VS et al. Specific methods to identify plasma binding abnormalities in euthyroid hyperthyroxinemia. J Clin Endocrinol Metab. 1986, *62* : 230-233.

50. STOUTHARD JLM, VAN DER POLL T, ENDERT E et al. Effects of acute and chronic interleukin-6 administration on thyroid hormone metabolism in humans. J Clin Endocrinol Metab, 1994, *79* : 1342-1346.

51. VALOGNES A, IZEMBART M. Fréquence des anticorps anti-T3 et anti-T4. Intérêt de leur dépistage. Presse Med, 1992, *21* : 217.

52. VAN DER POLL T, ROMIJN JA, WIERSINGA WM et al. Tumor necrosis factor : a putative mediator of the sick euthyroid syndrome in man. J Clin Endocrinol Metab, 1990, *71* : 1567-1572.

53. WEHMANN RE, GREGERMAN RI, BURNS WH et al. Suppression of thyrotropin in the low thyroxine state of severe nonthyroidal illness. N. Engl J Med, 1985, *312* : 546-552.

54. WENZEL W. Pharmacological interference with in vitro tests of thyroid function. Metabolism, 1981, *30* : 717-732.

55. WHITERSPOON LR, SHULER SE. Estimation of free thyroxine : clinical methods and pitfalls. J Clin Immunoassay, 1984, *7* : 205.

56. WOOLF PD, NICHOLS D, PORSTEINSSON A, BOULAY R. Thyroid evaluation of hospitalized psychiatric patients : the role of TSH screening for thyroid dysfunction. Thyroid, 1996, *6* : 451-456.

Chapitre 3

EXPLORATION ISOTOPIQUE IN VIVO

L'iode rentre dans la composition des hormones thyroïdiennes. C'est pourquoi l'iode radioactif, qui se comporte dans l'organisme exactement comme l'iode non radioactif est un marqueur idéal de l'hormonogenèse thyroïdienne. Les principaux examens faits in vivo à l'aide d'isotopes radioactifs sont la scintigraphie et la mesure de la fixation de l'iode radioactif. Malgré les progrès introduits par l'échographie dans l'étude de la morphologie thyroïdienne, les examens isotopiques demeurent indispensables pour poser le diagnostic et les indications thérapeutiques de nombreuses affections thyroïdiennes.

Stratégie

EXAMEN CLINIQUE

Il est essentiel pour définir les modalités de l'examen et pour l'interpréter. L'examinateur se place derrière le patient qui est assis, ou à la tête du lit si le patient est allongé. Il repère la position des cartilages thyroïde et cricoïde, ainsi que les anneaux trachéaux lorsqu'ils sont accessibles. L'isthme se trouve un peu au-dessous du cartilage cricoïde. Le volume de la thyroïde peut ainsi être évalué. Il est important également d'apprécier la position du larynx, sa situation par rapport à l'ouverture supérieure du thorax, et l'éventuelle déviation des cartilages laryngés.

INTERROGATOIRE

Pour déterminer les modalités d'une exploration in vivo, il faut obtenir au préalable certaines informations concernant les produits administrés au patient. Trois types de produits interfèrent en pratique avec l'exploration in vivo :

– une surcharge iodée due le plus souvent à des médicaments ou des produits de contraste utilisés en radiologie, mais parfois aussi à des aliments. Le protocole d'exploration dépend de ce qu'on recherche – un bilan morphologique ou fonctionnel –, de la nature de la surcharge iodée : s'élimine-t-elle rapidement si on l'interrompt ? Le médicament en cause est-il indispensable ? En règle générale, on peut arriver à faire un bilan malgré une surcharge iodée (voir p. 203) ;

– les antithyroïdiens de synthèse, en inhibant l'organification de l'iodure. Un arrêt de 48 heures d'un traitement par des antithyroïdiens de synthèse est préférable pour réaliser une scintigraphie dans des conditions satisfaisantes ;

– les hormones thyroïdiennes, en freinant la TSH.

Chez la femme, il faut s'assurer de l'absence de grossesse, et faire la scintigraphie de préférence dans les 10 premiers jours du cycle.

Choix du traceur radioactif [1, 3, 5, 11, 12, 14, 19, 21, 24, 27, 30]

La cellule thyroïdienne transporte de façon active non seulement l'iodure, froid ou radioactif, mais également le pertechnétate $^{99m}TcO4^-$. On dispose donc de plusieurs traceurs radioactifs. Les critères de choix sont l'organification du traceur, l'irradiation et le coût.

Schématiquement, *l'iode radioactif* est organifié et entre dans l'hormonosynthèse thyroïdienne : il permet de faire la scintigraphie et la mesure de la fixation. Deux iodes radioactifs sont utilisés :

– l'iode 123 est le plus adéquat, car il irradie peu ;

– l'iode 131 entraîne une certaine irradiation, et est actuellement réservé à des explorations particulières.

Il n'y a pas d'allergie à l'iode dans les bilans isotopiques thyroïdiens. Les « allergies à l'iode » de la terminologie médicale sont en fait des allergies aux grosses molécules que sont les produits radiologiques de contraste, par ailleurs iodés. La quantité d'iodure utilisée pour un bilan isotopique est inférieure à 10^{-9} g, c'est-à-dire très inférieure à l'apport iodé alimentaire moyen en France (environ 100 μg = 10^{-4} g).

Le technétium 99 m sous forme de pertechnétate, n'est pas organifié ; il donne des renseignements limités mais il irradie peu et n'est pas cher.

Divers autres isotopes ont été utilisés dans l'étude des nodules thyroïdiens, en particulier le thallium 201 [2, 4, 13-15].

Le tableau 3-I donne les caractéristiques physiques et dosimétriques des principaux traceurs utilisés.

L'iode 131

Il était il y a deux décennies le plus utilisé en raison de sa période longue permettant son stockage et de son coût peu élevé. L'iode 131 était donné par voie buccale, à jeun, avec scintigraphie et fixation à 24 heures. Cependant son irradiation n'est pas négligeable à cause de son rayonnement bêta. On le réserve actuellement à la thérapie des hyperthyroïdies et des cancers thyroïdiens d'une part, et au diagnostic dans certains cas particuliers : étude cinétique de la fixation prolongée sur plusieurs jours en vue du traitement d'une hyperthyroïdie, exploration scintigraphique du corps entier dans les cancers thyroïdiens, scintigraphie des goitres particulièrement volumineux ou des goitres plongeants intra-thoraciques, afin d'obtenir une image interprétable malgré l'absorption du rayonnement par les parties molles ou le squelette.

Tableau 3-1 **Caractéristiques physiques et dosimétriques des principaux traceurs**

	Iode 131	**Iode 123**	**Technétium 99m**
Organification	+	+	–
Période	8,0 j	13,3 h	6,0 h
Énergie Gamma (keV)	364	159	140
Énergie Bêta moyenne (keV)	190	–	–
Irradiation thyroïdienne*			
mrad /µCi	20	0,2	$0{,}2 \times 10^{-2}$
cGy/GBq	0,5	$0{,}5 \times 10^{-2}$	$0{,}5 \times 10^{-4}$
Dose moyenne utilisée pour une scintigraphie (µCi)	50	100	500
Coût	faible	assez élevé	faible

* L'irradiation thyroïdienne est un ordre de grandeur pour une fixation moyenne chez l'adulte en France.

L'iode 123

Il est actuellement préféré à l'iode 131. Produit de cyclotron, il a un coût assez élevé. Sa période de 13 h ne permet pas un stockage prolongé et il ne peut être utilisé que dans les centres situés à proximité du cyclotron. La scintigraphie et la fixation peuvent être réalisées soit précocement après injection intra-veineuse, soit à 24 heures quel que soit le mode d'administration. Un délai de 2 h après injection I.V. permet en règle d'obtenir un bon contraste scintigraphique.

La réaction nucléaire fait appel au bombardement d'iode 127 (non radioactif) par des protons de 50 à 70 MeV. Les impuretés radionucléidiques sont présentes mais en très faible quantité : moins de 0,6 p. 100 d'iode 125 à la calibration, moins de 2 p. 100 à l'expiration.

L'iode 123 décroît par capture électronique en tellure 123. Cette décroissance s'accompagne d'un rayonnement gamma de 159 keV, qui est utilisé pour la scintigraphie. Le tellure 123 a une période de $1{,}2 \times 10^{13}$ ans.

Technétium ^{99m}Tc

Il est utilisé sous forme de pertechnétate $^{99m}TcO4^{-}$. L'irradiation étant négligeable, il est utilisable à tout âge (sauf bien sûr chez la femme enceinte). Il n'est pas organifié, il ne permet donc pas d'explorer l'hormonogenèse, mais seulement le transport actif. Il ne s'accumule pas dans la thyroglobuline, mais ressort de la cellule thyroïdienne. Le contraste avec le $^{99m}TcO4^{-}$ est maximal environ 30 min après l'injection intraveineuse. Même dans ce délai, le contraste est nettement moindre que celui qui est obtenu avec un iode radioactif. Son utilisation est contestée. En effet il y a parfois des dissociations entre la fixation de l'iode et celle du TcO4. La différence peut être d'importance dans l'exploration d'un nodule par exemple. On estime en théorie qu'il ne faut pas prendre de décision thérapeutique importante, telle que l'ablation chirurgicale d'un nodule froid, sur la seule scintigraphie au TcO4. En pratique le TcO4 est utilisé en routine dans de nombreux centres à cause de son coût modique et de sa facilité d'obtention.

Autres traceurs

D'autres traceurs isotopiques sont actuellement utilisés ou en cours d'étude. Le thallium 201 est utilisé en routine par certaines équipes pour tenter de prévoir la malignité des nodules thyroïdiens, les nodules malins fixant bien le thallium (voir aussi au chapitre 8). Plusieurs molécules ont été étudiées dans les cancers thyroïdiens ne fixant pas l'iode 131, pour localiser d'éventuelles métastases : citons le MIBI (méthoxy-isobutyl-isonitrile) marqué au Tc 99 m, l'immunoscintigraphie aux anticorps monoclonaux anti-Tg marqués à l'I 131 ou à l'indium 111, l'octréotide (analogue de la somatostatine) marqué à l'indium 111, le tétrofosmin marqué au Tc 99 m. Ces traceurs ne se sont pas montrés très performants. Par contre le fluoro-déoxyglucose marqué au fluor 18 paraît très sensible dans la localisation de certaines métastases ; cette technique scintigraphique nécessite cependant un appareillage peu répandu et coûteux.

Scintigraphie thyroïdienne [1, 6, 19, 20, 28]

APPAREILLAGE

La scintigraphie thyroïdienne est réalisée au moyen de trois sortes d'appareil : le scintigraphe à balayage (ancien), la caméra à scintillation, et les nouveaux imageurs digitalisés à petit champ.

Scintigraphe à balayage

C'est l'appareil le plus ancien. Certains services de médecine nucléaire en sont encore équipés. Cependant, il n'est pratiquement plus fabriqué. Il comporte un détecteur à scintillation muni d'un collimateur adapté à l'énergie du rayonnement de l'isotope utilisé. La forme du collimateur fait que le détecteur explore une surface réduite. Pour réaliser l'image, le détecteur mobile se déplace au-dessus de la thyroïde selon des lignes parallèles successives. La détection du rayonnement est retransmise sous forme de traits frappés sur une feuille de papier, plus ou moins espacés selon l'intensité du rayonnement détecté.

• *Avantages :*

– La scintigraphie est une projection orthogonale de la thyroïde, grandeur nature. Il y a cependant une pénombre, c'est-à-dire un flou sur les bords, qui peut donner une légère impression visuelle d'agrandissement. Le repérage anatomique est particulièrement facile, ce qui est précieux pour l'étude des nodules thyroïdiens.

– La résolution de l'ordre de 1 cm est optimale à une distance donnée.

• *Inconvénients :*

– La lenteur du balayage impose au malade un décubitus dorsal, la tête en hyperextension, durant environ 15 min. Il doit rester immobile et éviter de déglutir lorsque le détecteur passe au niveau de la région thyroïdienne.

– Seule l'incidence de face est aisée à obtenir.

– Le scintigraphe à balayage n'est en général pas relié à un système de traitement des données, d'où la nécessité, avant chaque scintigraphie, d'adapter le réglage de l'appareil à chaque cas.

– La résolution, optimale à une distance donnée du détecteur, est médiocre dans les autres plans, et très dégradée en cas de goitre volumineux.

– Le balayage se fait à une vitesse variable entre certaines limites ; lorsque la fixation est trop faible, on ne peut pas accumuler des informations.

Caméra à scintillation

Son cristal d'iodure de sodium activé au thallium NaI (Tl), excité par le rayonnement incident, cède son énergie sous forme de scintillations.

L'acquisition des données se fait sur tout le champ du cristal. La sensibilité est ainsi très supérieure à celle du scintigraphe à balayage. La caméra est reliée à un système de traitement de données.

Le choix du collimateur est très important. Il permet de sélectionner les photons gamma selon leur direction, ce qui est indispensable pour repérer leur origine et former l'image [9, 10, 16-18, 22]

Collimateur conique à trou unique (pinhole ou sténopé)

C'est le plus utilisé pour la scintigraphie thyroïdienne (fig. 3-1).

• *Avantages :*

– La résolution est très bonne, fonction de la distance thyroïde-collimateur. En effet l'image formée sur le cristal à scintillations est une image de la thyroïde agrandie par homothétie. Cette résolution permet d'obtenir une image nette, même chez les nouveau-nés dont la thyroïde a une masse de 1 à 2 g (fig. 3-2).

– Le temps d'acquisition peut être augmenté à volonté, de façon à améliorer la statistique de comptage en cas de faible fixation.

– La possibilité de réaliser des incidences obliques et de profil est très utile dans la localisation de certains nodules [17].

• *Inconvénients :*

– La thyroïde n'est pas représentée grandeur nature. On peut tenter de positionner la thyroïde à une distance connue du collimateur, et calculer le facteur d'agrandissement sur l'image obtenue, mais l'erreur est importante.

– La projection conique entraîne une déformation souvent très gênante de l'image ; du fait de cette géométrie, le repérage anatomique est très délicat, et la localisation des nodules parfois difficile.

– Les images sont inversées sur le cristal de la caméra ; il faut vérifier l'orientation si l'image est ininterprétable ou paraît bizarre.

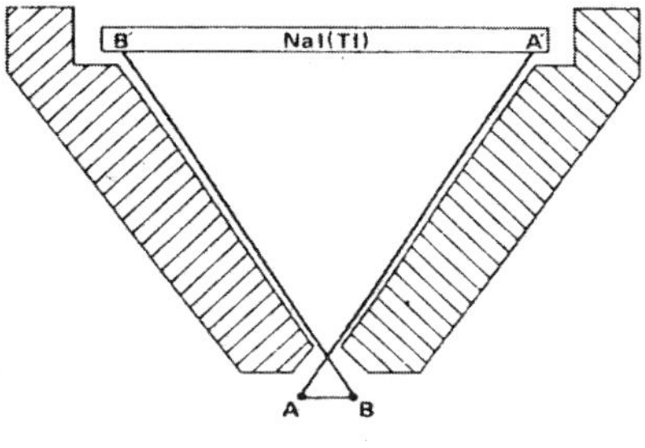

Figure 3-1 **Collimateur pinhole (sténopé) :** une source radioactive AB donne une « image » très agrandie A'B' sur le cristal à scintillation NaI (Tl).

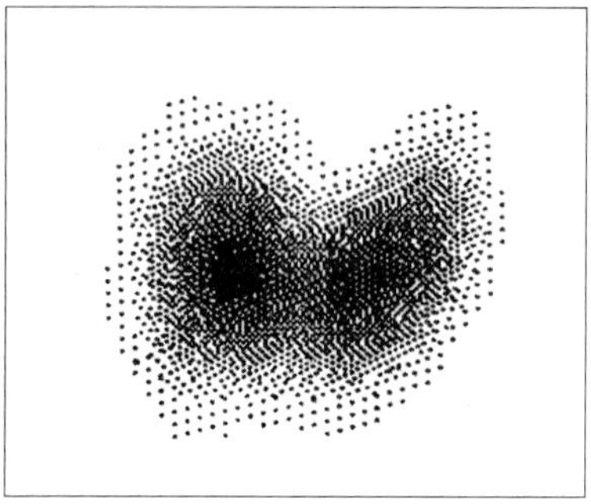

Figure 3-2 **Scintigraphie thyroïdienne chez un nouveau-né normal.**

Collimateur multicanaux à trous parallèles, adapté aux basses énergies (fig. 3-3).

Sur une caméra petit champ, c'est probablement le meilleur pour la thyroïde. Il sera amené à remplacer l'ancien scintigraphe à balayage, avec les avantages de la projection orthogonale et la facilité du repérage anatomique des nodules. La résolution est très bonne, meilleure que celle du scintigraphe à balayage, moins bonne cependant que celle obtenue avec le collimateur pinhole. La résolution intrinsèque est de l'ordre de 3 à 4 mm dans l'énergie de l'iode 123 ou du $^{99m}TcO4^-$; la résolution en pratique est de l'ordre de 6 à 10 mm. Avec une caméra grand champ, le résultat peut également être très bon si l'on peut digitaliser les données, avec un zoom au niveau de l'acquisition ou au niveau du traitement de données, de façon à ne pas fournir des images trop petites.

Collimateur multicanaux à trous parallèles adapté aux hautes énergies

Il est très utile pour l'étude du corps entier par l'iode 131 dans les cancers thyroïdiens et les recherches de localisations métastatiques principalement ganglionnaires, pulmonaires et osseuses.

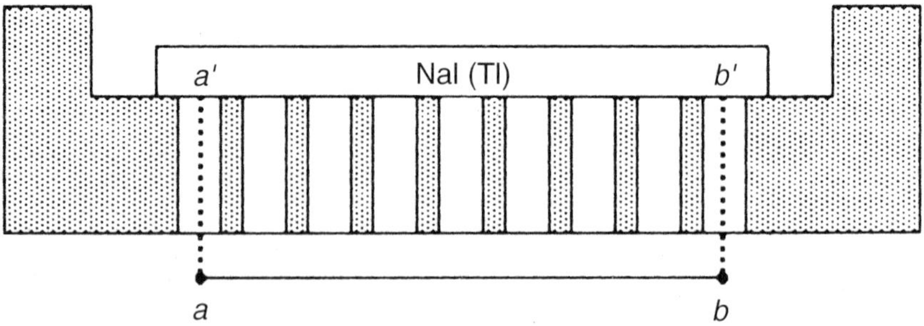

Figure 3-3 **Collimateur à trous parallèles.**
La source radioactive *a b* donne sur le cristal une image *a'b'* de même grandeur.

Tomoscintigraphie [8, 29]

Elle est possible mais elle prend du temps caméra et est peu utilisée en routine.

Imageurs digitalisés à petit champ

Le système est exactement le même que celui d'une caméra à scintillation, mais leur petit champ, de l'ordre de 10 cm fait qu'ils ne sont pas considérés par le Ministère comme entrant dans le parc des caméras à scintillations. Les collimateurs sont soit sténopés, soit à trous parallèles basse énergie et/ou haute énergie. Les collimateurs parallèles basse énergie ont des trous d'un diamètre de l'ordre de 1 mm et des septas très fins, d'où une résolution intrinsèque inférieure à 2 mm.

Tous les traitements de l'information sont possibles en aval, en fonction de logiciels très évolutifs. Ces appareils très mobiles permettent de réaliser la scintigraphie thyroïdienne dans n'importe quelle position et n'importe quelle incidence. Avec le collimateur parallèle, l'image est réalisée en projection orthogonale, ce qui permet un repérage anatomique très facile. On peut également adapter sur l'appareil un système de repérage lumineux au laser d'après les données de la scintigraphie, c'est-à-dire vérifier directement à partir de la scintigraphie quelle palpation correspond à quelle partie de l'image.

Traitement des données

Le rayonnement détecté par la caméra à scintillation sort sous forme d'un rayonnement lumineux sur un oscilloscope. Une image analogique peut être faite sur polaroïd, film ou tout autre support. Un système de traitement de données est couplé à la caméra à scintillation.

Traitement de l'image

Le principal est le lissage, qui tend à réduire les hétérogénéités dues à des fluctuations statistiques de comptage d'un point à un autre. La radioactivité étant un phénomène aléatoire, les désintégrations radioactives produisent des photons qui partent dans n'importe quelle direction, à partir de n'importe quel atome (en restant globalement isotrope). À l'échelon d'une scintigraphie faite avec peu de coups, ce phénomène peut être à l'origine d'hétérogénéités sans correspondance anatomique. Le lissage tient compte dans chaque pixel (plus petit élément de l'image dans l'ordinateur) des pixels environnants, diversement pondérés, ce qui réduit l'hétérogénéité.

Une quantification peut être faite dans une ou plusieurs zones d'intérêt sur une image statique, ou sur une série dynamique d'images, avec création, dans ces zones, de courbes d'activité en fonction du temps.

RÉSULTATS

Image scintigraphique normale

Elle montre deux lobes symétriques et homogènes, séparés par un isthme plus ou moins fixant, parfois non visible, même s'il est très bien palpé (fig. 3-4 a et b). Le tractus thyréoglosse peut avoir une traduction scintigraphique, sous forme d'un foyer de fixation d'orientation verticale, le plus souvent en position paramédiane droite. Il est courant d'observer une légère asymétrie soit de la taille des deux lobes, soit de leur situation en hauteur, un lobe étant un peu plus haut que l'autre.

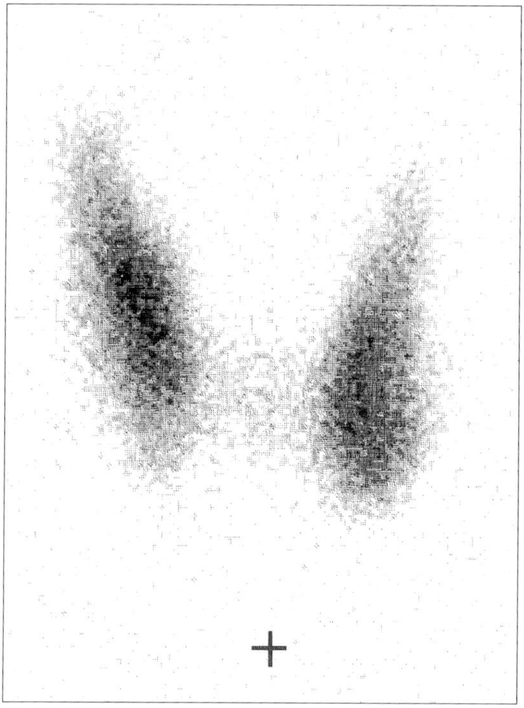

Figure 3-4 **Thyroïde adulte normale.**
a. Le point de repère inférieur est situé sur la fourchette sternale.

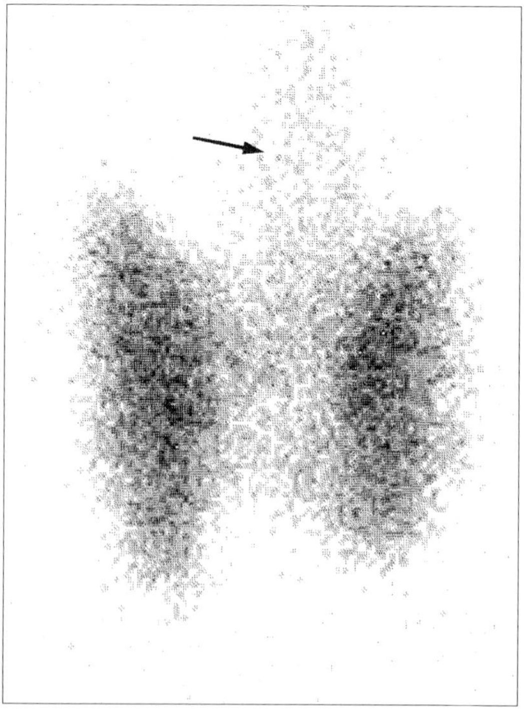

b. Thyroïde normale. Noter la visualisation du tractus thyréoglosse, fréquente.

Anomalies

Elles peuvent porter sur le volume, la morphologie, l'homogénéité, la topographie. Certaines difficultés doivent être connues lors de l'interprétation de la scintigraphie.

Volume

Avec le scintigraphe à balayage l'image obtenue est une projection orthogonale, donc en principe grandeur nature, bien que seulement en 2 dimensions. En fait la thyroïde paraît plus ou moins étalée selon la morphologie du cou lui-même. Par ailleurs il y a une certaine pénombre, que l'œil de l'observateur remarque de façon variable selon son intensité. Le réglage de l'appareil peut donc modifier l'impression visuelle pour une même thyroïde.

Avec la caméra à scintillation :

– équipée du collimateur pinhole, on peut grossièrement apprécier le volume d'une thyroïde ;

– équipée d'un collimateur à trous parallèles, il est facile de connaître le facteur d'agrandissement de l'image obtenue.

En fait le volume peut être apprécié beaucoup plus précisément par l'échographie.

Morphologie et homogénéité de la fixation

Elles doivent être appréciées par comparaison aux données cliniques.

Topographie

Par rapport au thorax, le développement d'un goitre se fait parfois vers le bas au-dessous de la loge thyroïdienne normale. On parle de « goitre plongeant ». Il est en général suspecté devant une opacité radiologique médiastinale supérieure, qui, selon la définition classique, descend au moins 3 cm au-dessous de la fourchette sternale.

Il est également très fréquent, chez l'homme à tout âge et chez la femme âgée, que le larynx soit bas situé par rapport à l'orifice supérieur du thorax, de sorte que cliniquement, même si la thyroïde est normale, on a à peine accès aux pôles supérieurs des deux lobes thyroïdiens. Dans ce cas, la thyroïde est nécessairement en partie dans la cavité thoracique et la moindre hypertrophie est visible radiologiquement.

Dans tous les cas, la scintigraphie permet de confirmer la nature thyroïdienne de l'opacité radiologique. On prend soin de mettre un point de repère sur la fourchette sternale.

Par rapport au larynx, les rapports de latéralité doivent être repérés systématiquement par l'examen clinique. Un très gros nodule unilatéral par exemple peut refouler complètement le larynx d'un côté du cou et être à tort considéré comme un goitre. Dans le doute, on identifie le larynx en le mobilisant latéralement, ce qui provoque une vibration caractéristique. Par ailleurs, un foyer de fixation latéral et éloigné du larynx ne doit pas être considéré comme une thyroïde ectopique. Les foyers latéraux sont a priori des métastases ganglionnaires de cancer thyroïdien différencié. Les thyroïdes ectopiques sont médianes ou paramédianes et situées plus haut que la loge thyroïdienne normale (voir chapitre 7).

Scintigraphie du corps entier

Elle est réalisée au cours des bilans d'extension des cancers thyroïdiens, pour la recherche de métastases fixant l'iode radioactif. C'est l'iode 131 qui est utilisé pour plusieurs raisons :

• il s'agit de cancers thyroïdiens, qui en règle ont été thyroïdectomisés, et qui ont reçu ou recevront des doses thérapeutiques d'iode 131 (l'irradiation par les doses diagnostiques est de ce fait négligeable) ;

• l'iode 131 est préférable du fait de l'énergie de son rayonnement gamma, qui peut traverser une épaisseur importante de tissus et permet la visualisation des métastases fixantes, même si elles sont profondes ;

• la demi-vie de 8 jours permet de répéter la scintigraphie du corps entier à 48 heures, voire les jours suivants.

La dose diagnostique d'iode 131 se situe en général entre 40 et 200 MBq (1 et 5 mCi). On peut également faire une scintigraphie corps entier quelques jours après une dose thérapeutique de 3,7 GBq (100 mCi) ou plus.

APPAREILLAGE

L'appareillage utilisé peut être n'importe quel appareil susceptible de réaliser une scintigraphie corps entier dans un temps raisonnable : caméra à scintillation de préférence, avec un collimateur multicanaux à trous parallèles, adapté à l'iode 131.

INTERPRÉTATION

L'interprétation de la scintigraphie du corps entier doit tenir compte des éléments normaux suivants :

– l'existence d'un transport actif de l'iodure au niveau des glandes salivaires et de l'estomac, qui sont donc normalement visibles ;

– l'existence possible d'un transport actif de l'iodure au niveau d'un diverticule de Meckel lorsque celui-ci est le siège d'une hétérotopie gastrique, sa muqueuse transportant activement l'iodure, comme l'estomac ;

– l'élimination colique d'une partie de l'iode 131 ;

– son élimination urinaire ;

– le métabolisme hépatique des hormones thyroïdiennes marquées, ce qui rend parfois le foie visible [32] lorsqu'on fait la scintigraphie corps entier après une dose thérapeutique d'iode 131 par exemple ;

– l'élimination de l'iode 131 par le lait peut donner une visualisation des seins chez une femme qui allaite. Dans ce cas, on aura cessé l'allaitement si on est obligé de faire un examen par l'iode 131.

Scintigraphie thyroïdienne par fluorescence X

L'image de la thyroïde et la quantification du contenu thyroïdien en iode stable peuvent être obtenues par fluorescence X [23, 26]. Cependant, cette technique n'est que très rarement utilisée car les appareils sont en nombre très limité.

PRINCIPE

La thyroïde est irradiée par un faisceau focalisé de rayons X ou gamma, fixé sur la tête d'un scintigraphe à balayage classique. Les photons incidents proviennent soit d'une source d'américium Am 241 (T1/2 = 476 ans, E = 59,8 KeV), soit d'un tube générateur de rayons X. On obtient par effet photoélectrique une ionisation des atomes d'iode. Les électrons de la couche K de l'iode 127 sont éjectés. Des électrons des couches L, M, etc. les remplacent. La transition s'accompagne d'un rayonnement de fluorescence X, dont l'énergie pour la couche d'électrons K est de 28 KeV, caractéristique de l'iode. Il est détecté par le scintigraphe à balayage, éventuellement couplé à un système de traitement de l'information, ce qui permet de quantifier le pool iodé intra-thyroïdien. L'avantage est l'absence d'administration de produit radioactif. L'irradiation thyroïdienne est inférieure à 10 mrad.

RÉSULTATS

La scintigraphie montre normalement la répartition homogène de l'iode froid. Le contenu en iode de la thyroïde normale est estimé entre 5 et 15 mg environ, selon les auteurs. Cette technique permet d'étudier la répartition d'iode dans la thyroïde dans tous les cas, même lorsque la scintigraphie à l'iode radioactif est blanche et ne permet pas de visualiser la thyroïde. Elle peut avoir un intérêt dans la surveillance des thyroïdites et des hyperthyroïdies induites par l'iode.

Fixation de l'iode radioactif [6, 7, 25, 28, 30]

Hormis certains cas particuliers, tels que les troubles de l'hormonogenèse ou les études à visée dosimétrique, la mesure de la fixation de l'iode a perdu beaucoup de son intérêt.

APPAREILLAGE ET MÉTHODES

La fixation est mesurée le plus souvent à l'aide d'un compteur gamma. L'information résultante est un nombre de « coups » comptés par unité de temps, en pratique par minute. On le rapporte au nombre de coups correspondant à la dose administrée. Le compteur a été au préalable étalonné, c'est-à-dire qu'on connaît le nombre de coups comptés par unité de temps venant d'une « source » d'activité connue d'un isotope donné, dans des conditions de géométrie données. Le comptage correspond à l'ensemble du champ « vu » par le cristal à scintillations du compteur gamma. Il n'y a donc pas de formation d'image.

La fixation peut être également mesurée à l'aide d'une caméra à scintillation équipée d'un collimateur parallèle et reliée à un système de traitement de données. Il faut étalonner la caméra avant chaque mesure de fixation, à l'aide d'une source d'activité connue du même isotope.

CAUSES D'ERREUR

Les causes d'erreur sont dues à plusieurs facteurs.

Facteur géométrique

Le comptage fait avec le compteur gamma dépend du volume exploré par le détecteur, qui dépend lui-même de la forme du collimateur, et de la géométrie de la thyroïde (distance source-détecteur, morphologie et volume), l'erreur étant d'autant plus importante que la thyroïde est volumineuse.

Facteurs physiques

L'atténuation du rayonnement gamma par absorption dans les tissus compte assez peu pour l'iode 131, mais peut compter beaucoup pour l'iode 123 (dont les rayons gamma ont une énergie faible), surtout en cas de goitre volumineux et/ou plongeant.

Soustraction de l'activité extra-thyroïdienne

Quelle que soit la technique de mesure de la fixation, la radioactivité comptée au niveau de la thyroïde provient de l'iode radioactif intra-thyroïdien (c'est ce qu'on cherche) mais aussi extra-thyroïdien, circulant, qu'on va tenter de soustraire.

Avec le compteur gamma, la technique de correction consiste à choisir un volume de parties molles équivalent au volume des parties molles cervicales non thyroïdiennes. On choisit le tiers inférieur de la cuisse du sujet. On fait donc un comptage de la cuisse, que l'on soustrait du comptage de la région cervicale.

INTERPRÉTATION

La fixation thyroïdienne représente le pourcentage de la dose traceuse d'iode radioactif qui a quitté l'espace iodure extra-thyroïdien pour entrer dans l'espace intra-thyroïdien, iodure ou iode organifié. Dans les cas normaux, l'iodure organifié par les cellules thyroïdiennes reste dans la colloïde plusieurs semaines en moyenne. On peut donc négliger la sortie de l'iode radioactif par sécrétion hormonale, du moins dans les premiers jours. La fixation thyroïdienne de l'iode radioactif augmente jusqu'à 24 heures, puis reste en plateau, presque toute la dose traceuse ayant été soit organifiée soit éliminée dans les urines. Soit « Fix » la fixation thyroïdienne à 24 h exprimée en p. 100 de dose ; soit « Cl T » la clairance thyroïdienne de l'iodure, et « Cl R » la clairance rénale de l'iodure.

On peut écrire les relations suivantes :

$$\text{Fix} = \text{Cl T} \times 100 / (\text{Cl T} + \text{Cl R}) \qquad (1)$$

La quantité absolue d'iodure entré dans la thyroïde en 24 h est égale à :

$$\text{iodurie} \times \text{Cl T} / \text{Cl R}, \text{ soit : iodurie} \times \text{Fix} / 100 - \text{Fix}$$

En l'absence d'anomalie rénale, la clairance urinaire étant stable, la mesure de la fixation constitue un reflet de l'activité thyroïdienne. Elle dépend cependant de plusieurs facteurs.

Influence du bilan iodé sur la fixation de l'iode radioactif

Supposons qu'un sujet normal a une fixation de l'iode radioactif de 40 p. 100 à la 24e heure. Un médicament iodé augmente son iodurémie d'un facteur 10. La clairance thyroïdienne s'adapte à l'iodurémie et diminue d'un facteur 10 (fig. 3-5 a et b). La clairance rénale ne change pas. On voit d'après la formule (1) que la fixation devient alors environ 6 p. 100 de la dose traceuse, le nombre d'atomes d'iode entrés dans la thyroïde étant le même. On voit ainsi combien il est difficile d'interpréter la fixation thyroïdienne sans avoir connaissance du bilan iodé. Il semble que la fixation thyroïdienne puisse rester abaissée pendant plusieurs semaines après une surchargée iodée, même si celle-ci a été complètement éliminée. Le mécanisme de cette adaptation est mal connu.

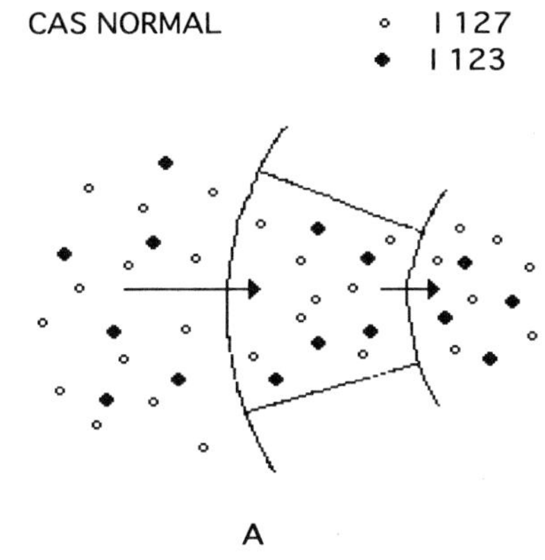

Figure 3-5 **Représentation schématique de la clairance adaptative de l'iodure par la cellule thyroïdienne.**
a. Le bilan iodé et la clairance sont normaux. Pour simplifier le schéma, on a représenté environ deux fois plus d'atomes d'iode 127 (cercles clairs) que d'atomes d'iode radioactif (noirs).

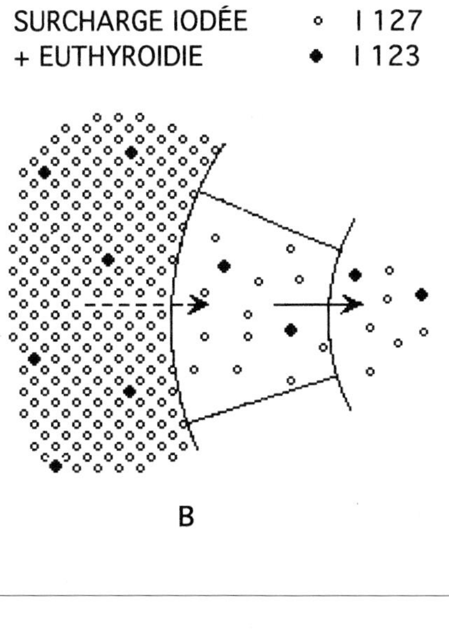

b. Cas d'une surcharge iodée chez un sujet normal. La flèche discontinue représente la clairance de l'iodure, qui a diminué. Il entre dans la cellule thyroïdienne le même nombre d'atomes d'iode que dans le cas précédent. Il s'agit surtout d'iode froid, présent en quantité beaucoup plus importante que dans la figure précédente à cause de la surcharge iodée. Très peu d'iode radioactif est capté et organifié. La fixation est très faible, le contraste scintigraphique également.

Influence du temps sur la fixation

La fixation précoce de l'iode radioactif injecté par voie I.V. reflète dans les premières minutes l'entrée du traceur dans la cellule thyroïdienne, et dépend donc :

– de la stimulation du transport actif (par la TSH ou des immunoglobulines stimulantes TSI) ;

– de l'iodurémie (voir plus haut).

Puis la fixation évolue en fonction de l'organification : ascension progressive si l'organification est normale ; plateau ou ascension ralentie si l'organification est absente ou diminuée ; fixation élevée, maximum de fixation précoce et chute secondaire en cas d'hyperstimulation.

Influence de la stimulation thyroïdienne

En cas d'hyperstimulation thyroïdienne soit par la TSH, soit par des TSI, le turn-over de l'iode est accéléré, et on peut voir un maximum de fixation au bout de quelques heures, puis une chute de la fixation, en rapport avec la sécrétion de l'iode sous forme hormonale.

RÉSULTATS

La fixation thyroïdienne est, compte tenu du bilan iodé en France, de l'ordre de 10 à 20 p. 100 à la 2e heure, et de 20 à 40 p. 100 à la 24e heure. Dans certains cas on peut voir une dissociation entre une fixation précoce élevée vraie (avec contraste scintigraphique net) et une fixation tardive basse. Il y a alors une dissociation entre l'entrée de l'iodure et son organification. Il peut s'agir d'une hypothyroïdie induite par l'iode avec trouble de l'organification (voir ci-dessous). Il est possible que certaines dissociations évoquées entre les scintigraphies faites au pertechnétate et à l'iode radioactif soient dues à une simple différence d'horaire dans les scintigraphies.

ÉTUDE DYNAMIQUE DE LA FIXATION DE L'IODE RADIOACTIF

Étude dynamique de la fixation précoce à visée diagnostique

On fait soit des mesures répétées avec un compteur, soit une courbe de l'activité thyroïdienne en fonction du temps à la caméra. La période la plus intéressante étant l'heure qui suit l'administration de l'iode radioactif, il est préférable d'injecter celui-ci par voie I.V.

Les résultats sont les suivants :

• Si la fixation augmente très régulièrement pendant les 90 premières minutes, on peut conclure que l'organification de l'iode se fait bien. Il peut cependant être intéressant de poursuivre l'étude pendant plusieurs heures afin d'apprécier le turn-over (voir p. 129,136 et 142).

• Si l'augmentation initiale de la fixation est suivie par un plateau vers la 30e minute, ou par une cassure de la pente, ceci signifie que l'entrée du traceur est compensée par la sortie, et que donc l'organification est en défaut. C'est dans ce cas que l'on peut faire des tests de décharge par le perchlorate (400 mg per os chez l'adulte), qui déplace l'iode radioactif intra-thyroïdien non organifié. Normalement, en l'absence de trouble de l'organification, l'absorption du perchlorate est suivie d'une stagnation de la fixation (l'iode radioactif déjà entré dans la thyroïde est organifié, l'iodure circulant est dilué dans la grande quantité du perchlorate). En cas de trouble de l'organification, la fixation chute : on admet classiquement que le test au perchlorate est positif lorsqu'elle chute au moins de 25 p. 100 du taux maximal dans l'heure qui suit l'administration du perchlorate. La chute peut aller jusqu'à 100 p. 100 si le bloc est complet. Avec la caméra et le système de traitement de données, la statistique de comptage et la possibilité de soustraire le bruit de fond permettent de considérer comme positif le test au perchlorate même si la chute est moindre, à condition qu'il n'y ait pas eu de modification des conditions de géométrie (bonne immobilisation du malade). On peut également faire la courbe d'activité en fonction du temps sur une zone précise de la thyroïde, et observer des tests au perchlorate positifs sur un seul lobe, ou sur une seule région d'un lobe.

Études répétées de la fixation à visée dosimétrique

Lors du traitement de l'hyperthyroïdie par l'iode 131, on mesure la fixation à 48 heures, puis dans les 8 jours suivants. On mesure ainsi la période thyroïdienne effective de l'iode 131 et la dose nécessaire pour délivrer l'irradiation désirée : 50 à 150 Gy en général.

Dans le traitement des métastases de cancer par l'iode 131, on peut mesurer la fixation des métastases à la caméra, pour évaluer l'irradiation obtenue par une dose thérapeutique d'iode 131.

FIXATION DU PERTECHNÉTATE $^{99m}TcO4^{-}$

Certains auteurs ont étudié finement la fixation précoce du pertechnétate. L'intérêt de telles études ne nous paraît pas prouvé.

Nomenclature des examens (en 1998)

Mesure de la fixation de l'iode radioactif : ZN 30 + PRA 30.
Scintigraphie thyroïdienne : ZN 60 + PRA 60.
Scintigraphie du corps entier à l'iode 131 : ZN 150 + PRA 150.

BIBLIOGRAPHIE

1. Arnold JE, Pinsky S. Comparison of 99 m Tc and 123 I for thyroid imaging. J Nucl Med, 1976, *17* : 261-267.

2. Atkins HL, Budinger TF, Lebowitz E et al. Thallium 201 for medical use. Part 3 : human distribution and physical imaging properties. J Nucl Med, 1977, *18* : 133-140.

3. Beekhuis H, Piers DA. Radiation risk of thyroid scintigraphy in newborns. Eur J Nucl Med, 1983, *8* : 348-350.

4. Bleichrodt RP, Vermey A, Piers A, De Langen ZJ. Early and delayed thallium 201 imaging. Diagnosis of patients with cold thyroid nodules. Cancer, 1987, *60* : 2621-2623.

5. Blue PW, Dydek GJ, Ghaed N et al. Radiation dosimetry from breast milk excretion of iodine 123. J Nucl Med, 1987, *28* : 544-545.

6. Burke G, Halko A, Silverstein GE, Hilligoss M. Comparative thyroid uptake studies with 123 I and Tc04. J Clin Endrocrinol Metab, 1972, *34* : 630-637.

7. Cavalieri RR. Quantitative in vivo tests. *In* : SH Ingbar, LE Braverman, Werner's The thyroid. Philadelphia, Lippincott JB, 1986 : 445-458.

8. Chen JJS, Lafrance ND, Allo MD et al. Single photon emission computed tomography of the thyroid. J Clin Endocrinol Metab, 1988, *66* : 1240-1246.

9. Cradduck TD. Distortion produced by pinhole collimators. J Nucl Med, 1972, *13* : 778-779.

10. Di Paola R, Berche C. Les collimateurs. *In* : G Meyniel. Traité de médecine nucléaire, Paris, Flammarion Médecin-Sciences, 1975, tome 1 : 85-109.

11. Gaillard G, Ducasson D, Isabelle DB. Dosimétrie. *In*. G. Meyniel. Traité de médecine nucléaire, Paris, Flammarion Médecin-Sciences, 1975, tome 1 : 125-134.

12. Guilhem MT, Therain F. Dosimétrie de l'iode 123 chez le nouveau-né et l'enfant. J Biophys Biométc, 1987, *11* : 63-68.

13. Hardoff R, Baron E, Sheinfeld M. Early and late lesion-to-non lesion ratio of thallium 201 chloride uptake in the evaluation of « cold » thyroid nodules. J Nucl Med, 1991, *32* : 1873-1876.

14. Helal BO, Frouin G, Schaison G et al. Diagnosis of malignancy in thyroid nodules by factor analysis of spectral and dynamic structures : a simultaneous dual-isotope dynamic study with thallium 201 and iodine 131. Eur J Nucl Med, 1992, *19* : 517-521.

15. Hermans J, Schmitz A, Merlo P et al. Le thallium 201 permet-il de différencier le nodule thyroïdien bénin du nodule malin ? Ann Endocrinol, 1993, *54* : 248-254.

16. Hurley PJ, Strauss HW, Pavoni P. The scintillation camera with pinhole collimator in thyroid imaging. Radiology, 1971, *101* : 133-138.

17. Karelitz JR, Richards JB. Necessity of oblique views in evaluating the functional status of a thyroid nodule. J Nucl Med, 1974, *15* : 782-785.

18. Keyes JW, Thrall JH, Carey JE. Technical considerations in in vivo thyroid studies. Seminars Nucl Med, 1978, *8* : 43-57.

19. Leger FA. Évaluation de la scintigraphie conventionnelle (iode 131, iode 123 et pertechnetate 99 m TcO4). Ann Endocrinol, 1993, *54* : 241-247.

20. Leger FA. La scintigraphie thyroïdienne dans l'hypothyroïdie néo-natale. Médecine Nucléaire, 1996, *20* : 524-527.

21. Massin JP, Planchon C, Accard JL, Perez R. Discordances scintigraphiques entre le technetium 99 m et l'iode 131 dans l'étude des nodules thyroïdiens. Nouv Presse Med, 1977, *6* : 97-100.

22. McKeighen RE, Muehllehner G, Moyer RA. Gamma camera collimator considerations for imaging 123 I. J Nucl Med, 1974, *15* : 328-331.

23. Meignan M, Marinello G, Galle P. Exploration thyroïdienne par fluorescence X. Applications cliniques et étude dosimétrique. J Fr Bioph Med Nucl, 1979, *3* : 13-21.

24. Merlin L. Utilisation de l'iode 123 dans l'exploration thyroïdienne. Nouv Presse Med, 1981, *10* : 1833-1836.

25. Pittman JA Jr, Dailey GE, Beschi RJ. Changing values for the thyroidal radioiodine uptake. N Engl J Med, 1969, *280* : 1431-1434.

26. Rougier P, Fragu P, Aubert B et al. Mesure du contenu en iode intra-thyroïdien par fluorescence X. Intérêt et applications. Pathol Biol, 1981, *29* : 31-37.

27. Shambaugh GE, Quinn JL, Oyasu R, Freinkel N. Disparate thyroid imaging. Combined studies with sodium pertechnetate 99 m Tc and radioactive iodine. JAMA, 1974, *228* : 866-869.

28. Tubiana M, Perez R. Thyroïde. *In* : G. Meyniel. Traité de médecine nucléaire, Paris, Flammarion, Médecins-Sciences, 1975, tome 2 : 60-99.

29. Wanet PM, Sand A, Abramovici J. Physical and clinical evaluation of high-resolution thyroid pinhole tomography. J Nucl Med, 1996, *37* : 2017-2020.

30. Wong ET, Schultz AL. Changing values for the normal thyroid radioactive iodine uptake test. JAMA, 1977, *238* : 1741-1743.

31. Zanzonico PB. Radiation dose to patients and relatives incident to 131 I therapy. Thyroid, 1997, 7 : 199-204.

32. Ziessmann HA, Bahar H, Fahey FH, Dubiansky V. Hepatic visualization on iodine 131 whole body thyroid cancer scans. J Nucl Med, 1987, *28* : 1408-1411.

Chapitre 4

ÉCHOGRAPHIE

H. BOUZAC

Technique

L'exploration échographique thyroïdienne bénéficie des sondes hautes fréquences (plus la fréquence est haute, meilleure est la définition mais plus la profondeur du champ d'exploration est limitée) de 7,5 MHz à 13 MHz.

On utilise trois types de sondes :
- sondes sectorielles à champ triangulaire à entrée de champ punctiforme ;
- barrettes linéaires à champ rectangulaire à bords parallèles ;
- appareils à balayage manuel.

Du fait du caractère superficiel de la thyroïde et afin de ne pas méconnaître les lésions antérieures, les barrettes linéaires semblent les plus adaptées. Toutefois, compte tenu du relief anguleux de la face antérieure du cou et pour que le contact sonde-peau soit continu, les barrettes doivent être de petite taille (ne dépassant pas en général 4 cm pour les plus performantes). Cette petite taille ne permet donc pas de visualiser un lobe en entier dans sa longueur (ou un nodule de plus de 4 cm). Or les mensurations répétées comparatives sont un élément sémiologique de surveillance important.

Il faut donc associer à cette barrette de haute fréquence : soit des barrettes de plus basse fréquence en général beaucoup plus longues permettant d'obtenir un champ d'environ 6 à 8 cm de long, mais pour les raisons déjà énoncées de relief du cou, l'application étroite sur toute sa longueur de ce type de sonde est difficile ; soit des appareils dits à balayage manuel, certes dépassés quant à la définition mais sans limite de balayage et donc adaptés aux mensurations.

Enfin les prolongements endo-thoraciques ne peuvent être explorés avec des barrettes linéaires à champ à bords parallèles du fait des obstacles osseux claviculaire et sternal.

En revanche, les sondes sectorielles lorsqu'elles sont appliquées de haut en bas dans la fourchette sternale sont adaptées du fait de leur champ à bords divergents à l'exploration de ces prolongements ; l'objet s'éloignant de la source il faudra choisir une moyenne fréquence de 5 MHz ou 7,5 MHz.

L'apparition récente des focalisations variables (existant aussi bien pour les sondes sectorielles que pour les barrettes linéaires) c'est-à-dire permettant de choisir la zone de définition optimale en profondeur en fonction de la situation de la lésion a permis de tirer parti au mieux des hautes fréquences.

Enfin, les intermédiaires entre la sonde et la peau, de type poche à eau, ou autre matériel, sont actuellement totalement abandonnés. Ils ont en effet l'inconvénient d'éloigner l'objet du capteur d'où une perte en définition ; ils étaient auparavant rendus nécessaires, par la présence d'une zone sourde antérieure sous-cutanée d'environ 10 à 15 mm ; cette zone n'existe plus sur les appareillages haut de gamme actuels. Toutefois, il est parfois utile de décoller très légèrement la sonde de la peau en augmentant l'épaisseur du gel pour explorer les lésions très superficielles en particulier siégeant sur la partie antérieure de l'isthme.

Le Doppler couleur et le Doppler énergie (ou puissance), permettent de mettre en évidence :

– les artères thyroïdiennes (supérieures et inférieures), et les structures veineuses adjacentes ;

– la vascularisation intra-parenchymateuse.

Le codage couleur des vaisseaux est fonction du sens de leur flux. En mode énergie, les vaisseaux sont monochromes.

Le Doppler pulsé permet :

– l'enregistrement des vitesses circulatoires diastolique, systolique et moyenne (6 à 16 cm/seconde) ;

– le calcul des index de résistance (0,45 à 0,70), et de pulsatilité au niveau des artères inférieures et des vaisseaux intra-nodulaires.

En résumé, l'exploration thyroïdienne échographique nécessite :

– une sonde haute fréquence de 7 à 13 MHz à focalisations variables pour l'exploration parenchymateuse ;

– un appareil à balayage manuel ou une barrette longue pour les mensurations ;

– une sonde sectorielle à focalisation variable de plus basse fréquence (7,5 ou 5 MHz) pour l'exploration des prolongements endo-thoraciques ;

– un mode Doppler couleur – Doppler puissance ;

– un mode Doppler pulsé.

Définition

Le caractère superficiel de la glande permettant l'emploi de sondes de haute fréquence et l'homogénéité de son parenchyme font de la thyroïde un des organes les plus adaptés à l'exploration échographique. La limite de définition d'une image pathologique est de l'ordre du mm, de même les vaisseaux intra-thyroïdiens dont le calibre est également d'environ 1 mm sont individualisables.

Anatomie échographique (fig. 4-1)

Les mensurations échographiques de la thyroïde sont toujours des mensurations minimales, en effet :

– d'une part l'anatomie échographique est une anatomie en coupe et non en projection, l'axe de coupe sera donc seulement au mieux le plus grand axe ;

– d'autre part, les mensurations données ne concernent que la glande elle-même en dehors de la capsule et de la gaine.

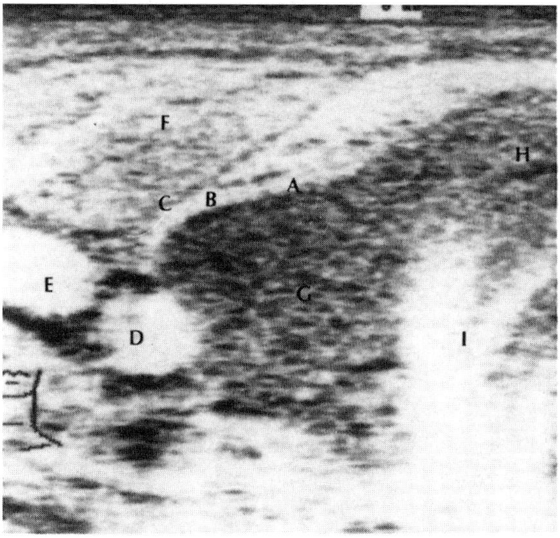

Figure 4-1 **Anatomie normale** (coupe transversale du lobe droit).

Examen effectué avec une barrette linéaire.
A Capsule
B Zone cellulaire
C Gaine
D Carotide
E Jugulaire
F Muscles (sterno-hyoïdien, sterno-thyroïdien)
G Thyroïde
H Isthme
I Trachée

Les mensurations échographiques moyennes sont donc en général un peu inférieures aux mensurations habituelles : hauteur 5 cm, diamètres transverses des lobes latéraux 15 à 18 mm, épaisseur de l'isthme environ 5 mm.

• *La capsule* apparaît comme un fin liseré hyperéchogène accolé étroitement au parenchyme. Ce liseré prend toute sa valeur dans la localisation extrinsèque ou intrinsèque d'une lésion périphérique, en particulier dans les hypertrophies parathyroïdiennes ou autre lésion extrinsèque (fig. 4-2).

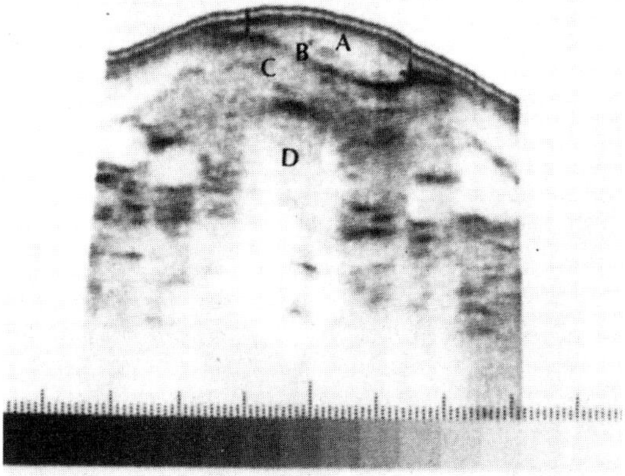

Figure 4-2 **Lésion extrinsèque.**

Examen réalisé avec un appareil à balayage manuel.
A Lipome
B Capsule
C Isthme
D Trachée
La partie inférieure de l'image représente une échelle centimétrique et une échelle de gris.

• *La gaine* se traduit également par un liseré hyperéchogène séparé de la capsule par une zone très hypoéchogène, correspondant à la zone celluleuse. Cette zone est d'épaisseur variable de 3 à 8/10e mm selon les territoires. Elle est plus épaisse en avant et en regard des pôles supérieurs de la thyroïde et dans la région médiane.

• *Les vaisseaux thyroïdiens* :

– la face postérieure et interne de l'extrémité supérieure des lobes reçoit l'artère thyroïdienne supérieure (branche de la carotide externe) ;

– l'artère thyroïdienne inférieure (branche du tronc thyro-bi-cervico-scapulaire, lui-même branche de la sous-clavière), se divise en trois branches terminales sur la face postéro-interne de l'extrémité inférieure ;

– en situation intra-parenchymateuse, les vaisseaux se présentent en coupes transversales, comme des images kystiques. Le Doppler couleur identifie leur nature vasculaire.

• *La pyramide* est bien visible en échographie, toutefois, elle ne représente qu'un prolongement de l'isthme et n'a pas le caractère parfois très apparent de son aspect scintigraphique.

• *Les contours de la glande* sont réguliers en dehors d'une petite incisure fréquente sur la face postérieure au niveau de son tiers inférieur, liée à l'empreinte du paquet vasculo-nerveux.

• *Les parathyroïdes*, à leur état normal, ne sont pas individualisables du tissu graisseux rétro-thyroïdien.

• *Les structures musculaires de voisinage :* sterno-thyroïdien, sterno-hyoïdien, sterno-cléido-mastoïdien et long du cou ont une échostructure de type fasciculaire (voir fig. 4-1) moins échogène que la thyroïde. Sterno-hyoïdien et sterno-thyroïdien sont très nettement séparés de la thyroïde par la gaine viscérale un peu moins échogène que les muscles.

• *La carotide* est directement accolée à la paroi latérale de la thyroïde ; la jugulaire, à distance, est plate, se dilatant en Valsalva (voir fig. 4-1).

• *L'œsophage*, dans sa portion basse, latéralisé à gauche, est accolé à la face interne du lobe latéral gauche ; il se présente avec une périphérie peu échogène correspondant à la paroi et une zone centrale correspondant à la lumière très échogène et de contours dentelés.

Sémiologie

Les anomalies de structure de la glande sont dites hyper-, iso- ou hypoéchogènes par rapport au parenchyme normal en fonction de l'importance du signal. Le liquide est non échogène strict, sans signal, il s'y associe un renforcement postérieur, c'est-à-dire une augmentation des échos en arrière de la zone liquide (à qualité de parenchyme identique aux territoires adjacents). L'échogénicité d'une zone solide est variable et fonction de son organisation : plus les parenchymes sont denses et homogènes moins ils sont échogènes (absence d'interface

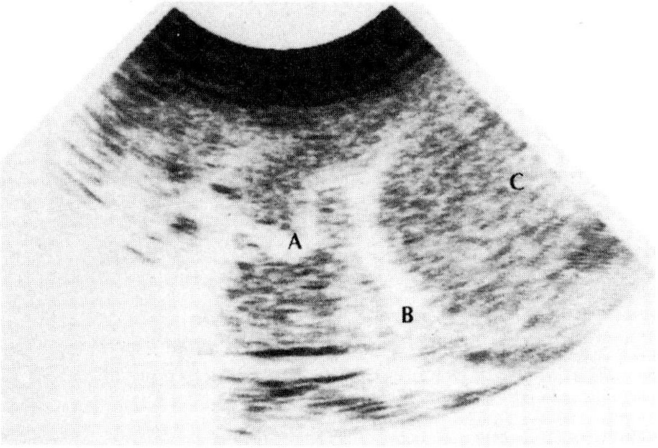

Figure 4-3 **Signe du halo.**

Examen réalisé avec une sonde sectorielle à champ triangulaire, à entrée de champ punctiforme.
A Veine intra-thyroïdienne
B Halo
C Nodule

– type adénopathie) ; plus ils sont lâches, hétérogènes, plus ils sont échogènes (type nécrose).

L'absorption des ultrasons par une lésion est également fonction de son homogénéité et de sa participation liquide. Les calcifications sont très échogènes et totalement absorbantes.

Les anomalies du parenchyme peuvent être :
– globales : atteignant toute la glande ;
– partielles : en plage ;
– nodulaires : localisées.

Les images nodulaires se caractérisent :
– par les contours avec effet de capsule ;
– par leur syndrome de masse (déformation des contours de la glande et des trajets vasculaires), utile en particulier dans les nodules iso-échogènes ;
– par leur différence d'échogénicité, par rapport au parenchyme avoisinant.

On distingue ainsi des nodules :
– purement liquides, anéchogènes ;
– solides, hypo- ou hyperéchogènes ;
– mixtes, dont la participation solide peut être hypo- ou hyperéchogène.

De nombreuses publications ont fait état d'un halo hypoéchogène entourant certains nodules et lui conférant une valeur de bénignité ; en fait sous ce même nom de halo de multiples éléments très différents ont été décrits :
– périphérie hypoéchogène du parenchyme du nodule lui-même ;
– capsule vraie ;
– effet physique de projection d'un bord bien limité ;
– surtout dans la très grande majorité des cas, il ne s'agit que d'un refoulement veineux se moulant sur les contours nodulaires (fig. 4-3).

Il est donc difficile d'accorder une valeur sémiologique à ce signe. Toutefois, lorsqu'un vaisseau borde les contours nodulaires, il permet d'affirmer la netteté de ces contours et donc l'intégrité capsulaire.

Anomalies de vascularisation

Globales : hypo- ou hypervascularisation (une quantification du nombre d'éléments vasculaires par unité de surface a été proposée) [4]

Localisées :

• non nodulaires : plages d'hypervascularisation ;

• les anomalies de vascularisation des nodules. Plusieurs classifications ont été proposées, en fonction du type de vascularisation nodulaire :

– vascularisation intra-nodulaire en plage ;
– vascularisation péri-nodulaire en anneau ;
– vascularisation pénétrante avec vaisseaux à disposition radiale ;
– shunts intra-nodulaires.

Images pièges

L'œsophage pourrait prêter à confusion avec une image nodulaire mais son aspect et sa situation sont caractéristiques.

Les vaisseaux intra-thyroïdiens peuvent simuler des contours de nodules de structure centrale isoéchogène (intérêt des coupes orthogonales).

Les nodules de grande taille occupant la totalité d'un lobe peuvent être pris pour une altération globale du parenchyme, d'où la valeur du syndrome de masse d'une part, et d'autre part l'importance de la recherche d'une petite lame de parenchyme sain à une extrémité du lobe, refoulée par le nodule.

Dans les nodules mixtes, la portion liquide beaucoup plus apparente échographiquement, peut être seule prise en compte, ignorant une périphérie solide d'échogénicité voisine du parenchyme normal ; cette erreur est malheureusement fréquente avec du matériel insuffisant.

En fait la principale difficulté sémiologique est de faire la part devant une image de nodule d'apparence hypoéchogène entre :

– une lésion exclusivement solide, réellement hypoéchogène,
– une lésion mixte où la sommation de multiples images micro-kystiques peut entraîner un aspect globalement hypoéchogène (mais de signification tout à fait différente).

Véritable nœud de l'interprétation de l'échographie thyroïdienne, la discrimination entre ces deux aspects est directement parallèle à la finesse de résolution de l'image.

Enfin sur le plan vasculaire : dans les goitres multi-nodulaires avec nodules multiples, dont certains accolés l'un à l'autre, la présence d'un élément vasculaire d'apparence intra-nodulaire, doit faire rechercher la possibilité d'un vaisseau siégeant en parenchyme sain, mais piégé entre deux nodules confluents.

Pathologie

NODULE

Cancer

Le problème du nodule thyroïdien est dominé par le diagnostic du cancer. Il n'existe pas de critère de bénignité absolue (en dehors peut-être des rares kystes à contenu exclusivement liquide), mais un certain nombre de caractères échographiques permettent d'orienter vers la malignité :

– le caractère unique du nodule sans signe de dystrophie de la glande. Cet argument est ancien, mais l'excellente définition de l'échographie a permis de réduire considérablement le nombre de nodules uniques (plus de 60 p. 100 des nodules considérés comme uniques après palpation et scintigraphie se révèlent être en fait des atteintes multinodulaires) ;
– les contours mal limités, signe le plus souvent d'un franchissement capsulaire (fig. 4-4) ;
– le caractère solide exclusif sans image kystique ou micro-kystique (fig. 4-4 et 4-5) ;
– le caractère hypoéchogène associé au caractère solide ; cette hypoéchogénicité a la même valeur sémiologique qu'elle soit globale au niveau de l'ensemble du nodule, partielle en plages intra-nodulaires ou périphérique (le centre du nodule pouvant être le siège d'une nécrose (fig. 4-5 et 4-6) ;
– un syndrome de masse accentué (correspondant à la dureté palpatoire) avec déformation nette et dysharmonieuse des contours thyroïdiens, et des trajets vasculaires ;
– la présence de vaisseaux intra-nodulaires, pénétrants, transcapsulaires, à disposition radiale, de grande taille parfois irréguliers (planche couleur, fig. 1, p. 216) ;
– les calcifications : de grande taille, en situation centro-nodulaire, elles ne constituent pas un signe de malignité, mais les sondes de haute fréquence, peuvent permettre la mise en évidence de micro-calcifications périphériques, pouvant orienter vers un cancer papillaire.

Lorsqu'il s'agit de formes plus avancées s'y associent :
– envahissement de voisinage (capsule, muscles) (voir fig. 4-4) ;
– axes vasculaires et en particulier carotide, non plus refoulés, mais englobés dans le parenchyme tumoral ;
– et adénopathies.

Aucun de ces caractères n'est pathognomonique, (certains cancers sont totalement avasculaires, ou à centre liquide nécrotique). C'est un faisceau d'arguments qui va orienter vers la malignité.

Enfin, il n'existe pas de parallélisme écho-histologique, mais plus il s'agit d'une forme histologiquement évolutive, plus les caractères échographiques de malignité sont marqués (en particulier dans les cancers anaplasiques).

Kystes et adénomes

En dehors des kystes du tractus thyréoglosse les kystes séreux de la thyroïde sont exceptionnels ; là encore plus l'appareillage est performant moins il subsiste de kyste vrai après un examen attentif. Il s'agit dans la très grande majorité des cas d'adénome « kystique » ou « kystisé » lié :

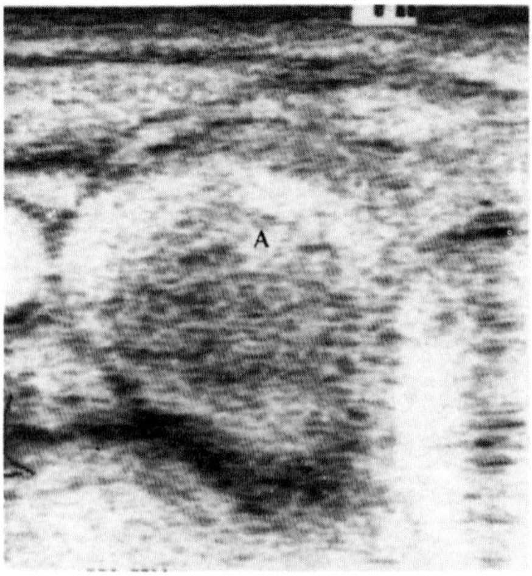

Figure 4-4 **Cancer trabéculaire.**

A Nodule à périphérie hypoéchogène.

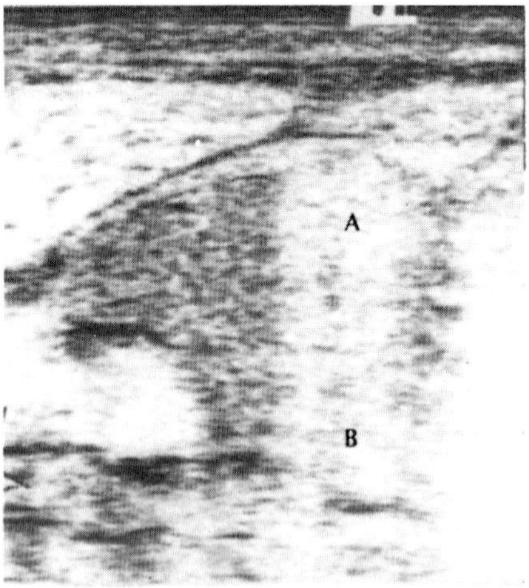

Figure 4-5 **Cancer papillaire.**

A Nodule hypoéchogène mal limité
B Absorption

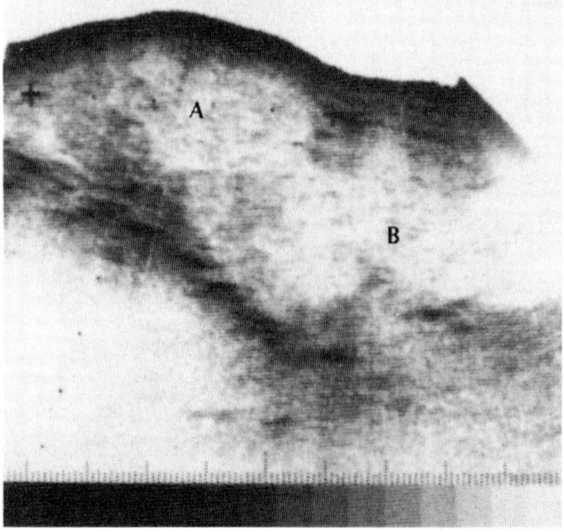

Figure 4-6 **Cancer anaplasique.**

A Nodule mal limité très hypoéchogène
B Rupture capsulaire avec extension extra-capsulaire

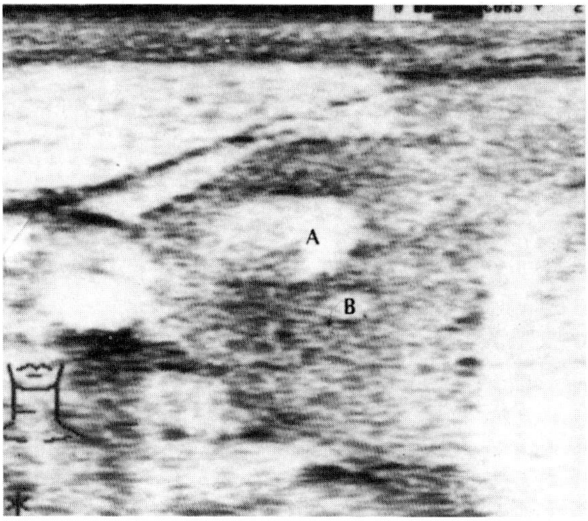

Figure 4-7 **Multiadénomatose.**

A Nodule mixte bien limité à prédominance liquide
B Noter la définition de l'échographie : micro-kyste de 2 mm de diamètre

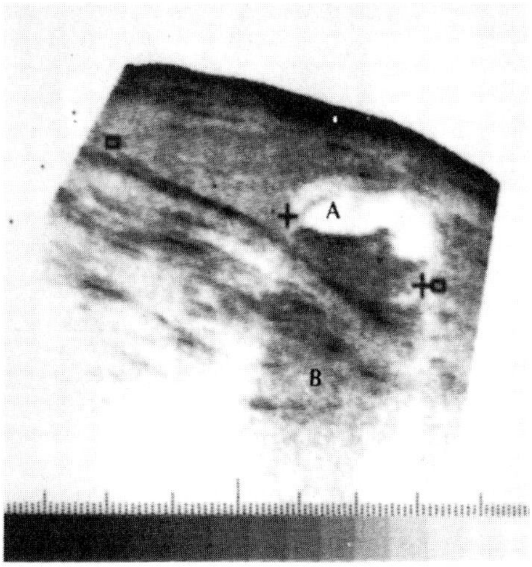

Figure 4-8 **Adénome kystique.**

A Nodule
B Renforcement postérieur

– soit à la coalescence de plusieurs vésicules (fig. 4-7) ;

– soit à une nécrose hémorragique par infarcissement, l'aspect étant alors mixte à zone liquide plutôt centrale avec des images solides irrégulières, adhérentes aux parois ou en suspension, mobiles, correspondant à l'organisation du caillot (fig. 4-8).

Au maximum de ces nécroses hémorragiques, les hématocèles (planche couleur, fig. 2, p. 216) se présentent, en particulier à un stade précoce, comme des images liquides, mais à liquide épais de type hématique, avec multiples images échogènes infra-millimétriques en suspension, soit dans l'ensemble de la zone kystique, soit sédimentant avec niveau déclive. Dans les hématocèles il existe fréquemment des images très hyperéchogènes de 2 à 5 mm accrochées aux parois de la zone kystique et correspondant à des cristallisations d'acide gras.

Il faut souligner à propos de ces hématocèles qu'il s'agit des seules images « nodulaires » à pouvoir régresser spontanément, voire disparaître complètement (ou se calcifier), mais il existe un stade évolutif intermédiaire où, après disparition de l'élément liquide, ne subsiste qu'une zone scléreuse volontiers hypoéchogène et posant donc des problèmes d'interprétation. Il est donc souhaitable de pratiquer l'échographie à un stade précoce après l'apparition de l'hématocèle et surtout avant toute tentative de ponction.

Adénomes toxiques

L'adénome toxique n'a pas de spécificité quant à l'imagerie. Habituellement à prédominance solide et souvent modérément hypoéchogène, il peut parfois se nécroser avec de larges images kystiques intra-nodulaires, expliquant l'hétérogénéité de certaines hyperfixations scintigraphiques.

En Doppler couleur, il existe une hypervascularisation globale en plage avec hyper débit intra-nodulaire (planche couleur, fig. 3, p. 217), éventuellement associée à une vascularisation pauvre du parenchyme non nodulaire, en cas d'autonomisation.

Il faut noter qu'une hypervascularisation nodulaire peut donc être le fait aussi bien d'un cancer, que d'un d'adénome toxique, et même si l'aspect des vaisseaux et le type de vascularisation peuvent orienter plutôt vers l'un ou l'autre diagnostic, tout nodule hypervascularisé doit bénéficier d'une étude scintigraphique et cytologique par cytoponction.

GOITRES MULTINODULAIRES HÉTÉROGÈNES

Ils associent plusieurs adénomes qui peuvent être accolés les uns aux autres. Les adénomes sont le plus souvent à des degrés de remaniement dégénératif différents se traduisant par des zones solides, hyperéchogènes (nécrose), et des zones liquides de taille variable, formant un tableau d'hétérogénéité globale, la vascularisation de chaque nodule étant liée à son évolution propre. Lorsqu'il existe une confluence des nodules, les contours propres à chaque nodule peuvent être difficiles à individualiser et donc les mensurations comparatives peu fiables ; l'élément de référence sera alors la mensuration globale du lobe.

MALADIE DE BASEDOW

En dehors de l'augmentation de volume de la glande il n'existe pas de spécificité d'imagerie du parenchyme du goitre basedowien. À son stade de début, il est discrètement hyperéchogène mais toujours très homogène. Dans les Basedow anciens traités, la structure devient discrètement hétérogène, le plus souvent modérément hypoéchogène. En échographie couleur, il existe une intense hypervascularisation globale et harmonieuse du parenchyme (classique aspect en feu d'artifice), avec hyperdébit des artères thyroïdiennes (vitesse circulatoire moyenne supérieure à 25 cm/seconde, pouvant atteindre 50 cm/seconde) (planche couleur, fig. 4, p. 217).

THYROÏDITES AIGUËS INFECTIEUSES

Très rares, elles peuvent prendre deux aspects :

– non collectées, il s'agit d'une zone hypoéchogène, solide, localisée, vascularisée, mais mal limitée (identique à la thyroïdite subaiguë) ;

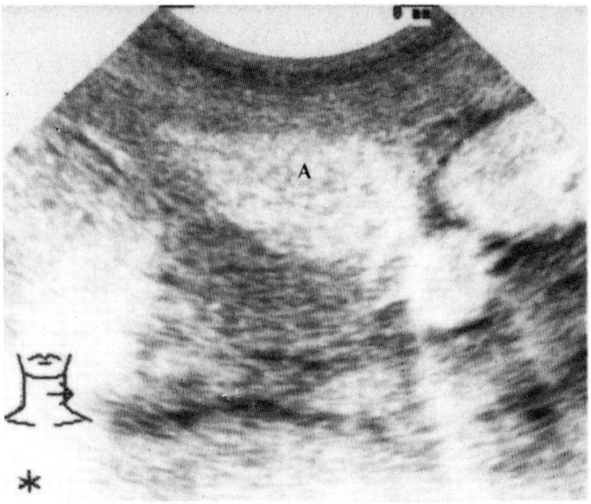

Figure 4-9 **Thyroïdite sub-aiguë.**
A Zone hypoéchogène

– collectées, c'est une image nodulaire à centre liquide (à liquide épais avec ou sans niveau déclive) et surtout à paroi épaisse vascularisée.

Le passage de la sonde est douloureux.

THYROÏDITE SUBAIGUË DE DE QUERVAIN

Elle se présente sous la forme d'une zone hypoéchogène, mal limitée mais focale (fig. 4-9), pauvrement vascularisée dans sa région centrale, richement vascularisée en périphérie. Son siège d'élection de début est périphérique, externe et polaire supérieur. Elle est asymétrique, parfois unilatérale (phase de début). Elle respecte pratiquement toujours des territoires sains. Lorsqu'elle est strictement unifocale elle peut poser des problèmes de diagnostic avec une lésion maligne, mais l'évolution à court terme montre l'extension rapide et en général controlatérale. Sur le plan échographique l'évolution à long terme, en dehors des fréquentes récidives, peut se faire vers le retour à un parenchyme strictement homogène mais, dans un nombre de cas non négligeable, l'évolution se fait vers une hétérogénéité globale de type thyroïdite chronique posant le problème soit de formes de passage thyroïdite subaiguë – thyroïdite chronique, soit de début de thyroïdite de Hashimoto très proche d'une thyroïdite subaiguë.

THYROÏDITE CHRONIQUE DE HASHIMOTO

Souvent prise pour un goitre multinodulaire par la palpation et la scintigraphie, la thyroïdite de Hashimoto présente sur le plan échographique un aspect pathognomonique associant :

- augmentation de volume de la glande ;
- accentuation de la lobulation qui se traduit :

– au niveau des contours par des bosselures alternant avec des incisures. Ces incisures sont bien visibles en particulier dans les régions para-isthmiques antérieures (fig. 4-10) et surtout à la jonction tiers moyen – tiers inférieur de la face postérieure, en regard de la gouttière vasculo-nerveuse (fig. 4-11), où il existe souvent une rétraction très marquée du contour glandulaire ;

– au niveau du parenchyme, la lobulation se traduit par une trame hyperéchogène (fig. 4-10, 4-11, 4-12).

Le parenchyme lui-même est nettement hypoéchogène contrastant avec l'hyperéchogénicité de la trame lobulaire. Contrairement à la thyroïdite subaiguë l'atteinte est en règle globale mais elle peut être parfois incomplète, dans ces cas, elle se fait préférentiellement au niveau des pôles supérieurs. La vascularisation est modérément augmentée, hétérogène, avec des plages localisées d'hypervascularisation et des vaisseaux larges et irréguliers, avec hyperdébit modéré (vitesses circulatoires moyennes de 15 à 25 cm/seconde). Il s'associe parfois à l'atteinte globale du parenchyme des images pseudo-nodulaires de taille variable, solides, très hyperéchogènes, bien limitées, inconstantes mais caractéristiques de la thyroïdite de Hashimoto (voir fig. 4-12). L'isthme est nettement épaissi (voir fig. 4-10). L'évolution est variable : l'hypertrophie peut demeurer stable de nombreuses années ; elle peut au contraire évoluer vers l'atrophie, dans ce cas l'hypoéchogénicité s'atténue (raréfaction du parenchyme) aux dépens d'une hétérogénéité globale (sclérose).

THYROÏDITES D'ACCOMPAGNEMENT

Dans les surcharges iodées (en particulier dans les traitements au long cours, par la cordarone), et les traitements par le lithium, la thyroïde prend souvent un aspect globuleux, hétérogène, à prédominance hypoéchogène, mais sans hypervascularisation.

THYROÏDITE INVOLUTIVE

Les atrophies glandulaires majeures de la femme âgée se traduisent par un parenchyme pratiquement inexistant très hétérogène. Elles représentent vraisemblablement le stade terminal, involutif, d'une thyroïdite chronique, mais, en l'absence d'examen de référence, il n'existe plus à ce stade d'argument échographique spécifique.

Complémentarité avec la scintigraphie

Les données échographiques facilitent l'interprétation et améliorent les performances de la scintigraphie :

– devant une absence de fixation unilatérale à la scintigraphie, l'échographie permet d'authentifier une agénésie ;

– de même, devant une asymétrie lobaire ou une encoche scintigraphique elle permet de trancher entre un nodule hypofixant et une anomalie morphologique constitutionnelle ;

– elle permet de situer avec précision un nodule par rapport au parenchyme thyroïdien (en particulier l'épaisseur du parenchyme en regard du nodule), et

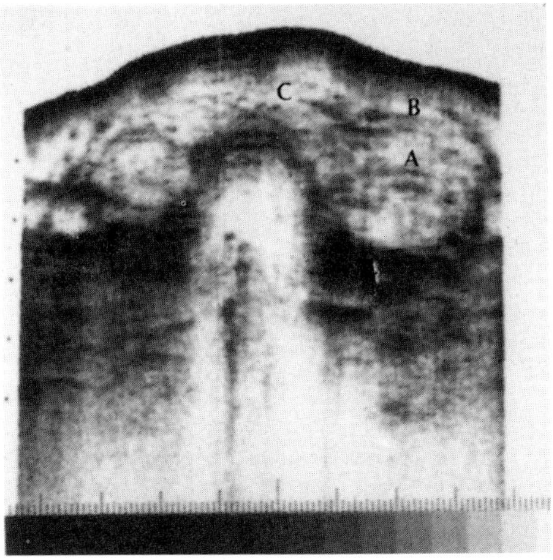

Figure 4-10 **Thyroïdite chronique de Hashimoto (coupe transversale).**

A Trame hyperéchogène sur fond hypoéchogène
B Contours bosselés
C Isthme épaissi

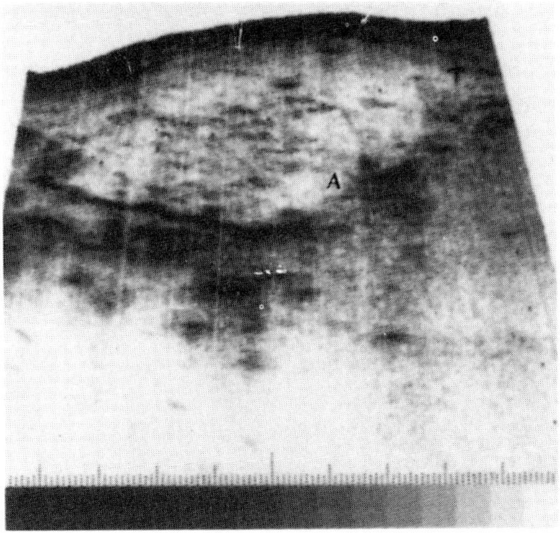

Figure 4-11 **Thyroïdite chronique (coupe longitudinale).**

A Incisure en regard du paquet vasculo-nerveux

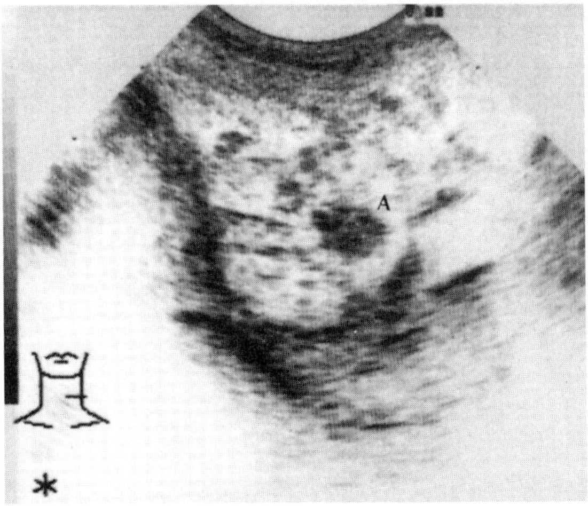

Figure 4-12 **Thyroïdite chronique.**

A Image hyperéchogène arrondie

donc d'apprécier les fixations respectives du nodule et du parenchyme normal sous-jacent ;

– en cas de nodule extinctif elle apprécie le parenchyme restant et en particulier le lobe controlatéral.

CYTOPONCTION ÉCHOGUIDÉE

• *L'échoguidage* permet :

– la ponction de nodule non palpable ;

– la ponction d'un nodule échographiquement suspect au sein d'un GMNH, ou d'une zone suspecte dans un nodule ;

– d'authentifier la zone de ponction (document photographique de l'aiguille en situation intra-nodulaire à l'appui).

• *Le guidage sous Doppler couleur – Doppler pulsé* permet :

– d'éviter les structures vasculaires de surface, éliminant hématome et dilution du matériel cytologique ;

– de ponctionner les zones les plus vascularisées (et donc les plus suspectes).

Surveillance

Dans le cas d'un *nodule froid*, en cas d'abstention chirurgicale et en particulier sous traitement freinateur, l'échographie permettra une surveillance objective des modifications :

– des mensurations,

– de structure et en particulier l'apparition d'une zone hypoéchogène.

Devant une augmentation de volume elle distingue :

– une structure liquide liée à un remaniement hémorragique ;

– une extension d'une zone solide.

De même dans les *goitres multinodulaires*, la surveillance du volume global de la glande, du volume et de la structure des nodules permet :

– d'adapter les doses d'un traitement freinateur ;

– de poser une indication chirurgicale devant l'apparition de modifications suspectes ou de signes compressifs.

Dans les *thyroïdes opérées :*

– dans les chirurgies partielles, l'échographie permet le dépistage d'une récidive adénomateuse sur le parenchyme restant ;

– dans les thyroïdectomies totales elle recherche une récidive parenchymateuse (mais est difficile à distinguer du tissu fibreux post-chirurgical) et/ou l'apparition d'une adénopathie.

Signes indirects

Le refoulement trachéal est bien mis en évidence par l'échographie à la fois dans un axe latéral mais aussi dans un axe antéro-postérieur, mais d'appréciation un peu subjective.

La compression trachéale plus facile à quantifier par la mensuration du diamètre trachéal.

Les adénopathies : en dehors des rares cas de lésions très différenciées, où elles reproduisent la structure du parenchyme thyroïdien, elles se présentent comme des images très hypoéchogènes, d'autant plus suspectes qu'elles sont :

- de grande taille (supérieure à 1 cm),
- arrondies,
- siégeant dans les territoires profonds (en particulier jugulo-carotidien bas situé) ;
- vascularisées.

BIBLIOGRAPHIE

1. BUTCH RJ, SIMEONE JF, MUELLER PR. Thyroid and parathyroid ultrasonography. RCNA, 1985, *23* : 57-71.
2. CAROLL BA. Asymptomatic thyroid nodules : Incidental sonographic detection. AJR, 1982, *138* : 499.
3. CLARK KJ, CRONAN JJ, SCOLA FH. Color Doppler Sonography – Anatomic and physiologic assessment of the thyroid. JCU, 1995 May, *23 (4)* : 215-223.
4. FEIN M, DELORMES-WEISSER G, ZUNA I, VAN KAICK G. Quantification of color Doppler for the evaluation of tissue vascularization. Ultrasound in Medecine and Biology, 1995, *21 (8)* : 1013-1019.
5. GASMANNE P. L'intérêt de l'échographie dans le diagnostic de la pathologie thyroïdienne. Acta Otorhinolaryngol Belg, 1979, *Tome 33* Fasc. 6.
6. HAYASHI N, TAMAKI N, KONISHI J et al. Sonography of Hashimoto's thyroiditis. JCU, 1986, *14* : 123-126.
7. KATZ JF, KANE RA, REYNES J, Thyroid nodules : sonographic pathologic correlation. 1984, *151* : 741-745.
8. LAGALLA R, CARUSO G, MIDIRI M, CARDINALE ME. Echo Doppler Couleur et pathologie thyroïdienne. JEHU, 1992, *13* : 44-47.
9. MAILLOUX G, BERTRAND M, STAMPFLER R et al. Computer analysis of echographic textures in Hashimoto disease of the thyroid. JCU, 1986, *14* : 521-527.
10. PARULEKAR SG, KATZMAN RA. Primary malignant lymphoma of the thyroid : sonographic appearance. JCU, 1986, *14* : 60-62.
11. PROPER RA, SKOLNICK L, WEINSTEIN BJ, DEKKER A. The non specifity of the thyroid halo sign. JCU, 1980, *87* : 129-132.
12. RALLS PW, MAYEKAWA DS, LEE KP et al. Color- flow Doppler sonography in Graves disease : « Thyroide infermo ». AJR, 1988, *150* : 781-784.
13. ROSEN IB, WALFISH PG. MISKIN M. The ultrasound of thyroid masses. Surg Clin North Am, Feb 1979, *Vol 59*, N° 1.
14. SCHEIBLE W. LÉOPOLD G. Woo VL, GOSINK BB. High-resolution real time ultrasonography of thyroid nodules. Radiology, 1979, *133* : 413-417.
15. SCHOBER O, SCHWARZROCK R. Thyroid gland with low uptake lesions : evaluation by ultrasond. Radiology, 1986, *158* : 277-278.
16. SHIMAMOTO K, ENDO T, ISHIGAKI T, SALUKA S. Thyroid Nodules : Evaluation with Color Doppler Ultrasonography. J. Ultrasound Med, 1993, *12* : 673-678
17. SIMEONE JF. DANIELS GH, HALL DA et al. Sonography in the follow-up of 100 patients with thyroid carcinoma. AJR, 1987, *148* : 45-49.

18. SIMEONE JF, DANIELS GH, MUELLER PR et al. High-resolution real time sonography of the thyroid. Radiology, 1982, *145* : 431-435.

19. TRAMALLONI J. Cytoponction thyroidienne échoguidée. Symposium thyroïde et parathyroïde 92, Paris 2-3 avril 92.

20. YOKOYAMA N. NAGAYAMA Y, KAZEZONO F et al. Determination of the volume of the thyroid gland by a high resolutional ultrasonic scanner. J Nucl Med, 1986, *27* : 1475-1479.

Chapitre 5

GOITRES

Le goitre est une hypertrophie diffuse de la thyroïde, due à une hyperplasie des cellules folliculaires. C'est une affection très répandue dans le monde. On distingue les goitres endémiques et les goitres sporadiques, selon des critères épidémiologiques. Un goitre est dit endémique lorsqu'il atteint plus de 10 p. 100 de la population adulte dans une région donnée. Un goitre est dit sporadique dans le cas inverse.

La carence iodée ayant été reconnue comme la cause principale du goitre endémique [1, 5, 15], l'Organisation mondiale de la santé a préconisé, il y a quelques dizaines d'années, des programmes de supplémentation en iode, principalement par iodation du sel alimentaire, à l'échelon mondial. Depuis, l'épidémiologie du goitre a évolué de façon variable selon que les programmes d'iodation de sel étaient ou non appliqués. Dans de nombreux pays du Tiers Monde, les programmes de supplémentation en iode n'ont pas pu être appliqués. Le goitre endémique reste, dans ces pays, un problème de santé majeur, avec des conséquences dramatiques dans certaines régions où la carence iodée est profonde. Dans les pays développés qui ont pu appliquer ces programmes, le goitre endémique a diminué, voire disparu. D'autres pays développés ne les ont pas appliqués, ou l'ont fait de façon irrégulière. L'évolution de l'épidémiologie du goitre est dans ces cas variable d'une région à l'autre.

Dans le cadre de l'exploration thyroïdienne sous nos climats, qu'un goitre soit sporadique ou endémique n'a guère d'incidence pratique. Le goitre est dit simple, lorsqu'il s'accompagne d'une euthyroïdie. C'est en général le cas dans les régions qui sont à la limite de la carence iodée, comme la France. Par contre, dans les zones de grande carence iodée, les goitres endémiques s'accompagnent d'une hypothyroïdie. Par ailleurs des goitres peuvent se développer dans les dysthyroïdies, sous l'influence de facteurs de stimulation, tels que la TSH dans l'hypothyroïdie, les immunoglobulines stimulant la thyroïde dans la maladie de Basedow. Un goitre simple peut aussi se compliquer, à un moment de son évolution, d'une dysthyroïdie, telle qu'un hyperfonctionnement dans un goitre ancien, dit alors secondairement toxique. Ces goitres avec dysthyroïdie seront abordés dans d'autres chapitres.

Enfin, on a l'habitude d'appeler « goitre » des augmentations de volume de la thyroïde qui ne sont pas dues à une hyperplasie des cellules folliculaires elles-mêmes, mais à une augmentation de volume d'une autre origine, par exemple l'infiltration lymphocytaire de la thyroïdite chronique auto-immune ; ceci est également traité dans un autre chapitre.

Facteurs de la goitrigenèse

Le goitre « simple » résulte d'un excès de multiplications cellulaires avec génération de nouveaux follicules. Le principal facteur de goitrigenèse est sans doute une hypersécrétion de TSH, même si elle reste biologiquement dans les limites de la normale.

Les causes en sont sans doute multiples, diversement associées :

• la carence iodée est la cause principale [1, 15]. Au-dessous de 100 µg d'iode par jour, le bilan iodé est inversement corrélé à la prévalence des goitres.

• d'autres facteurs sont probablement en cause [6, 7, 16] :
– des facteurs alimentaires dont les végétaux (chou, colza) de la famille des crucifères contenant des molécules de type thiocyanate, manioc, cassava de la famille des euphorbiacées ;
– des facteurs de croissance (voir p. 12)
– des facteurs génétiques ;
– le tabagisme ;
– des phénomènes auto-immuns. Dans certains goitres simples euthyroïdiens, des anticorps antithyroïdiens sont retrouvés à des titres élevés. On note fréquemment, dans les goitres multinodulaires, une infiltration lymphocytaire caractéristique de l'atteinte thyroïdienne auto-immune ;
– la grossesse, au cours de laquelle le volume de la thyroïde augmente. Le mécanisme en serait d'une part l'effet TSH-like de la bêta-hCG, d'autre part l'augmentation, sous l'influence des œstrogènes, de la clairance rénale de l'iodure, accentuant une carence iodée latente.

Physiopathologie de la goitrigenèse [11, 12, 14, 17-19]

Quelle que soit la cause de la stimulation thyroïdienne, les cellules thyroïdiennes se multiplient et s'hypertrophient, et le goitre se développe. Au début de son évolution, il s'agit d'un goitre diffus, partiellement ou totalement réversible. Si la stimulation thyroïdienne persiste assez longtemps, le goitre devient nodulaire. Cette nodularisation est en grande partie irréversible.

Le goitre nodulaire est caractérisé par une *hétérogénéité macroscopique et microscopique*, d'une région à l'autre du même goitre, provenant de plusieurs processus : zones d'hémorragie, de nécrose, de calcifications, de cicatrices ; plages de tissu conjonctif. Les nodules eux-mêmes sont hétérogènes : nodules uniformes et bien délimités, provenant de la multiplication d'un seul clone cellulaire (monoclonaux) ; nodules hétérogènes, mal délimités, polyclonaux ; pseudo-nodules formés par des protubérances de parenchyme entre des plages de tissu conjonctif non expansible. Les follicules sont très hétérogènes, petits follicules à hautes cellules et très peu de colloïde ou gros follicules à cellules plates bourrés de colloïde. Des variations importantes de l'apport iodé peuvent aboutir à une séquestration de l'iode dans certains follicules, aboutissant à des zones de goitre colloïde. L'hétérogénéité porte également sur les différentes fonctions cellulaires, fixation de l'iode, iodation de la thyroglobuline, endocytose de la thyroglobuline, mitose, très différentes d'un follicule à l'autre. La concentration moyenne d'iode par gramme de parenchyme est basse et le taux d'iodation de la thyroglobuline est bas. Cependant les stocks d'iode dans le goitre sont globalement normaux ou même élevés.

Goitre endémique

On parle de goitre endémique chez des patients provenant de certaines régions géographiques où la prévalence du goitre est élevée : plus de 10 p. 100 de la population totale, ou plus de 20 p. 100 des enfants. On estime à 200 millions au moins le nombre d'êtres humains porteurs d'un goitre endémique. C'est donc l'une des grandes préoccupations de la santé dans le monde, car, dans les régions de carence iodée importante, il est associé à des troubles du développement du système nerveux central et à des troubles de la croissance. Avant les essais d'éradication du goitre endémique par supplémentation en iode, le goitre endémique se voyait dans presque tous les pays du monde, indépendamment des climats. Les foyers les plus connus se trouvaient dans les régions montagneuses (« crétin des Alpes »), mais il y en avait aussi dans des régions de faible altitude. Les régions touchées seraient celles qui ont été transitoirement couvertes de glaciers lors de la dernière glaciation du quaternaire et/ou inondées à la fin de la glaciation. Le mécanisme supposé serait l'entraînement par les eaux d'écoulement de l'iode présent dans les couches de terrain superficielles.

Le goitre endémique a diminué, voire disparu dans les pays qui ont effectivement appliqué le programme d'iodation du sel alimentaire, tels que les États-Unis d'Amérique. En Europe, la situation est hétérogène. Certains pays autrefois très touchés par le goitre endémique l'ont vu presque disparaître : Suisse, Pays-Bas, Angleterre, les pays scandinaves, certains pays d'Europe centrale. D'autres pays gardent des régions de goitre endémique : Belgique, Espagne, Portugal, Italie, Grèce, Roumanie, Allemagne, Turquie.

En France, le goitre se voyait autrefois surtout dans le Massif Central, les Pyrénées, les Alpes, le Jura et les Vosges. L'importance de l'endémie a beaucoup diminué depuis quelques décennies. On ne voit plus de crétinisme ni de nanisme. On voit essentiellement des goitres simples, euthyroïdiens, chez des personnes originaires ou non des régions anciennement dites de goitre endémique. En pratique, en France, à l'échelon d'un individu, il n'y a pas de différence, entre goitre sporadique et goitre endémique. Il faut cependant noter la fréquence et le caractère volumineux des goitres dans la population immigrée, en particulier chez les Kabyles.

Le goitre endémique est encore présent dans de nombreux pays du Tiers Monde ; dans certains, la fréquence du goitre est très élevée ; parfois même la quasi-totalité de la population est atteinte.

La fonction thyroïdienne [3] dépend de l'intensité de la carence iodée, avec divers stades :

– carence iodée latente ou minime : euthyroïdie clinique, taux sérique d'hormones thyroïdiennes dans les limites de la normale, mais statistiquement un peu abaissé, TSH dans les limites de la normale, mais statistiquement un peu plus élevée que la moyenne. Il existe volontiers une sécrétion préférentielle de T3 ;

– carence iodée plus nette : hypothyroïdie clinique et biologique, avec taux d'hormones thyroïdiennes un peu abaissé, surtout la T4, et TSH un peu élevée ;

– carence iodée franche : hypothyroïdie clinique et biologique franche.

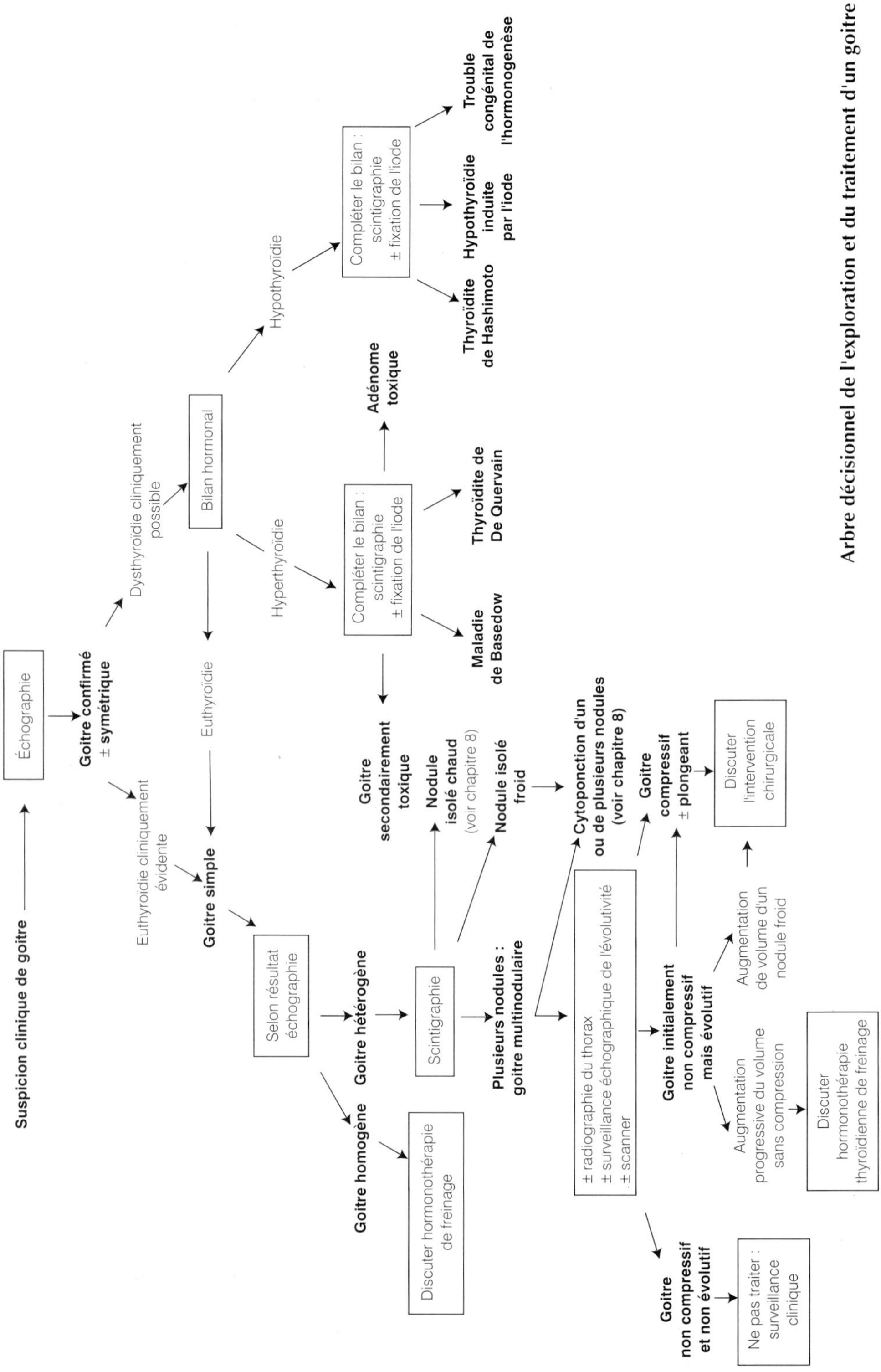

Arbre décisionnel de l'exploration et du traitement d'un goitre

La fixation de l'iode radioactif est augmentée, avec un turnover très variable, parfois un goitre « avide d'iode », avec une fixation élevée à 24 h et les jours suivants.

Chez la femme enceinte, la gravité dépend de l'importance de la carence iodée et de l'hypothyroïdie. Les troubles du développement du système nerveux central chez le fœtus entraînent une arriération mentale irréversible (crétinisme neurologique), avec une surdi-mutité par atteinte de l'oreille interne et divers troubles neurologiques : hypertonie, incoordination motrice, dysarthrie.

Une hypothyroïdie sévère dès la naissance entraîne un trouble de la croissance et tous les signes d'une hypothyroïdie au long cours.

Le *traitement* du goitre endémique est préventif, et éventuellement curatif lorsqu'il est donné à un stade précoce. Il consiste surtout en un apport d'iode, soit par iodation du sel alimentaire, du pain ou de l'eau, soit par injection intramusculaire d'une huile iodée (Lipiodol® ultra-fluide).

La suppression des aliments goitrigènes pourrait être utile, mais est impossible dans certains pays où le cassava ou le manioc sont la base de l'alimentation. Dans les pays développés, la diversification de l'alimentation a participé à la diminution du goitre endémique. Un apport d'hormones thyroïdiennes est en pratique très difficile à appliquer et trop onéreux à l'échelle de toute une population.

Goitre sporadique

GOITRE SIMPLE HOMOGÈNE

Le goitre sporadique s'accompagne en règle d'une euthyroïdie. C'est un goitre « simple ». La prédilection pour le sexe féminin est nette (sex-ratio d'environ 5). Le goitre est souvent familial. Il peut survenir à tout âge. Le début se situe fréquemment vers la puberté, avec parfois une rétrocession quelques mois ou quelques années plus tard, puis l'évolution peut être lentement progressive, avec parfois, chez la femme, des poussées lors des grossesses ou après les accouchements ; parfois aussi le volume du goitre reste stable pendant des années. Dans les premières années d'évolution, il est le plus souvent homogène, asymptomatique, non dur, non douloureux, sans signe de compression, ni dysthyroïdie.

L'euthyroïdie, si elle n'est pas évidente cliniquement, peut éventuellement être vérifiée par des dosages. Un dosage de TSH paraît suffisant. Le volume et l'homogénéité du goitre peuvent être documentés par une échographie et/ou une scintigraphie (fig. 5-1). Le goitre peut être asymétrique, voire se développer aux dépens d'un seul lobe (fig. 5-2). Lorsque l'échographie montre un parenchyme thyroïdien homogène, la scintigraphie est inutile.

Parfois l'échographie met en évidence un ou plusieurs petits nodules infracliniques. La scintigraphie peut alors se discuter : elle n'apporte rien dans l'appréciation de l'évolutivité de petits nodules, beaucoup plus précise à l'échographie. Si l'échographie met en évidence un gros nodule, la scintigraphie est indiquée.

Une surveillance clinique et échographique permet d'apprécier l'évolutivité. En l'absence d'évolutivité, aucun traitement n'est nécessaire. Si le goitre augmente de volume, on peut proposer une hormonothérapie thyroïdienne de freinage, dans le but de diminuer la TSH. Ceci présuppose que la TSH intervient dans le développement du goitre, ce qui n'est pas prouvé. Cependant, ce traitement est parfois efficace et on observe alors une diminution de volume ou un arrêt de la

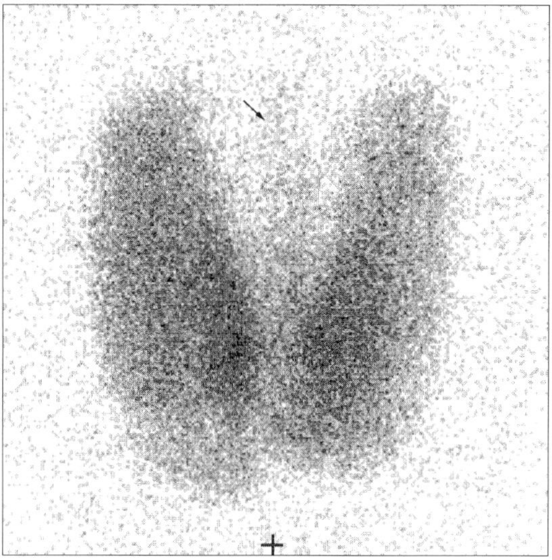

Figure 5-1 **Goitre simple**.
Le point de repère indique la fourchette sternale. La flèche montre le tractus thyréoglosse.

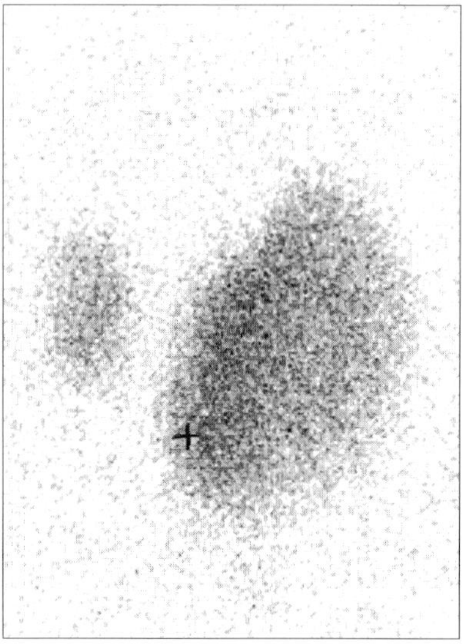

Figure 5-2 **Goitre simple asymétrique**, développé aux dépens du lobe gauche. Le lobe droit est normal.

croissance du goitre. L'inconvénient est que ce traitement doit être poursuivi longtemps sinon indéfiniment. L'hormonothérapie thyroïdienne de freinage est donnée sous forme de L-thyroxine. La TSH doit idéalement être abaissée à la limite inférieure de la normale, mais non dans la zone de l'hyperthyroïdie. La posologie habituelle se situe entre 50 et 100 µg de L-thyroxine par jour [2, 13]. Certains auteurs proposent de freiner la TSH par de l'acide triiodothyroacétique, en association ou non avec une posologie modérée d'hormones thyroïdiennes.

GOITRE HÉTÉROGÈNE MULTINODULAIRE

À long terme, le goitre devient hétérogène et nodulaire. L'examen clinique met en évidence un goitre irrégulier, bosselé, dans lequel on peut individualiser un ou plusieurs nodules de consistance variable. La palpation des cartilages laryngés permet d'apprécier l'existence d'une déviation ou d'une rotation du larynx. On note parfois des modifications aiguës telles que des hématocèles transitoirement douloureux.

L'échographie permet de préciser le nombre des nodules, leur taille et leur caractère échographique. La scintigraphie paraît indiquée à ce stade. Elle montre typiquement une distribution irrégulière de l'isotope (fig. 5-3), les nodules palpables pouvant être froids, chauds, ou sans traduction scintigraphique. La scintigraphie a l'intérêt de détecter et surveiller les nodules froids, qui, même au sein d'un goitre multinodulaire, peuvent être un cancer.

Les dosages hormonaux permettent au moindre doute d'éliminer une dysthyroïdie. La fixation de l'iode radioactif est le plus souvent normale, parfois élevée. Une radiographie de la trachée éventuellement permet de rechercher une compression trachéale.

En l'absence de compression, en l'absence de nodule froid volumineux, en l'absence d'augmentation de volume récente et lorsque les dosages in vitro confirment l'euthyroïdie biologique, se discute l'opportunité d'un traitement. On peut proposer une surveillance régulière, ou bien une hormonothérapie thyroïdienne par de la L-T4 ou de l'acide triiodothyroacétique à une dose capable de diminuer la TSH, dans l'espoir de prévenir une augmentation de volume ultérieure, voire d'entraîner une diminution de volume du goitre. Un dosage ultrasensible de la TSH permet d'apprécier sa diminution. Certains proposent ce freinage systématiquement, d'autres le réservent aux cas où le volume du goitre augmente. L'âge intervient également dans la décision ; chez le sujet âgé, le goitre comporte volontiers de nombreuses zones autonomes ; la L-T4 risque

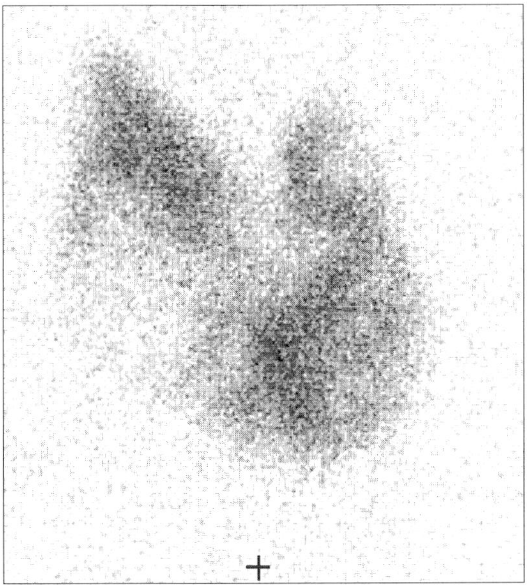

Figure 5-3 **Goitre nodularisé**, très hétérogène à la scintigraphie. Le point de repère représente la fourchette sternale.

d'être inefficace, et surtout mal tolérée ; si on la prescrit tout de même, ce doit être à des doses d'autant plus prudentes et d'autant plus progressives que le sujet est âgé. Chez le sujet jeune, se pose le problème de la durée souhaitable de l'hormonothérapie ; il faudrait logiquement la poursuivre indéfiniment. Une attitude intermédiaire peut être adoptée : prescription de L-T4 pendant un ou deux ans, avec surveillance échographique de l'efficacité et de l'évolutivité ; poursuite du traitement s'il semble être efficace.

Si l'augmentation du volume continue malgré l'hormonothérapie freinant la TSH, ou s'il persiste ou s'il apparaît des signes de compression gênants, on doit envisager l'ablation chirurgicale du goitre.

Certaines équipes proposent un traitement par l'iode 131 [4, 8, 9], dans le but d'obtenir une diminution de volume et d'éviter une autonomisation et une toxicité ultérieures.

GOITRE MULTINODULAIRE TOXIQUE

L'hyperthyroïdie peut survenir sur les goitres hétérogènes anciens comportant des zones devenues plus ou moins autonomes, plus ou moins indépendantes de la TSH, chaudes à la scintigraphie (fig. 5-4) : c'est le goitre ancien multinodulaire secondairement toxique (voir p. 97-99). Il peut y avoir aussi une stimulation de la thyroïde par des immunoglobulines (TSI) ; c'est le goitre ancien secondairement basedowifié, peu différent du précédent en pratique si ce n'est, peut-être, la fixation de l'iode radioactif plus élevée. Le traitement médical par les antithyroïdiens de synthèse peut éventuellement permettre de ramener l'euthyroïdie clinique et biologique, mais il est peu probable qu'il permette la guérison de la thyrotoxicose et il faut envisager, soit d'emblée soit après préparation médicale, un traitement radical par la chirurgie ou l'iode 131.

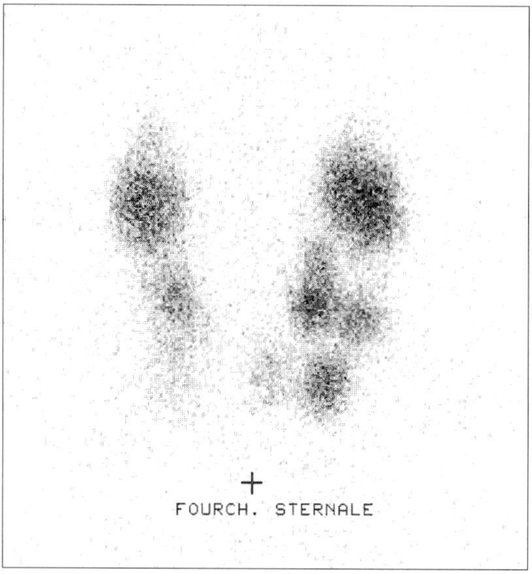

Figure 5-4 **Goitre ancien secondairement toxique,** avec de multiples zones chaudes autonomes.
La fixation de l'iode 123 est normale : 17 p. 100 à 2 heures.

La chirurgie, si elle est possible, est le traitement de choix en cas de compression mécanique. Elle est également préférable lorsque le goitre est très hétérogène, en supprimant le problème des nodules froids associés. Le traitement chirurgical consiste en une thyroïdectomie sub-totale suivie le plus souvent d'une hypothyroïdie : il faut donc prévoir une hormonothérapie thyroïdienne complémentaire. L'intérêt d'une scintigraphie postopératoire peut se discuter. Elle permet d'apprécier le volume et l'homogénéité des reliquats (fig. 5-5).

Le traitement par l'iode 131 n'est pas toujours efficace dès la première dose. En effet, les goitres anciens sont assez radiorésistants. Parfois les zones froides du goitre, sans doute freinées par l'abaissement de la TSH car non autonomes, et de ce fait non irradiées ou peu irradiées lors de la première dose, peuvent redevenir fonctionnelles et bien fixantes à la scintigraphie, et être en partie à l'origine de la persistance de l'hyperthyroïdie quelques mois après la première dose thérapeutique d'iode 131. Une deuxième dose doit alors être donnée.

Certains goitres, en général volumineux et de consistance dure, sont parfois tellement radiorésistants que, chez certains patients, où la chirurgie est contre-indiquée ou impossible, il faut donner plusieurs doses d'iode 131 successives pour obtenir l'euthyroïdie.

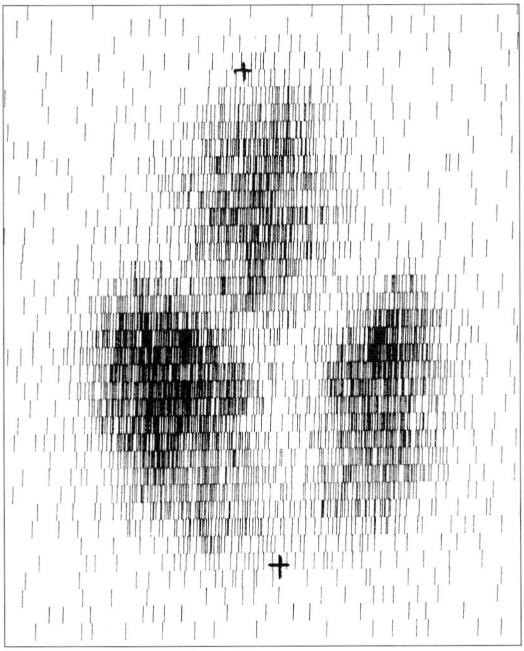

Figure 5-5 **Scintigraphie postopératoire**, montrant des reliquats homogènes au niveau de deux lobes, et sur la ligne médiane une importante réactivation du tractus thyréoglosse.

GOITRE COMPRESSIF

Les signes de compression d'un goitre développé dans la région cervicale peuvent être une dysphagie, une dyspnée, une toux, une parésie ou une paralysie récurrentielle ; plus rarement, en cas de compression d'un ganglion sympathique, on observe un syndrome de Claude Bernard-Horner, associant une énophtalmie unilatérale, un ptosis et un myosis du même côté. En cas de compression trachéale avec déviation trachéale clinique, éventuellement rotation du larynx, il faut vérifier son calibre radiologique. Une scintigraphie peut montrer la déviation (fig. 5-6).

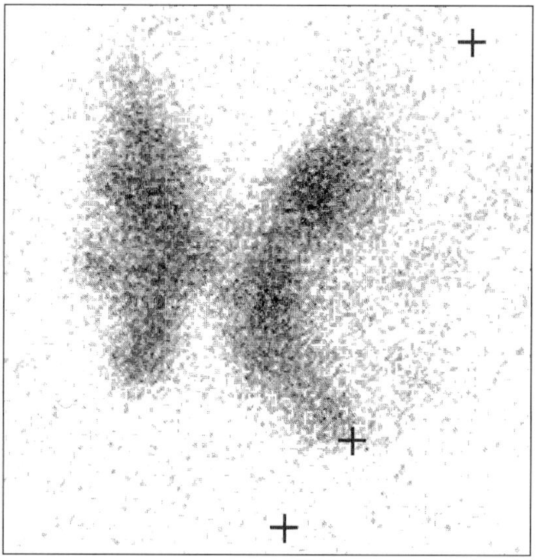

Figure 5-6 **Goitre nodulaire** prédominant à gauche et déviant la trachée vers la droite.
Repère inférieur = fourchette sternale. Repères supérieurs = limites du nodule gauche froid.

GOITRE PLONGEANT

Il est souvent suspecté devant une opacité radiologique médiastinale supérieure. Classiquement, on appelle goitre plongeant un goitre qui « plonge » sur la radiographie 3 cm au moins au-dessous de la fourchette sternale.

Dans certains cas le goitre s'est développé préférentiellement à partir de la loge thyroïdienne vers le thorax. Souvent aussi, chez la femme âgée et voûtée, et chez l'homme à tout âge, le larynx et la loge thyroïdienne sont situés bas par rapport à l'orifice supérieur du thorax ; on a cliniquement à peine accès à la thyroïde ; la moindre hypertrophie thyroïdienne est visible radiologiquement. Parfois le goitre plongeant comporte une partie thoracique et une partie cervicale, reliées seulement par une bande plus ou moins épaisse de tissu conjonctif.

Dans tous les cas la scintigraphie confirme la nature thyroïdienne de la masse (fig. 5-7 et 5-8). Le diagnostic est plus facile lorsqu'elle est réalisée au collimateur parallèle avec une image étalonnée par rapport à la grandeur nature, de façon à être confrontée à l'image radiologique. Il y a souvent une hypofixation de la partie intra-thoracique, peut-être du fait d'une moins bonne vascularisation de la partie plongeante, et aussi de l'absorption du rayonnement, surtout si l'isotope utilisé

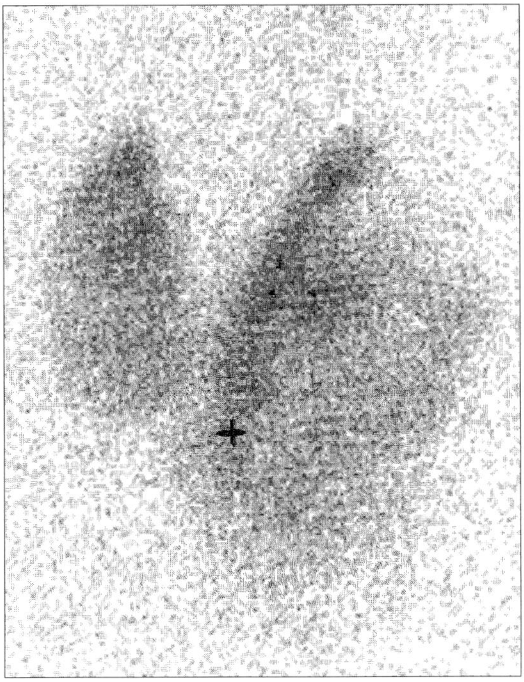

Figure 5-7 **Goitre asymétrique**, développé aux dépens du lobe gauche, et un peu plongeant.
Le point de repère représente la fourchette sternale.

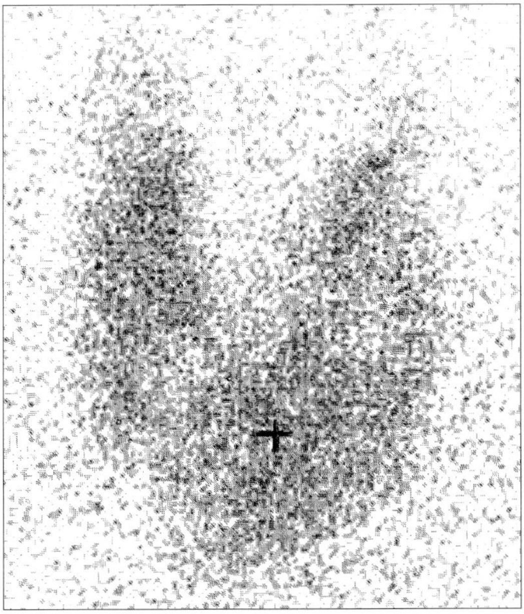

Figure 5-8 **Goitre plongeant.** Le point de repère représente la fourchette sternale.

émet un rayonnement gamma d'énergie faible (^{123}I ou $^{99m}TcO4$). Le caractère plongeant du goitre ne modifie les indications thérapeutiques que si le volume du goitre est important. Dans ce cas, l'orifice supérieur thoracique, osseux, limite l'expansion du goitre, et on peut observer des signes de compression trachéale, œsophagienne, cave supérieure : céphalées, œdèmes en pèlerine, circulation collatérale thoracique. Dans ce cas il faut envisager son ablation chirurgicale. En l'absence de compression par contre, les indications thérapeutiques sont les mêmes que celles des goitres de topographie cervicale. Il n'y a pas plus de cancers dans un goitre plongeant que dans les autres goitres.

BIBLIOGRAPHIE

1. Beckers C. Le rôle de l'iode dans la goitrigenèse. Ann Endocrinol (Paris), 1988, *49* : 298-301.
2. Berghout A, Wiersinga WM, Drexhage HA et al. Comparison of placebo with L-thyroxine alone or with carbimazole for treatment of sporadic non-toxic goitre. Lancet, 1990, *336* : 193-197.
3. Bregengard C, Kirkegaard C, Faber J et al. Relationships between serum thyrotropin, serum free thyroxine (T4) and 3, 5, 3'- triiodothyronine (T3) and the daily T4 and T3 production rates in euthyroid patients with multinodular goiter. J Clin Endocrinol Metab, 1987, *65* : 258-261.
4. De Klerk JMH, Van Isselt JW, Van Dijk A et al. Iodine-131 therapy in sporadic nontoxic goiter. J Nucl Med, 1997, *38* : 372-376.
5. Ermans AM. Prevention of iodine deficiency disorders by oral iodized oil. Eur J Endocrinol, 1994, *130* : 545-546.
6. Gaitan G, Cooksey RC, Lindsay RH. Factors other than iodine deficiency in endemic goiter : goitrogens and protein-calorie malnutrition (PCM). *In* : JT Dunn, EA Pretell, CH Daza et FE Viteri. Towards the eradication of endemic goiter, cretinism and iodine deficiency. Washington, Pan American Health Organisation Scientific Publications, 1986, *502* : 28-45.
7. Hegedus L, Karstrup S, Veiergang D et al. High frequency of goitre in cigarette smokers. Clin Endocrinol Metab, 1985, *22* : 287-292.
8. Huysmans DAK, Hermus A, Edelbroek M et al. Radioiodine for nontoxic multinodular goiter. Thyroid, 1997, *7* : 235-240.
9. Huysmans DAK, Hermus A, Corstens FHM et al. Large, compressive goiter treated with radioiodine. Ann Intern Med, 1994, *121* : 757-762.
10. Katlic MR, Grillo H, Wang C. Substernal goiter : analysis of 80 patients from Massachusetts General Hospital. Am J Surg, 1985, *149* : 283-287.
11. Peter HJ, Studer H, Forster R, Gerber H. The pathogenesis of « hot » and « cold » follicles in multinodular goiters. J Clin Endocrinol Metab, 1982, *55* : 941-946.
12. Peter HJ, Studer H, Groscurth P. Autonomous growth, but not autonomous function, in embryonic human thyroids : a clue to understanding autonomous goiter growth ? J Clin Endocrinol Metab, 1988, *66* : 968-973.
13. Ross D. Thyroid hormone suppressive therapy of sporadic nontoxic goiter. Thyroid, 1992, *2* : 263-269.
14. Schurch M, Peter HJ, Gerber H, Studer H. Cold follicles in a multinodular human goiter arise partly from a failing iodide pump and partly from deficient iodine organification. J Clin Endocrinol Metab, 1990, *71* : 1224-1229.
15. Scriba PC. Goitre and iodine deficiency in Europe. Lancet, 1985, *8* : 1289-1293.
16. Smyth PPA, McMullan NM, Gruseck-Loesenstein B, Odonovan DK. Thyroid growth stimulating immunoglobulins in goitrous disease : relationship to thyroid-stimulating immunoglobulins. Acta Endocrinol, 1986, *111* : 321-330.

17. Studer H, Derwahl M. Mechanisms of nonneoplastic endocrine hyperplasia — a changing concept : a review focused on the thyroid gland. Endocr Rev, 1995, *16* : 411-426.

18. Studer H, Peter HJ, Gerber H. Natural heterogeneity of thyroid cells : the basis for understanding thyroid function and nodular goiter growth. Endocr Rev, 1989, *10* : 125-135.

19. Studer H, Ramelli F. Simple goiter and its variants : euthyroid and hyperthyroid multinodular goiters. Endocr Rev, 1982, *3* : 40-61.

Chapitre 6

HYPERTHYROÏDIE

Le terme d'hyperthyroïdie ou thyrotoxicose regroupe un ensemble de syndromes dans lesquels le taux sérique d'une ou des deux hormones thyroïdiennes libres est anormalement élevé, le plus souvent par hypersécrétion thyroïdienne. Les étiologies des hyperthyroïdies sont indiquées dans le tableau 6-I.

Tableau 6-I **Étiologies des hyperthyroïdies**

Hyperthyroïdies fréquentes

Maladie de Basedow

Goitre multinodulaire toxique

Hyperthyroïdies plus rares

Adénome toxique

Hyperthyroïdies associées à une thyroïdite :

- thyroïdite subaiguë
- thyroïdite indolore
- thyroïdite de Hashimoto

Thyrotoxicose factice par prise d'hormones thyroïdiennes

Hyperthyroïdies induites par une surcharge iodée :

- survenant sur un corps thyroïde apparemment normal
- survenant sur un corps thyroïde préalablement pathologique

Hyperthyroïdies très rares

Hypersécrétion de TSH d'origine hypophysaire

Tumeurs :

- tumeur trophoblastique (choriocarcinome, môle hydatiforme)
- tératomes de l'ovaire
- métastases des cancers thyroïdiens différenciés

Hyperthyroïdie génétique

Diagnostic clinique

Certains signes cliniques et symptômes sont fréquents et communs à toutes les hyperthyroïdies. Ce sont :

- la tachycardie, les palpitations ;
- les troubles du rythme, la fibrillation auriculaire ;
- les troubles du caractère, l'émotivité, l'anxiété, l'irritabilité ;
- les troubles du sommeil ;

- les tremblements ;
- l'intolérance à la chaleur, les sueurs ;
- la fatigue ;
- la faiblesse musculaire ;
- la perte de poids ;
- la polyphagie ;
- l'accélération du transit intestinal ;
- la décompensation cardiaque ;
- les troubles menstruels ;
- la déminéralisation osseuse diffuse.

Leur intensité et leur fréquence dépendent de l'intensité de l'hyperthyroïdie, et du terrain sur lequel elle survient.

Diagnostic biologique

Le diagnostic d'hyperthyroïdie est affirmé par le bilan biologique, qui montre une élévation des hormones thyroïdiennes T3 et T4 totales et libres, et un abaissement de la TSH dosée par méthode ultra-sensible. Le test au TRH, s'il était fait, montrerait l'absence d'élévation du taux de TSH après injection de TRH. Dans certaines étiologies, le profil biologique est différent et sera détaillé au fur et à mesure.

Les syndromes thyrotoxiques seront successivement discutés, avec leurs particularités diagnostiques et thérapeutiques. Les traitements communs à la plupart des hyperthyroïdies seront détaillés à propos de la maladie de Basedow.

Maladie de Basedow

C'est l'étiologie la plus fréquente des hyperthyroïdies. Son incidence est très variable selon les populations étudiées. Elle serait de 10 à 20 cas par an et par 100 000 habitants en Europe. Elle est connue sous le nom de maladie de Graves dans les pays anglo-saxons. C'est une maladie qui touche principalement la femme jeune. Le sex-ratio est de l'ordre de 7 à 10 femmes pour un homme. Un facteur de transmission héréditaire est très probable, comme le montre la fréquence des maladies de Basedow familiales. La maladie de Basedow est parfois déclenchée par un traumatisme psychologique.

MALADIE DE BASEDOW ET AUTO-IMMUNITÉ

C'est une maladie auto-immune comme l'ont fait suspecter :

- la fréquente association à d'autres maladies auto-immunes telles que le diabète, la myasthénie, le vitiligo... ;
- la possible survenue d'une thyroïdite chronique auto-immune de Hashimoto dans les suites d'une maladie de Basedow ;
- histologiquement, l'infiltration thyroïdienne par des lymphocytes et des plasmocytes ;
- biologiquement la mise en évidence d'immunoglobulines stimulant la thyroïde (TSI).

Par ailleurs, on retrouve avec une fréquence particulière certains groupes de molécules du système HLA, tels que le groupe DR3. Une thyroïdite chronique de Hashimoto est également retrouvée avec une fréquence particulière dans la famille.

Immunité humorale

Historiquement la maladie de Basedow a été longtemps rapportée à une origine hypophysaire, jusqu'à la découverte d'un facteur circulant dans le sang et stimulant la thyroïde : le LATS (Long Acting Thyroid Stimulator). On sait maintenant que la maladie de Basedow est due à une famille d'anticorps, qui ont reçu plusieurs dénominations selon leur action et selon la méthode de détection utilisée :

• Compétition avec la TSH au niveau de son récepteur membranaire : anticorps « antirécepteurs de la TSH ». La détection se fait par une méthode de radio-récepteurs mesurant l'inhibition de la liaison de la TSH marquée à des membranes thyroïdiennes. Ce sont les seuls anticorps dosés en routine.

• Stimulation de la thyroïde : TSI (Thyroid Stimulating Immunoglobulin) ou TSAb (Thyroid Stimulating Antibody). Leur détection se fait le plus souvent par des bio-assays dont la plupart utilisent des cellules thyroïdiennes humaines en culture, avec différents critères d'effet reproduisant les effets de la TSH. Les TSI sont retrouvés chez 95 p. 100 des basedowiens.

• Liaison à la membrane de cellules thyroïdiennes en culture : TBI (Thyroid Binding Immunoglobulin).

• Stimulation de la croissance de la thyroïde : TGI (Thyroid Growth Stimulating Immunoglobulin). La détection utilise une technique de cytochimie mesurant la synthèse de DNA, technique très lourde et réservée à la recherche.

• On décrit également une action LATS-P (Lats-Protector).

La thyroïde est à la fois un site de production de ces anticorps, en même temps qu'elle en est l'organe cible, dans la maladie de Basedow comme dans la thyroïdite de Hashimoto. Ceci explique pourquoi une thyroïdectomie chirurgicale provoque une diminution ou une disparition de ces anticorps. Leur site de liaison sur le récepteur de la TSH est proche du site de liaison de la TSH, mais différent.

Le diagnostic de maladie de Basedow ne nécessite pas en général un dosage des TSI. Seuls les anticorps antirécepteurs de la TSH sont dosés en routine. Leur taux n'est pas corrélé à l'intensité de l'hyperthyroïdie, ni à l'importance du goitre, ni à la présence d'une exophtalmie. Leur persistance à un titre élevé après plusieurs mois de traitement par le carbimazole a une valeur pronostique et permet de prévoir une rechute. En revanche, leur diminution ou leur disparition n'a aucune valeur pronostique [27, 48, 52].

Chez une femme enceinte, un titre élevé de TSI en fin de grossesse doit faire redouter la survenue d'une hyperthyroïdie chez le nouveau-né.

Les anticorps antirécepteurs de la TSH ne sont pas les seuls anticorps retrouvés dans la maladie de Basedow. Les anticorps antimicrosomes sont fréquemment retrouvés, ainsi que, un peu moins souvent, les anticorps antithyroglobuline.

Immunité cellulaire

Il semble que, dans la maladie de Basedow, les lymphocytes T suppresseurs appropriés font défaut, permettant aux lymphocytes T helper normaux d'interagir de façon inappropriée avec les lymphocytes B, ceux-ci produisant ainsi les immunoglobulines. La diminution de la population de lymphocytes T helper pendant la grossesse normale expliquerait l'habituelle amélioration de la maladie de Basedow chez la femme enceinte, et peut-être son exacerbation après l'accouchement.

DIAGNOSTIC

Il s'agit typiquement d'une femme jeune, amaigrie, nerveuse, trémulante, aux mains moites. La triade caractéristique associe thyrotoxicose, goitre et ophtalmopathie. Ces 3 éléments ne sont toutefois pas nécessairement présents. Le goitre homogène, vasculaire, n'est que rarement absent.

Le bilan hormonal confirme le diagnostic en mettant en évidence une élévation de la T3 et de la T4 et une baisse de la TSH.

Dans d'autres cas, le diagnostic est fondé sur les dosages hormonaux.

Dans certains cas, seule la T3 est élevée : on parle d'hyperthyroïdie à T3. Il est beaucoup plus rare que la T4 soit élevée de façon isolée : on parle d'hyperthyroïdie à T4. Dans ce cas, on ne portera que prudemment le diagnostic, en contrôlant à nouveau la T4 et la TSH ultra-sensible. Les cas dits d'hyperthyroïdie à T4 sont souvent des cas du sujet âgé, où la T3, tout en restant dans les limites de la normale, est en fait élevée pour l'âge.

L'exploration in vivo est utile, même si le diagnostic est évident cliniquement. Si l'échographie montre une thyroïde homogène, la scintigraphie est inutile. Si l'échographie montre l'association à un ou plusieurs nodules, il est intéressant de faire une scintigraphie. La scintigraphie met en évidence dans les cas typiques un goitre homogène, avec une fixation élevée (fig. 6-1). Une fixation moins élevée doit faire suspecter l'association à une surcharge iodée. Même avec une surcharge iodée importante, la fixation n'est jamais nulle, et la thyroïde est toujours visible sur la scintigraphie dans une maladie de Basedow.

Ophtalmopathie [4, 5, 8, 13, 22, 23, 32, 57, 60, 69, 73, 75, 76, 86, 87]

Elle est présente dans 25 à 50 p. 100 des cas. Elle peut survenir en même temps que le goitre et la thyrotoxicose, mais peut aussi les précéder et les

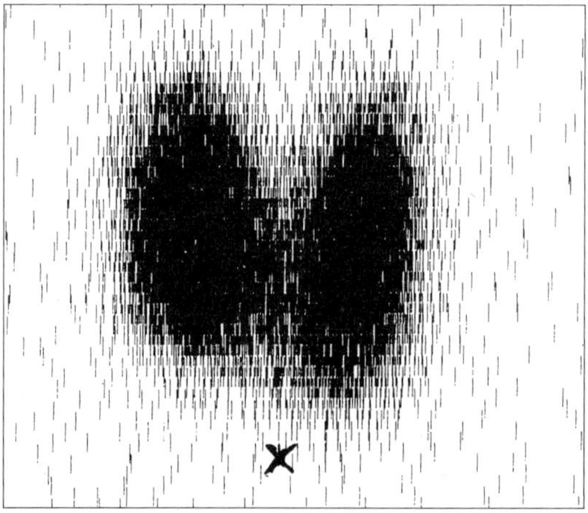

Figure 6-1 **Maladie de Basedow.** La fixation de l'iode 123 est mesurée à 52 p. 100 à 1 h 30, 70 p. 100 à 24 h.

suivre de plusieurs mois ou plusieurs années. Elle peut également se rencontrer en l'absence de toute dysthyroïdie, et se voit également dans 2 p. 100 des cas de thyroïdite de Hashimoto. Elle pourrait être provoquée par des immuns complexes qui se fixeraient sur les muscles rétro-orbitaires et attireraient des lymphocytes T sensibilisés, entraînant une infiltration du tissu musculaire. Les efforts faits pour trouver des auto-anticorps spécifiques des muscles rétro-oculaires sont restés relativement sans succès. Ces muscles sont infiltrés par des lymphocytes T (CD4+ et CD8+), produisant des cytokines ainsi que par des cellules B. Les cytokines stimulent la production de collagène (augmentation du glycosaminoglycane) par les fibroblastes.

L'ophtalmopathie peut être unilatérale ou bilatérale, de caractère et de gravité variables d'un œil à l'autre. L'inflammation se manifeste par une impression de sable sous les paupières, des larmoiements, des picotements, un œdème des paupières, un chémosis, une rougeur de la conjonctive. La palpébro-rétraction et l'asynergie oculo-palpébrale sont fréquentes. L'exophtalmie, mesurée avec un exophtalmomètre de Hertel, est due à l'augmentation de volume intra-orbitaire qui pousse les yeux en avant ; si elle est importante, il peut y avoir une occlusion incomplète des paupières et des lésions cornéennes. L'atteinte des muscles oculo-moteurs peut s'accompagner de paralysie avec diplopie. L'atteinte du nerf optique entraîne une diminution de l'acuité visuelle.

Les critères de gravité sont : la rapidité d'installation de l'ophtalmopathie ; l'infiltration des glandes lacrymales entraînant une sécheresse de la cornée, avec risque de kératopathie ; l'importance de l'exophtalmie pouvant être responsable d'une occlusion incomplète lorsqu'elle est associée à une palpébro-rétraction supérieure ; l'atteinte des muscles orbitaires risquant de comprimer le nerf optique. On appelle ophtalmopathie maligne les formes associant des critères de gravité de la partie antérieure et de la partie postérieure de l'œil, les formes évoluant rapidement et celles évoluant vers la cécité par compression du nerf optique.

Le diagnostic est cliniquement d'autant plus certain que l'ophtalmopathie est bilatérale et complète, et associée à une dysthyroïdie. L'imagerie par ultrasons, tomodensitométrie ou résonance magnétique montre un épaississement des muscles oculo-moteurs, avec augmentation de volume des autres éléments intra-orbitaires. Lorsque l'ophtalmopathie est isolée, l'imagerie permet d'écarter l'hypothèse d'une tumeur rétro-orbitaire ou orbitaire, ou d'une myosite orbitaire.

L'exploration thyroïdienne permet le plus souvent de découvrir une thyrotoxicose associée. Cependant, le bilan thyroïdien peut être entièrement normal. Dans ce cas, des tests d'exploration de l'auto-immunité thyroïdienne peuvent être nécessaires.

Les antithyroïdiens de synthèse et la thyroïdectomie subtotale semblent avoir peu d'effets sur l'évolution de l'ophtalmopathie ; par contre le traitement par l'iode 131 semble augmenter le risque d'apparition ou d'aggravation de l'ophtalmopathie.

Myxœdème prétibial

Il est rare. Lorsqu'il existe, on retrouve constamment une ophtalmopathie. C'est une dermopathie infiltrative de la partie antérieure et externe de la jambe, commençant au-dessus de la cheville et s'étendant vers le haut de la jambe et le pied. Ces lésions, indolores, consistent en des plaques rouge-brun de peau épaissie, ne prenant pas le godet. Exceptionnellement, de telles lésions peuvent se voir aux membres supérieurs, près de la crête cubitale.

TRAITEMENT

Dans tous les cas, il faut conseiller le repos, éventuellement un arrêt de travail.

TRAITEMENTS SYMPTOMATIQUES [90]

Les bêta-bloquants sont très efficaces sur la symptomatologie cardio-vasculaire en bloquant l'hyperactivité adrénergique. Le propranolol agit de plus en diminuant la conversion de la T4 en T3. Ils sont indiqués en cas de tachycardie, et en cas d'insuffisance cardiaque si celle-ci est en rapport avec l'hyperthyroïdie. Les bêta-bloquants n'ont pas d'effet sur la fonction thyroïdienne et doivent donc être utilisés en association avec les antithyroïdiens de synthèse. Un traitement par les bêta-bloquants ne peut être suffisant en lui-même que s'il s'agit d'une hyperthyroïdie très modérée, avec une contre-indication aux autres traitements.

Des barbituriques ou des benzodiazépines peuvent être proposés.

TRAITEMENTS DE FOND DE L'HYPERTHYROÏDIE

Antithyroïdiens de synthèse (ATS) [20, 27, 34, 37, 47, 54, 61, 65, 72, 83, 87]

Leur formule comporte un principe actif commun, la thio-urée. Ce sont le mercapto-imidazole (carbimazole), commercialisé en France, métabolisé dans l'organisme en méthimazole, commercialisé aux USA, et les thio-uraciles (méthylthio-uracile, propylthio-uracile, benzylthio-uracile). Les ATS les plus utilisés en France sont le carbimazole et le propylthio-uracile. Les ATS bloquent la peroxydase en se complexant avec la forme activée de l'enzyme. L'organification de l'iode est donc inhibée. Lorsque les ATS se trouvent dans la cellule thyroïdienne en présence de beaucoup d'iode, il se forme un complexe peroxydase-iode-ATS, puis l'ATS est oxydé et la peroxydase redevient active ; elle n'est donc bloquée que provisoirement. Le propylthio-uracile a de plus une action sur la désiodation de T4 en T3. L'action immunosuppressive des ATS est indirecte, passant pas la réduction de l'hyperthyroïdie et donc de son impact sur le système auto-immun.

La demi-vie plasmatique des ATS est d'environ une heure pour le méthimazole, cinq heures pour le propylthio-uracile. Cependant leurs effets biologiques sont beaucoup plus prolongés, d'où la possibilité d'une prise quotidienne unique. Les ATS ont un passage transplacentaire et dans le lait maternel, passage plus important pour le carbimazole que pour le propylthio-uracile.

Complications des antithyroïdiens de synthèse

Les antithyroïdiens de synthèse entraînent des complications dans 2 à 5 p. 100 des cas. Certains inconvénients sont minimes : rash cutané, prurit, agueusie, arthralgies. Le risque essentiel est en fait la toxicité hématologique. C'est pourquoi on préconise une numération-formule sanguine complète initiale et une surveillance hebdomadaire pendant les premières semaines. Une leuconeutropénie est fréquente au cours de la maladie de Basedow et ne contre-indique pas les ATS. Une leucopénie progressive prédominant sur les granulocytes est fréquente au cours du traitement par les ATS : environ 10 p. 100 chez les adultes, encore plus fréquente chez les enfants. Cette leucopénie est transitoire et ne contre-indique pas la poursuite du traitement. On considère comme acceptable une granulocytose supérieure à 1 200/mm^3. En cas de diminution inquiétante, on peut essayer de changer d'ATS, car les réactions croisées sont rares. L'agranulocytose, qui est la complication hématologique majeure, est beaucoup plus rare : sa fréquence est inférieure à 0,5 p. 100 des cas. Le mécanisme de cette agranulocytose est immunologique : des anticorps antipolynucléaires peuvent être mis en évidence. L'agranulocytose est de survenue brutale ; la surveillance hebdomadaire de la formule sanguine, classiquement conseillée pendant le premier mois du traitement, n'empêche donc pas sa survenue. Il faut surtout prévenir le malade et vérifier à la moindre suspicion d'infection la numération et la formule leucocytaire, pendant les deux premiers mois du traitement. L'aplasie médullaire est encore beaucoup plus rare que l'agranulocytose.

Une toxicité hépatique peut se voir au cours d'un traitement par ATS, à type de cholestase lors d'un traitement par le carbimazole, de cytolyse lors d'un traitement par le propylthio-uracile. Lors du bilan, il faut savoir que l'hyperthyroïdie elle-même peut entraîner un syndrome biologique de cytolyse. La constatation d'une toxicité hépatique impose l'arrêt du traitement.

Protocole de traitement

Le traitement initial comporte de fortes doses pendant quelques semaines. La posologie initiale est d'environ 40 à 60 mg de carbimazole, 150 à 200 mg de benzylthio-uracile, 400 à 600 mg de propylthio-uracile. Des doses plus importantes peuvent être utilisées en cas d'hyperthyroïdie très sévère.

La *posologie* ultérieure et la *durée* du traitement sont très discutées. Certains préconisent une forte posologie pendant tout le traitement, associée à une hormonothérapie thyroïdienne par de la L-T4 lorsque survient une hypothyroïdie. Exemple de traitement par du carbimazole (Néo-Mercazole®) à forte posologie : 40 mg de carbimazole associés à 100 à 150 µg de L-thyroxine.

D'autres auteurs préfèrent donner une posologie initiale forte, puis la diminuer. Exemple de traitement par du carbimazole (Néo-Mercazole®) : la posologie initiale de 60 mg par jour est poursuivie durant 3 ou 4 semaines, avec une répartition des prises dans la journée. Puis cette posologie est diminuée progressivement, par paliers de 3 à 4 semaines, avec une prise unique ou plusieurs prises. Par exemple : 60 mg par jour pendant 3 à 4 semaines ; 40 mg par jour pendant 3 à 4 semaines ; 20 mg par jour pendant 3 à 4 semaines ; 10 mg par jour pendant 3 à 4 semaines. Il semble qu'une seule prise quotidienne de Néo-Mercazole® est aussi efficace que plusieurs prises, une fois passée la phase initiale.

La surveillance de l'équilibre hormonal se fait sur l'examen clinique, mais les signes fonctionnels sont souvent dissociés. Le volume du goitre diminue en règle en début de traitement ; une réaugmentation de volume secondaire est souvent le signe d'une hypothyroïdie avec élévation de la TSH endogène.

Dans le doute les dosages des hormones thyroïdiennes peuvent être demandés. La TSH n'a de valeur que si elle est élevée, témoignant d'une hypothyroïdie biologique. S'il y a une hyperthyroïdie persistante ou une euthyroïdie, elle peut rester abaissée pendant quelques semaines ou mois.

Le protocole thérapeutique est modulé au fur et à mesure de l'évolution en fonction des bilans biologiques. Lorsque l'hyperthyroïdie persiste plus longtemps que le délai prévu, on peut réaugmenter transitoirement la posologie de carbimazole, ou simplement ne pas la diminuer. Lorsque survient une hypothyroïdie clinique ou biologique, il faut soit diminuer la posologie du carbimazole, soit ajouter de la L-T4. Certains essaient d'obtenir l'euthyroïdie en ajustant finement la posologie, en diminuant jusqu'à une dose de 1 à 3 comprimés par jour de Néo-Mercazole® à

5 mg. D'autres préfèrent laisser une posologie un peu plus importante, par exemple de 3 comprimés par jour de Néo-Mercazole® à 20 mg, de façon à bloquer l'hormonosynthèse, et ajouter de la L-T4 à titre complémentaire, à une posologie de l'ordre de 100 à 150 µg.

La durée du traitement est très discutée, entre 6 et 18 mois. Certains auteurs pensent qu'un traitement prolongé est suivi d'un pourcentage de rémission plus élevé. La surveillance pendant ce temps peut être clinique ou biologique.

Dans la plupart des cas le traitement est efficace et on obtient une rémission avec retour à l'euthyroïdie en 3 ou 4 mois. Lorsque le traitement est inefficace, malgré une posologie suffisante d'ATS, il s'agit le plus souvent d'une non-observance du traitement ; une résistance vraie aux ATS est très rare.

À l'arrêt du traitement, on observe soit une guérison apparente, soit une rémission seulement transitoire, suivie d'une rechute. Celle-ci survient le plus souvent dans la première année et dans un pourcentage de cas très variable selon les séries. Ce taux de rechute serait actuellement en France d'environ 50 p. 100. Divers éléments pronostiques rendent probable la rechute : ce sont un volume initial important du goitre et une faible diminution au cours du traitement médical et surtout la persistance d'anticorps antirécepteurs de la TSH à un taux élevé avant l'arrêt du traitement médical. Les modalités thérapeutiques ne semblent pas modifier le taux de rechutes.

Le traitement par les antithyroïdiens peut être utilisé à titre de préparation à un traitement radical, chirurgical ou par l'iode 131. Si l'on prévoit le traitement radical par l'iode 131, une scintigraphie avec étude de la fixation est habituellement faite dans un but dosimétrique, pour calculer la dose thérapeutique d'iode 131. Le traitement par les antithyroïdiens de synthèse est soit poursuivi, soit arrêté un peu avant l'étude dosimétrique.

Intérêt du dosage des anticorps antirécepteurs de la TSH au cours du traitement m édical [27, 48, 52]

On observe en règle une diminution des anticorps antirécepteurs de la TSH au cours du traitement médical. Leur normalisation n'a pas d'intérêt prédictif. Il peut se produire une récidive dans les mois suivant l'arrêt du traitement, accompagnée de leur réapparition. En revanche, lorsqu'ils restent élevés à la fin du traitement médical, la rechute est pratiquement inéluctable et précoce.

Traitement médical par l'iode

L'iode stable, non radioactif, a été utilisé pendant des années, avant l'apparition des antithyroïdiens de synthèse et des bêta-bloquants, sous forme d'iodure de potassium à la dose de plusieurs dizaines de mg par jour. L'iode agit en inhibant la sécrétion des hormones thyroïdiennes. L'iode donné à titre thérapeutique est capté par la thyroïde et organifié. Il s'ensuit une augmentation des stocks intra-thyroïdiens en iode hormonal. Donné isolément, il peut donc être responsable d'une exacerbation initiale de l'hyperthyroïdie. Même s'il y a une amélioration initiale, il expose à une réaggravation secondaire. Il est donc pratiquement abandonné en tant que traitement isolé.

L'association d'antithyroïdiens de synthèse à l'iode supprime le risque d'exacerbation initiale de l'hyperthyroïdie et d'augmentation des stocks intra-thyroïdiens en iode hormonal, mais leur action est elle-même inhibée par l'iode. Il faut donc utiliser les deux en association, en commençant par l'administration des antithyroïdiens de synthèse, à grosses doses et 8 à 12 heures avant le début du traitement par l'iode. Celui-ci sera supprimé avant les antithyroïdiens de synthèse. L'association ATS-iode peut entraîner une amélioration spectaculaire de l'hyperthyroïdie. Cette association est en particulier utilisée dans la crise thyrotoxique aiguë.

Traitement médical par les corticoïdes

Il peut réduire un peu la sécrétion hormonale thyroïdienne et inhiber la conversion périphérique de T4 en T3. Les corticoïdes ont également un effet sur les phénomènes immunologiques. Ils peuvent servir d'adjuvant dans le cas de certaines hyperthyroïdies particulièrement sévères.

Traitement par l'iode 131 [10, 18, 22, 23, 33, 40, 59]

C'est un traitement radical, c'est-à-dire n'exposant pas à une rechute une fois l'euthyroïdie obtenue. Son effet secondaire majeur est la survenue à plus ou moins long terme d'une hypothyroïdie.

La dose d'iode 131 est estimée en fonction de la fixation thyroïdienne de l'iode, de la masse du goitre et de l'irradiation que l'on désire délivrer au goitre. Les formules utilisées en France pour le calcul précis de la dose sont extrêmement variables [55]. La dose calculée se situe en général entre 110 et 740 MBq (3 à 20 mCi) d'iode 131. Elle est donnée en une seule fois, en général per os, mais il est possible de l'injecter par voie intraveineuse (si on craint des vomissements). Certaines équipes arrêtent le traitement par les antithyroïdiens de synthèse un peu avant l'étude dosimétrique. La fixation est plus basse si le traitement par les ATS est poursuivi, si bien que la dose d'iode 131 nécessaire est plus élevée. À irradiation thyroïdienne égale, une dose thérapeutique d'iode 131 donnée au cours du traitement par les ATS est moins efficace que sans ATS : une deuxième dose d'iode 131 quelques mois après est plus souvent nécessaire ; l'hypothyroïdie précoce est moins fréquente. Ceci est probablement en rapport avec l'hétérogénéité de répartition des ATS et donc de l'iode 131. Si les ATS ont été arrêtés, on évite de les reprendre dans les 15 jours qui suivent le traitement par l'iode 131, pour permettre son recyclage et donc son efficacité maximale. Il est d'ailleurs préférable d'éviter une reprise des ATS pour interpréter plus facilement la suite de l'évolution.

L'efficacité du traitement n'est ressentie qu'après plusieurs semaines. Un bilan biologique peut être fait trois mois et six mois après le traitement.

Sur le plan biologique, plusieurs cas peuvent se présenter lors du bilan :

• La première dose thérapeutique d'iode 131 est efficace et le bilan met en évidence une euthyroïdie biologique.

• La première dose thérapeutique n'a pas été efficace, et l'hyperthyroïdie persiste, ou bien elle se réaggrave après une amélioration transitoire. Il faut donner une nouvelle dose d'iode 131, estimée de la même façon que la précédente. La deuxième dose est donnée en général 3 à 6 mois après la première. Le protocole d'administration de la deuxième dose est le même que pour la première. Il arrive que dans certaines hyperthyroïdies particulièrement radiorésistantes, on soit ainsi amené à donner 3 doses, voire plus, avant d'obtenir l'euthyroïdie.

• Le bilan met en évidence une hypothyroïdie ; il s'agit :

– soit d'une *hypothyroïdie transitoire précoce*, survenant dans les semaines ou les mois qui suivent le traitement et qui ne dure que quelques semaines ou mois. Le diagnostic de ces hypothyroïdies est fait devant l'abaissement des hormones thyroïdiennes. La TSH peut ne s'élever que de façon retardée par rapport à l'abaissement des hormones thyroïdiennes. L'indication d'une hormonothérapie thyroïdienne dépend des signes cliniques. Ces hypothyroïdies transitoires ne semblent pas modifier le risque de survenue d'une hypothyroïdie plus tardive ;

– soit d'une *hypothyroïdie définitive*. À la fin de la première année, le risque d'hypothyroïdie est d'environ 5 à 15 p. 100. Ce risque augmente d'environ 3 p. 100 par an à long terme. La survenue de cette hypothyroïdie après traitement par l'iode 131 a été trouvée corrélée avec la présence d'anticorps antithyroïdiens avant traitement. Aucun autre élément ne permet actuellement de prévoir cette hypothyroïdie. Il est donc impératif de surveiller régulièrement les malades qui ont bénéficié d'un traitement par l'iode 131. Le diagnostic de ces hypothyroïdies est fait devant l'abaissement des hormones thyroïdiennes associées à une élévation de la TSH. Lorsque l'hypothyroïdie est tardive, elle est certainement définitive et impose donc l'institution d'une hormonothérapie thyroïdienne sans attendre, dès que l'on constate une augmentation même très modérée de la TSH, et une surveillance régulière.

Le traitement par l'iode 131 est habituellement proposé en France aux patients de plus de 35-40 ans, et qui, pour les femmes, ne désirent plus de grossesse. En fait il ne semble pas y avoir d'effet génétique, et on peut sans doute traiter sans complication des femmes plus jeunes, voire des adolescents et des enfants. La grossesse et l'allaitement demeurent bien entendu une contre-indication absolue. En cas de désir de grossesse ultérieure, il est préférable de différer le début de celle-ci de 6 mois au moins.

L'irradiation par l'iode 131 dans le cadre d'une maladie de Basedow ne semble pas entraîner de risque à long terme. La surveillance ne montre pas d'augmentation significative de cancer thyroïdien, d'anomalie hématologique ou d'anomalie dans la descendance.

Traitement chirurgical

Il consiste en une thyroïdectomie sub-totale. En effet, si la quantité de parenchyme laissée en place est trop importante, la stimulation par les TSI risque de provoquer une repousse du parenchyme et la rechute de la thyrotoxicose.

La thyroïdectomie sub-totale entraîne habituellement une hypothyroïdie post-opératoire précoce et définitive, qui nécessite une hormonothérapie thyroïdienne complémentaire. Les inconvénients de la thyroïdectomie chirurgicale sont les lésions des nerfs récurrents et des parathyroïdes. Entre les mains de chirurgiens expérimentés, les complications ont quasiment disparu.

Traitement de l'ophtalmopathie basedowienne

Il est controversé. Localement les larmes artificielles et les gels protègent la cornée. Le collyre à la guanéthidine traite la rétraction palpébrale mais est souvent mal toléré. Une corticothérapie orale peut être précédée de bolus intraveineux de cortisone. Une radiothérapie orbitaire de 20 Grays peut être faite seule ou associée à la corticothérapie. La ciclosporine est controversée. Une décompression orbitaire chirurgicale peut être faite dans certaines formes graves.

Le traitement chirurgical est indiqué au stade des séquelles.

Arbre décisionnel du traitement de la maladie de Basedow en dehors de la grossesse

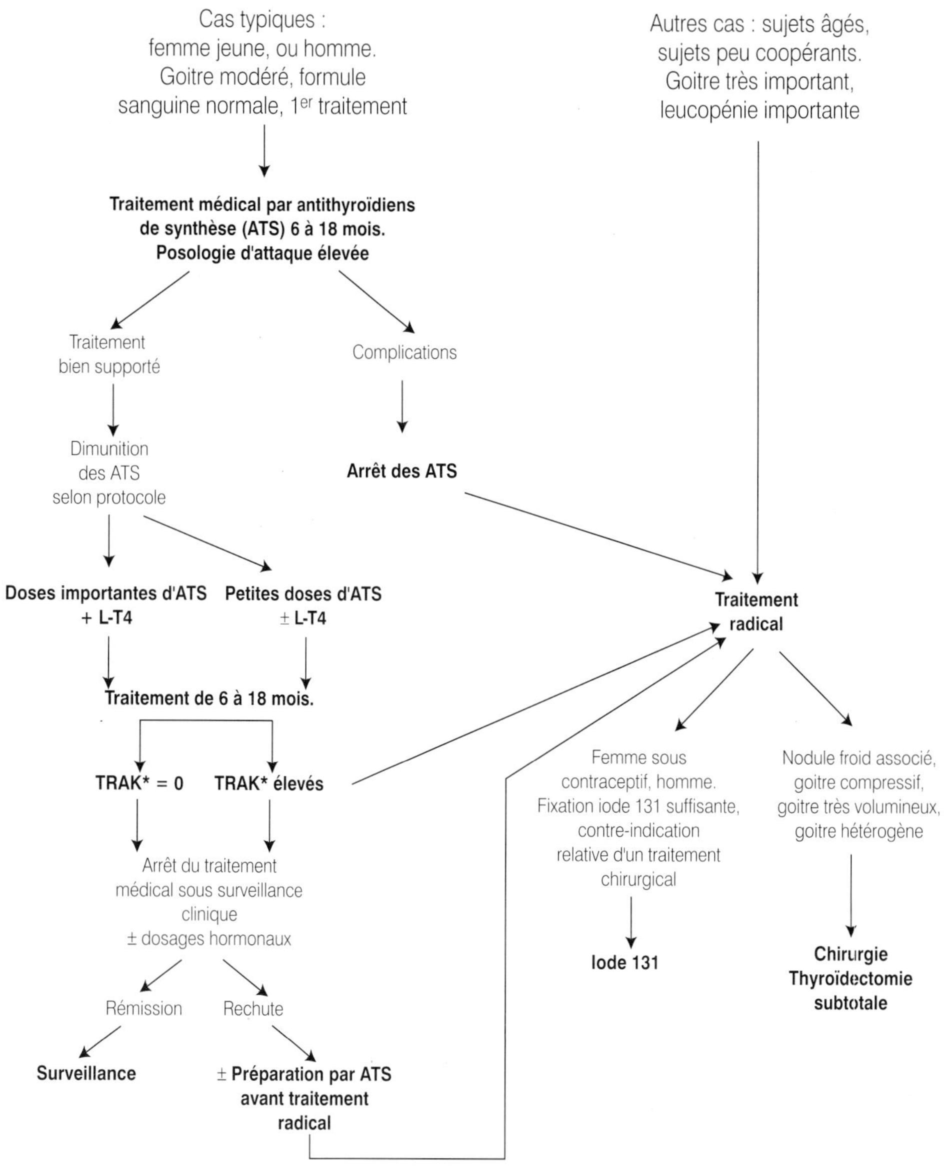

* TRAK = Anticorps antirécepteurs de la TSH

AUTRES FORMES CLINIQUES DE LA MALADIE DE BASEDOW [17, 44, 78, 83]

Cardiothyréose

Une tachycardie est présente dans la majorité des hyperthyroïdies. Une fibrillation auriculaire survient dans 10 à 15 p. 100 des hyperthyroïdies après 60 ans. En cas de cardiothyréose avec tachyarythmie, le retour à un rythme sinusal s'observe dans 60 p. 100 des cas lors du traitement de l'hyperthyroïdie. Le risque d'embolie impose dans la plupart des cas l'instauration d'un traitement anticoagulant.

Crise thyrotoxique aiguë [17, 39, 44]

Elle associe une hyperthyroïdie majeure, une fièvre élevée, avec détresse cardiaque et respiratoire, convulsions, troubles de la conscience, voire coma. Certaines formes cliniques sont trompeuses : forme apathique du sujet âgé, forme psychique pure, forme à hypercalcémie dominant le tableau clinique, paralysie périodique hypokaliémique. Le traitement est entrepris d'urgence sans attendre le bilan biologique. S'il s'agit d'une maladie de Basedow ou d'un goitre secondairement toxique, on donne une posologie élevée d'antithyroïdiens de synthèse suivie, six à huit heures après le début des antithyroïdiens de synthèse, d'une surcharge iodée (Lugol fort à 5 % : 100 gouttes x 3 par jour). S'il s'agit d'une hyperthyroïdie induite par l'amiodarone, on donne du propylthio-uracile et une corticothérapie. Le perchlorate de potassium serait efficace. Éventuellement une thyroïdectomie peut être envisagée, ainsi qu'une plasmaphérèse.

Évolution spontanée d'une maladie de Basedow non traitée

Il est possible que la maladie de Basedow évolue spontanément vers l'hypothyroïdie dans un certain nombre de cas, ce qui peut représenter un lien supplémentaire avec la thyroïdite chronique auto-immune.

L'hypothyroïdie définitive, iatrogène ou spontanée, semble donc finalement survenir dans la majorité des cas au décours d'une maladie de Basedow. On peut se demander s'il est préférable de s'orienter vers un traitement radical suivi d'emblée d'une hypothyroïdie iatrogène, tel qu'une thyroïdectomie chirurgicale sub-totale, ou un traitement par une grosse dose d'iode 131, ou s'il est préférable d'essayer d'obtenir une euthyroïdie dont rien ne dit qu'elle sera définitive. La surveillance est probablement moins lourde en cas d'hypothyroïdie traitée par hormonothérapie thyroïdienne complémentaire.

L'arbre de décision, page 95, propose une stratégie de traitement pour la maladie de Basedow (en dehors de la grossesse).

Paralysie périodique thyrotoxique hypokaliémique [78, 83]

Elle atteint l'homme originaire d'Extrême-Orient. Elle a un début brutal avec un déficit musculaire prédominant aux racines des membres inférieurs et s'étendant vers le haut du corps.

Goitre multinodulaire toxique [26]

Il s'agit d'une thyrotoxicose très fréquente, qui touche principalement la femme un peu âgée. C'est la principale cause d'hyperthyroïdie chez le sujet âgé. Elle survient le plus souvent sur un goitre ancien devenu multinodulaire. L'hyperthyroïdie est due à l'apparition de zones autonomes multiples au sein d'un goitre très hétérogène ; les zones fonctionnelles ne répondent plus au freinage de la TSH endogène ; les zones restées sous la dépendance de la TSH se mettent au repos. Une surcharge iodée peut favoriser le déclenchement de cette thyrotoxicose : une hypothèse est que des zones autonomes préexistent, et que le bilan iodé alimentaire est insuffisant pour permettre le développement d'une thyrotoxicose. À l'occasion d'une surcharge iodée, la thyrotoxicose devient possible, avec un début parfois aigu. Dans d'autres cas, on retrouve des immunoglobulines stimulant la thyroïde et on peut alors parler de « goitre ancien secondairement basedowifié ».

DIAGNOSTIC

Les signes cardiaques sont souvent au premier plan, fibrillation auriculaire ou insuffisance cardiaque. Une hyperthyroïdie serait à l'origine de 10 à 15 p. 100 des fibrillations auriculaires chez le sujet âgé. La fibrillation auriculaire surviendrait dans 10 à 15 p. 100 des thyrotoxicoses du sujet âgé de plus de 60 ans. L'existence d'une arythmie complète avec fibrillation auriculaire impose un traitement anticoagulant, d'autant que le retour au rythme sinusal survient dans 60 p. 100 des cas environ après retour à l'euthyroïdie. L'arrêt du traitement anticoagulant peut être envisagé après stabilisation de la fonction thyroïdienne.

Lorsque la thyrotoxicose s'installe progressivement, la perte de poids et la faiblesse musculaire peuvent être importantes malgré une augmentation de l'appétit et des apports alimentaires. Chez le sujet âgé, elle peut être particulièrement sévère et est souvent mise sur le compte d'une néoplasie méconnue. Le goitre paraît cliniquement non modifié par rapport à son volume antérieur ; on recherche des signes de compression.

L'hyperthyroïdie est de diagnostic biologique facile, avec parfois une élévation préférentielle de la T3. On n'oubliera pas de tenir compte de l'âge du patient dans l'interprétation de la T3. La TSH ultra-sensible est abaissée.

La scintigraphie thyroïdienne montre un goitre hétérogène (fig. 6-2 a), avec des zones chaudes correspondant éventuellement à des nodules palpables. La fixation de l'iode radioactif est souvent globalement normale.

TRAITEMENT

Les traitements sont les mêmes que ceux de la maladie de Basedow, avec des modalités semblables, mais des indications un peu différentes.

Traitement médical par les antithyroïdiens de synthèse

Il est rarement suffisant. En règle, il n'est utilisé qu'à titre de préparation du patient de façon à obtenir l'euthyroïdie avant d'envisager un traitement radical.

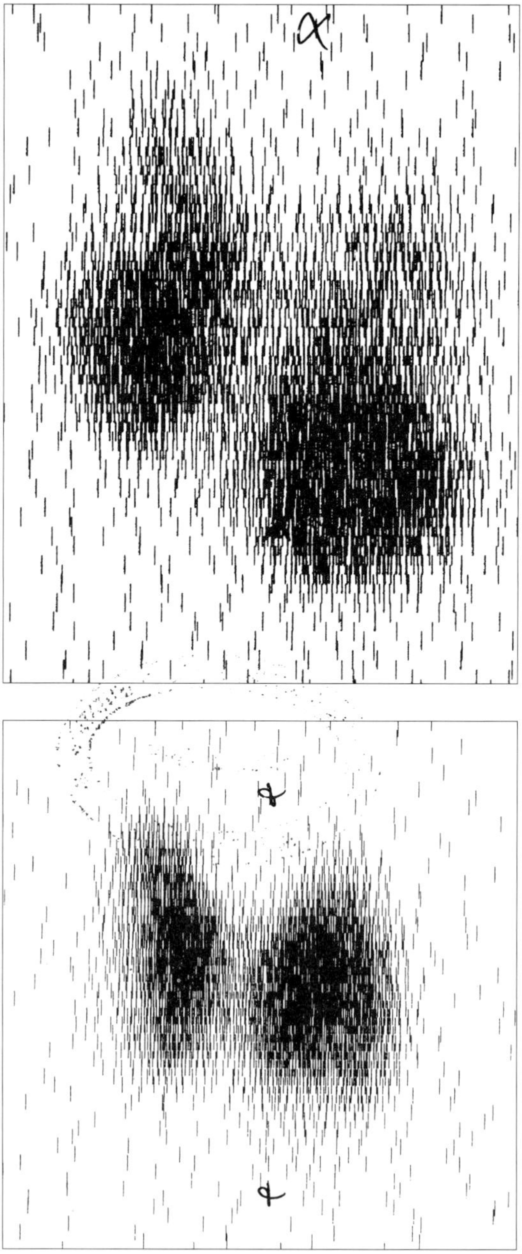

Figure 6-2 **Goitre ancien secondairement toxique.**
a. La scintigraphie initiale montre un goitre hétérogène multinodulaire

b. Même patiente, six mois après une dose thérapeutique d'iode 131 ; les zones initialement les plus fixantes sont devenues froides. On note une réapparition de la fixation dans certaines zones initialement froides.

Thyroïdectomie chirurgicale et iode 131

Les avantages et les inconvénients de ces 2 traitements radicaux sont discutés. Une thyroïdectomie chirurgicale semble indiquée quand il y a un gros nodule froid, quand il y a eu une récente augmentation de volume d'un nodule froid, en cas de suspicion de malignité à la cytoponction d'un nodule, en cas de syndrome compressif ou lorsqu'une ou plusieurs doses d'iode 131 ont été inefficaces. Si le traitement chirurgical est choisi, le geste thérapeutique est volontiers moins complet que dans une maladie de Basedow. L'hypothyroïdie postopératoire est moins fréquente et dépend de la quantité de parenchyme laissé en place par le chirurgien. Un bilan est fait quelques semaines après l'intervention. S'il y a une hypothyroïdie postopératoire, il est logique de proposer une hormonothérapie thyroïdienne complémentaire, ajustée de façon à normaliser la TSH. S'il n'y a pas d'hypothyroïdie postopératoire, une hormonothérapie thyroïdienne ne semble pas nécessaire.

L'iode 131 a l'intérêt d'être moins agressif chez ces patients âgés. Le goitre multinodulaire toxique est souvent moins sensible au radio-iode que dans la maladie de Basedow. On n'hésitera pas à donner une dose relativement élevée, et à répéter les doses si l'euthyroïdie n'est pas obtenue par la première dose. Quelques mois après le traitement par l'iode 131, on peut parfois observer à la scintigraphie l'inactivation des zones primitivement fixantes et l'apparition de nouvelles zones fixantes (fig. 6-2 b), avec ou sans persistance de la thyrotoxicose.

La survenue d'une hypothyroïdie secondaire paraît d'autant moins fréquente que le goitre est initialement nodulaire et hétérogène à la scintigraphie, probablement du fait que seules les zones bien fixantes ont été irradiées. Chez un sujet âgé ou préoccupant sur le plan cardiaque, on n'hésitera pas à reprendre les antithyroïdiens de synthèse quelques jours après l'administration du radioiode.

Adénome toxique

On a trouvé dans environ 20 p. 100 des adénomes toxiques une mutation soit sur le gène du récepteur de la TSH, soit des mutations de *gsp* stimulant l'activité GTP-asique [56, 58, 68, 80].

DIAGNOSTIC

C'est un nodule thyroïdien habituellement isolé.

Dans un premier temps, il s'est agi d'un nodule chaud ne freinant pas le reste du parenchyme, et sans anomalie des hormones thyroïdiennes : T4, T3 et TSH sont normales. À ce stade, il peut être déjà autonome ou encore régulé par la TSH. Un test de freinage cependant ne présente guère d'intérêt.

Le nodule chaud peut ne jamais devenir toxique. Le plus souvent cependant, il finit par devenir autonome et toxique, c'est-à-dire hypersécrétant. On observe souvent une élévation préférentielle, voire isolée de T3. Il ne faut donc pas se contenter d'un dosage de T4 dans un adénome toxique. La TSH est freinée. Le parenchyme extra-nodulaire devient alors non fixant à la scintigraphie (fig. 6-3 a). L'aspect scintigraphique typique est donc celui d'un foyer de fixation isolé, de forme arrondie ou ovalaire. Classiquement on vérifiait l'existence et la morphologie du parenchyme extra-nodulaire en refaisant une scintigraphie après réactivation par la TSH exogène injectée par voie intramusculaire : après TSH, le parenchyme extra-nodulaire, réactivé, devenait fixant et visible à la scintigraphie (fig. 6-3 b). La fixation au niveau de l'adénome toxique n'était pas modifiée, si

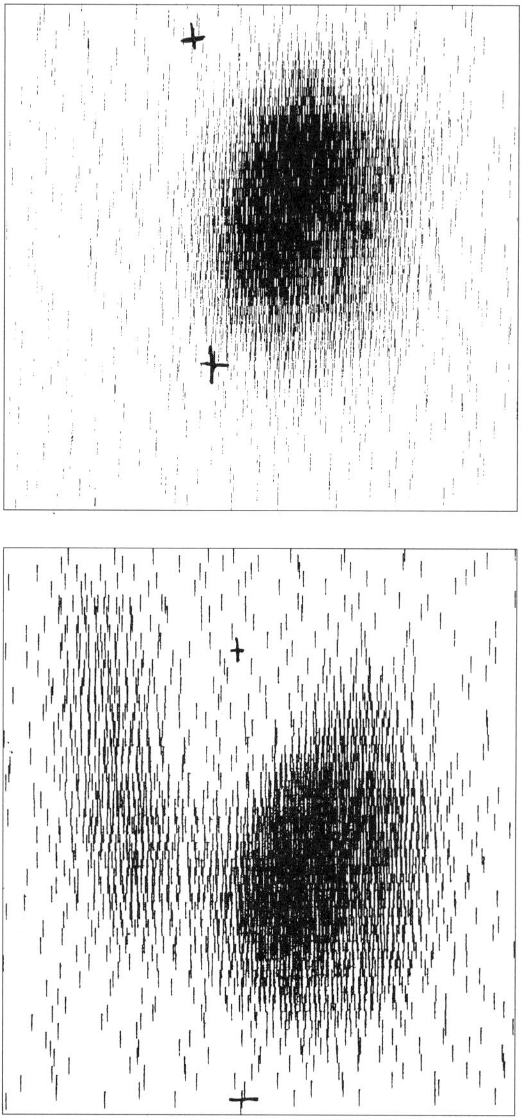

Figure 6-3 **Adénome toxique.**
a. Adénome toxique du lobe gauche.

b. Adénome toxique après TSH exogène, lorsqu'elle était commercialisée. On note une petite modification de la morphologie du lobe, avec réactivation du pôle supérieur gauche, et une fixation normale au niveau du lobe droit.

bien que le parenchyme extra-nodulaire pouvait paraître plus chaud, également chaud ou moins chaud que l'adénome toxique. Actuellement la TSH exogène bovine n'est plus commercialisée. L'échographie confirme la présence du lobe controlatéral. Cependant celui-ci peut être congénitalement absent, et l'hyperthyroïdie être une maladie de Basedow développée sur ce lobe unique congénital.

L'adénome toxique se nécrose volontiers et est alors hétérogène à la scintigraphie, les zones de nécrose étant froides. Il est fréquent de constater sur la

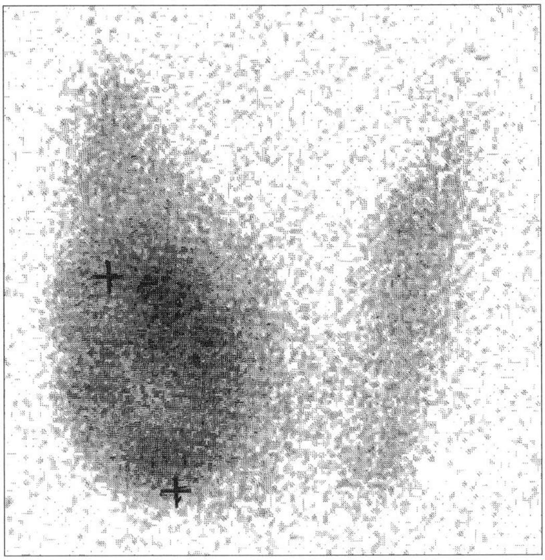

Figure 6-4 **Adénome toxique droit partiellement nécrosé, un peu hétérogène.**
La fixation sur le reste du parenchyme montre qu'il y a de multiples petites zones autonomisées dans le parenchyme extra-nodulaire.

scintigraphie qu'il existe une ou plusieurs petites zones de parenchyme autonome, homo- ou controlatérales, non freinables (fig. 6-4). Parfois aussi on constate l'existence de plusieurs adénomes toxiques (fig. 6-5).

Les anticorps antithyroïdiens n'ont pas beaucoup d'intérêt dans un adénome toxique. S'ils sont présents, ils le sont à un titre faible.

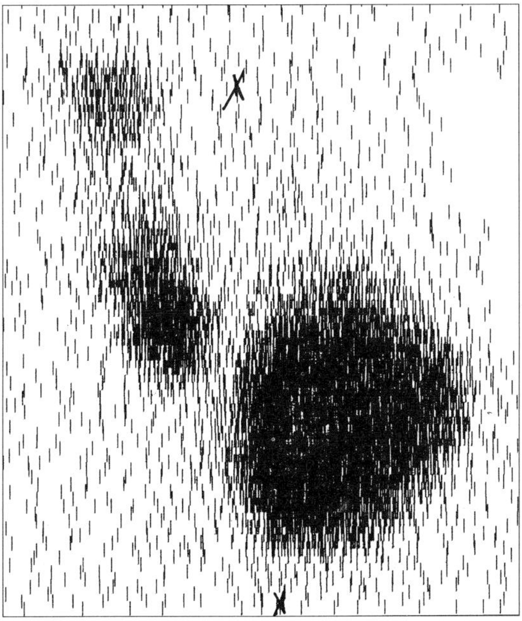

Figure 6-5 **Triple adénome toxique.**

TRAITEMENT

Le traitement de l'adénome toxique est radical : chirurgie ou traitement par l'iode 131. Il peut cependant être précédé par une préparation médicale par les antithyroïdiens de synthèse. En cas de traitement chirurgical, celle-ci est utile si la thyrotoxicose est importante ou mal supportée. L'acte chirurgical consiste en une nodulectomie ou lobectomie chirurgicale. Au décours on assiste habituellement à une hypertrophie compensatrice du lobe controlatéral, qui se développe en quelques mois et qui maintient une euthyroïdie biologique. Il n'y a pas de risque particulier de récidive de l'adénome toxique. L'euthyroïdie post-thérapeutique est la règle.

En cas de traitement par l'iode 131, il faut estimer la dose en sachant que l'adénome toxique est plus radiorésistant que le parenchyme thyroïdien dans une maladie de Basedow. On estime habituellement qu'il faut délivrer, pour être rapidement efficace, une irradiation de 100 à 300 Grays au niveau de l'adénome toxique.

Il faut donner la dose d'iode 131 à un moment où le parenchyme controlatéral est bien freiné, c'est-à-dire non fixant à la scintigraphie, de façon à éviter de l'irradier, ce qui exposerait à une hypothyroïdie ultérieure.

Si on fait une préparation médicale par les antithyroïdiens de synthèse, il faut laisser persister une discrète hyperthyroïdie biologique de façon à éviter la réapparition d'une fixation controlatérale.

Après la dose thérapeutique d'iode 131, l'adénome toxique ne diminue guère de volume. Il devient non fonctionnel, et donc froid à la scintigraphie, quelques mois après le traitement par iode 131. L'euthyroïdie post-thérapeutique est la règle ; il faut cependant maintenir une surveillance biologique espacée (tous les ans dans les premières années) pour ne pas méconnaître la survenue d'une hypothyroïdie.

Certains auteurs ont récemment proposé de traiter les adénomes toxiques par des injections intra-nodulaires percutanées d'éthanol [50].

Thyroïdite subaiguë

La thyroïdite subaiguë de De Quervain est une inflammation aiguë de la thyroïde, réversible. L'étiologie en est probablement virale. Elle se voit principalement chez la femme jeune (sex-ratio : 3 à 6), très rarement chez l'enfant.

Elle est caractérisée par l'apparition d'une douleur souvent très intense, spontanée, irradiant souvent vers les oreilles, augmentée par la palpation. Cette douleur atteint toute la thyroïde, parfois un puis l'autre lobe avec une évolution dite « à bascule ». La douleur est associée à des signes cliniques d'hyperthyroïdie, dans un contexte fébrile, avec parfois altération de l'état général. Le corps thyroïde est un peu augmenté de volume, ferme ou dur, très douloureux à la palpation. La vitesse de sédimentation est très augmentée, supérieure à 30 mm à la première heure. Le bilan thyroïdien met en évidence l'augmentation des hormones et l'abaissement de la TSH. Les anticorps sont le plus souvent absents.

La fixation thyroïdienne, très abaissée ou nulle, s'accompagne d'une scintigraphie typiquement blanche ou très peu contrastée (fig. 6-6). Cependant la scintigraphie est parfois hétérogène, avec certaines zones bien contrastées. Parfois aussi, lors d'une thyroïdite « à bascule », on observe une scintigraphie

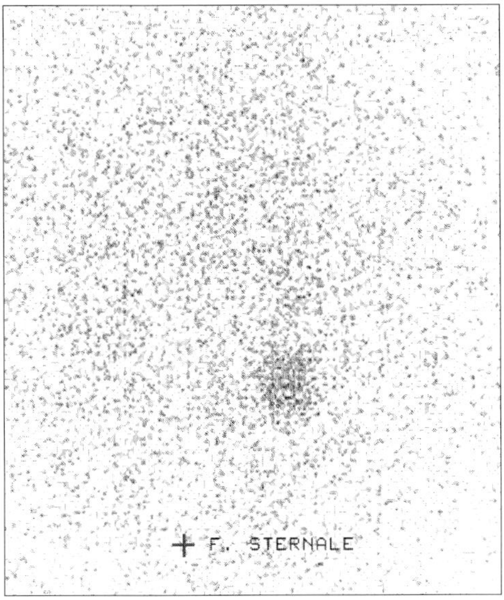

Figure 6-6 **Thyroïdite subaiguë de De Quervain.**
Scintigraphie initiale montrant une thyroïde très faiblement contrastée. La scintigraphie se normalisera 3 mois après.

blanche au niveau d'un lobe, puis, après quelques semaines, au niveau de l'autre lobe. La fixation était classiquement réactivable par la TSH exogène.

L'évolution se fait vers le retour à l'euthyroïdie, après une phase d'hypothyroïdie biologique, en règle sans traduction clinique, qui peut durer quelques semaines. La fixation de l'iode et le contraste scintigraphique redeviennent normaux ainsi que le bilan biologique.

Le traitement de la thyroïdite subaiguë de De Quervain comporte la prise d'antalgiques et d'anti-inflammatoires non stéroïdiens. En cas de douleurs très importantes, ou de résistance à ces traitements, on peut donner une corticothérapie de courte durée, diminuée progressivement, en réaugmentant la posologie si la douleur réapparaît.

Dans un petit nombre de cas, l'hypothyroïdie persiste : il s'est agi d'une thyroïdite chronique de Hashimoto à début thyrotoxique.

La survenue d'une rechute de l'épisode subaigu dans les mois qui suivent n'est pas exceptionnelle.

Thyroïdite indolore [3, 41, 91]

La thyroïdite subaiguë indolore est probablement à rattacher à la thyroïdite chronique auto-immune. Elle pose le problème diagnostique d'une hyperthyroïdie à scintigraphie blanche, sans surcharge iodée.

Le tableau clinique et l'évolution sont très semblables à celui de la thyroïdite subaiguë, hormis le caractère non douloureux : hyperthyroïdie clinique initiale, thyroïde ferme, avec scintigraphie thyroïdienne blanche, évolution vers la guérison spontanée en quelques semaines après une phase d'hypothyroïdie. La différence clinique essentielle est qu'il n'y a pas de douleur thyroïdienne initiale. Les autres éléments qui la distinguent de la thyroïdite subaiguë de De Quervain sont :

– la vitesse de sédimentation initiale est moins élevée ;

– les anticorps antithyroïdiens peuvent être présents, à des titres variables, souvent élevés ;

– sur le plan histologique, il y a une infiltration lymphocytaire analogue à celle de la thyroïdite chronique auto-immune. Cependant ce critère manque le plus souvent.

Le diagnostic est souvent porté par défaut au terme d'une évolution vers la guérison. Il convient cependant de surveiller ces patients pour ne pas méconnaître l'installation d'une thyroïdite chronique.

Thyroïdite de Hashimoto et hyperthyroïdie [14, 69, 86, 91]

La thyroïdite chronique de Hashimoto et la maladie de Basedow sont deux maladies thyroïdiennes auto-immunes dont les différents signes et symptômes peuvent s'intriquer ou se succéder dans le temps.

Certaines thyroïdites chroniques de Hashimoto commencent sur un mode aigu ou subaigu par une thyrotoxicose : c'est la « hashitoxicosis » de la littérature anglo-saxonne. Le tableau comporte un goitre homogène et ferme, une hyperthyroïdie biologique, un titre élevé d'anticorps. La fixation de l'iode est soit élevée avec une scintigraphie bien contrastée, soit nulle ou quasi nulle avec une scintigraphie blanche. Lorsque la fixation est élevée, le diagnostic de maladie de Basedow est en général porté par argument de probabilité, d'autant que les anticorps peuvent également y être augmentés, et que l'ophtalmopathie peut être présente dans les deux affections. Lorsque la fixation est nulle, le diagnostic initialement porté est celui de thyroïdite subaiguë indolente. C'est l'évolution qui rétrospectivement permettra de conclure à une probable « Hashitoxicosis » (voir aussi le chapitre 11).

Thyrotoxicose factice [19]

C'est une hyperthyroïdie provoquée par l'absorption d'hormones thyroïdiennes en général dans un but d'amaigrissement. Cette absorption est en règle inavouée. C'est une hyperthyroïdie avec un corps thyroïde normal, de petite taille, souple (sauf dans les cas où il existe une anomalie thyroïdienne préalable). La fixation de l'iode est effondrée et la scintigraphie blanche. Sur le plan biologique, l'absorption d'hormones thyroïdiennes peut porter principalement sur la T3 ; il ne faut donc pas se contenter d'un dosage de T4, mais demander les 2 hormones thyroïdiennes et/ou un dosage de TSH. Le diagnostic est surtout fondé sur le dosage de thyroglobuline, nulle ou quasi nulle.

Hyperthyroïdie induite par l'iode

L'iode est susceptible de provoquer une hyperthyroïdie dans des circonstances très variables. Il s'agit très probablement d'entités nosologiques différentes selon qu'on considère les hyperthyroïdies induites par l'iode survenant en zone ou hors de zone de goitre endémique, chez des patients porteurs de thyroïde normale, de goitre nodulaire ou de maladie de Basedow. Une augmentation du nombre de cas d'hyperthyroïdie a été observée au cours de la supplémentation systématique en iode dans les pays de goitre endémique. Cette augmentation a duré quelques années, puis l'incidence de l'hyperthyroïdie est redevenue normale malgré la persistance de la supplémentation en iode.

Nous insisterons surtout ici sur ce qui est observé en France, où l'on oppose schématiquement l'hyperthyroïdie induite par l'iode survenant sur un corps thyroïde apparemment normal à l'hyperthyroïdie induite par l'iode survenant sur une thyroïde préalablement pathologique.

Le diagnostic de la surcharge iodée est fondé dans tous les cas sur l'interrogatoire, complété éventuellement par un dosage d'iodémie totale et/ou d'iodurie de 24 heures, si un doute persiste ou si on veut quantifier la surcharge iodée.

HYPERTHYROÏDIE INDUITE PAR L'IODE SUR CORPS THYROÏDE APPAREMMENT NORMAL [1, 6, 7, 11, 12, 29, 45, 46, 53, 64, 66, 71]

L'hyperthyroïdie induite par l'iode est plus fréquente dans les pays dont le bilan iodé alimentaire est bas que dans les pays où il est élevé.

Elle survient chez l'homme dans les deux tiers des cas environ, ce qui est unique en pathologie thyroïdienne. L'amiodarone est le produit responsable dans la majorité des cas. L'hyperthyroïdie induite par l'amiodarone survient chez 3 à 12 p. 100 des malades traités par l'amiodarone. Les autres facteurs de surcharge iodée sont beaucoup plus rarement en cause : benziodarone, iodures et iodoquinoléines, autrefois myélographies lipiodolées ou lymphographies.

Le début de l'hyperthyroïdie se situe le plus souvent dans les mois qui suivent le début de l'apport iodé, mais parfois très tôt (quelques jours) ou très tard (plusieurs années) après le début de la surcharge. Le traitement par amiodarone peut avoir été interrompu des mois avant le début de l'hyperthyroïdie.

Diagnostic

L'attention est attirée le plus souvent par un amaigrissement inexpliqué, une asthénie, la réapparition malgré l'amiodarone de la symptomatologie cardiaque.

À l'examen clinique, le corps thyroïde est typiquement petit, dur, un peu saillant. Lorsqu'il est très dur, il peut être pris pour le cartilage cricoïde, qui est en fait palpé, au-dessous de la thyroïde. Il n'y a pas d'ophtalmopathie.

Le diagnostic biologique doit tenir compte de l'élévation de la T4 au cours d'un traitement par l'amiodarone. Il faut donc exiger l'élévation de la T3 (en tenant compte de l'âge) et l'effondrement de la TSH. La thyroglobuline sérique peut être normale ou élevée ; les anticorps antithyroïdiens sont en règle absents. Il est important, pour choisir le traitement, de faire la différence entre une hyperthyroïdie induite par surcharge iodée, et une hyperthyroïdie survenant en association fortuite avec une surcharge iodée. Ceci nécessite une scintigraphie, qui seule permet de faire la différence.

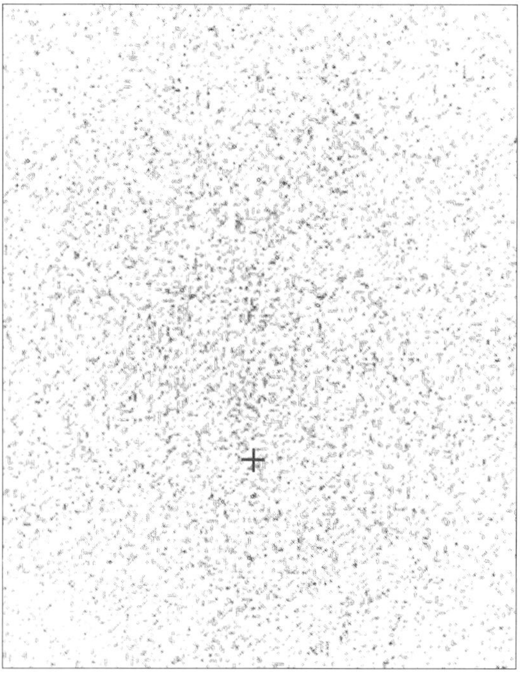

Figure 6-7 **Hyperthyroïdie induite par l'amiodarone chez un homme présentant auparavant une thyroïde apparemment normale.**
La scintigraphie initiale est blanche, la fixation quasi nulle.

L'hyperthyroïdie induite par l'iode est caractérisée par la fixation très basse ou nulle de l'iode radioactif (fig. 6-7), avec un contraste scintigraphique faible ou nul. Cette scintigraphie « blanche » est sans doute due à plusieurs facteurs : la TSH effondrée, la dilution isotopique par la surcharge iodée, les lésions thyroïdiennes vésiculaires. Classiquement la fixation de l'iode était réactivable par la TSH exogène, avec réapparition d'un bon contraste scintigraphique, lorsque la TSH

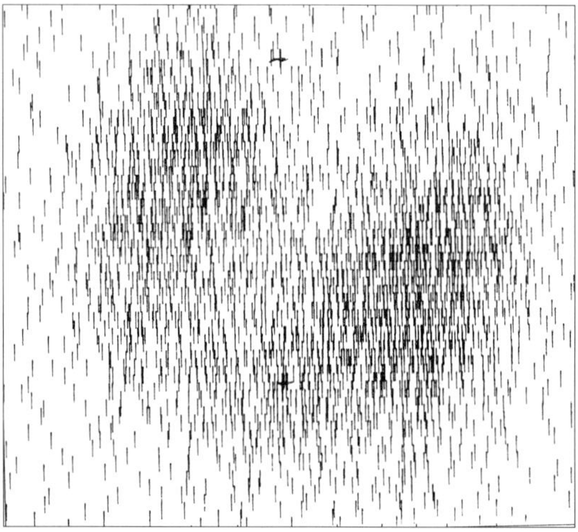

Figure 6-8 **Maladie de Basedow chez un patient traité par amiodarone.**
La scintigraphie initiale montre un contraste faible mais présent. La fixation est estimée à 8 p. 100 à 24 heures.

exogène était encore commercialisée. Cette réactivation n'était pas retrouvée dans le cas d'une maladie de Basedow associée fortuitement à une surcharge iodée : en effet la fixation de l'iode dans ce cas est déjà stimulée au maximum par les immunoglobulines stimulant la thyroïde ; de ce fait il existe toujours un contraste scintigraphique (fig. 6-8).

Évolution et traitement

L'apport d'iode est interrompu dès le diagnostic posé, lorsque cela est possible. La gravité de l'hyperthyroïdie induite par l'iode est extrêmement variable. L'évolution se fait globalement vers la guérison spontanée. Souvent l'hyperthyroïdie est à son maximum au début, puis on observe une évolution vers la normalisation à une vitesse variable. Cependant il peut y avoir un plateau ou une aggravation initiale de l'hyperthyroïdie. L'hypothèse pathogénique est celle de stocks d'hormones, préformés et relargués dans la circulation, par un mécanisme de cytotoxicité de l'amiodarone ou de l'iode. Ceci est en bon accord avec la diminution progressive du contenu intra-thyroïdien en iode, élevé en début d'évolution et se normalisant ultérieurement [45], et l'aspect histologique de vésicules détruites et vidées de leur colloïde avec un infiltrat histiocytaire. L'IL-6 a été trouvée élevée dans ces hyperthyroïdies.

Le retour à l'euthyroïdie se fait en quelques semaines ou mois. Il est suivi d'une phase d'hypothyroïdie transitoire, hypothyroïdie purement biologique, sans traduction clinique. Au cours de cette hypothyroïdie la fixation de l'iode radioactif réapparaît. L'hypothyroïdie traduit ici la déplétion thyroïdienne en hormones avant la réapparition d'une hormonosynthèse. La guérison survient ensuite sans séquelle apparente.

Il est donc difficile d'apprécier l'efficacité des traitements dans cette affection qui évolue spontanément vers la guérison.

Divers traitements ont été proposés. Le carbimazole paraît inefficace, ce qui peut s'expliquer puisqu'il n'agit qu'au niveau de l'organification de l'iode, et que celle-ci est faible sinon nulle. Le propylthio-uracile (PTU) semble plus efficace, non pas parce qu'il inhibe l'organification de l'iode, mais parce qu'il a de plus un effet périphérique sur l'un des systèmes de désiodation de la T4 en T3, en favorisant la désiodation en rT3. En fait l'efficacité du PTU est inconstante et partielle. Lorsqu'il est efficace, on observe assez souvent une chute de la T3 durant les 4 ou 5 premiers jours, puis un plateau. La posologie utile semble de 600 mg par jour. Il ne semble pas nécessaire de multiplier les prises.

Les corticoïdes ont également été utilisés et paraissent efficaces à une posologie égale ou supérieure à 30 mg par jour. Leur action se situe peut-être au niveau de la protéolyse de la thyroglobuline et de la libération des hormones thyroïdiennes.

Le perchlorate de potassium serait efficace.

D'autres traitements ont été proposés : anti-inflammatoires non stéroïdiens, lithium. Leur efficacité ne paraît pas prouvée. Dans ces considérations thérapeutiques, il faut souligner que l'hyperthyroïdie induite par l'iode guérissant spontanément, il faut être très exigeant en ce qui concerne les conclusions des essais thérapeutiques.

Dans les cas les plus graves, le traitement peut éventuellement faire appel à une thyroïdectomie chirurgicale ou à une plasmaphérèse, bien que cette dernière soit d'efficacité limitée et que l'état hémodynamique y soit difficile à maîtriser.

En l'absence de traitement, la guérison survient en 4 à 6 mois environ.

Quelques malades ont été soumis à une nouvelle surcharge iodée. Aucune récidive d'hyperthyroïdie n'a été observée. Dans de rares cas, on a observé une hypothyroïdie induite par l'iode au décours d'une hyperthyroïdie induite par l'iode.

HYPERTHYROÏDIE INDUITE PAR L'IODE SUR CORPS THYROÏDE PRÉALABLEMENT PATHOLOGIQUE

Elle survient chez la femme dans plus de la moitié des cas. L'anomalie thyroïdienne préalable est le plus souvent un goitre ancien multinodulaire et autonomisé. Toutes les surcharges iodées peuvent être en cause. La scintigraphie montre une fixation faible et hétérogène (fig. 6-9 a). Classiquement la fixation de l'iode s'élevait après réactivation par la TSH exogène, avec augmentation du contraste scintigraphique et modification de la répartition des zones fixantes et non fixantes (fig. 6-9 b).

En fait, il peut être très difficile de distinguer une hyperthyroïdie induite par l'iode survenant sur un goitre ancien, et un goitre ancien secondairement toxique chez un patient par ailleurs en surcharge iodée. Tous les intermédiaires peuvent se voir. La surcharge iodée peut sans doute faciliter la survenue d'une hyperthyroïdie dans un goitre partiellement autonome, surtout chez un patient préalablement à la limite de la carence iodée.

Évolution

C'est la même que celle d'une hyperthyroïdie induite par l'iode sur corps thyroïde normal : guérison spontanée, passage par une phase d'hypothyroïdie biologique et retour à l'état antérieur. La durée d'évolution est très variable, de l'ordre de quelques mois. En fait le diagnostic reste sans doute méconnu dans de nombreux cas, en particulier lorsque la surcharge iodée est modérée et transitoire, comme après un examen radiologique avec un produit de contraste iodé.

Traitement

La surcharge iodée étant en général d'élimination rapide, l'interruption de l'apport d'iode suffit le plus souvent. Le Néo-Mercazole® et le propylthio-uracile sont efficaces dans la mesure où la scintigraphie montre des zones bien contrastées, c'est-à-dire où l'iode est organifié. On peut penser en effet que l'hyperthyroïdie est au moins en partie entretenue par l'entrée d'iode dans les cellules thyroïdiennes et la formation de nouveaux stocks d'hormones thyroïdiennes. Les corticoïdes peuvent être efficaces comme dans l'hyperthyroïdie induite par l'iode sur corps thyroïde normal.

Nodule autonome

Chez des patients porteurs de tissu thyroïdien autonome, d'un nodule chaud ou d'un adénome toxique, une surcharge iodée peut également provoquer une thyrotoxicose ou simplement une augmentation significative des taux d'hormones thyroïdiennes.

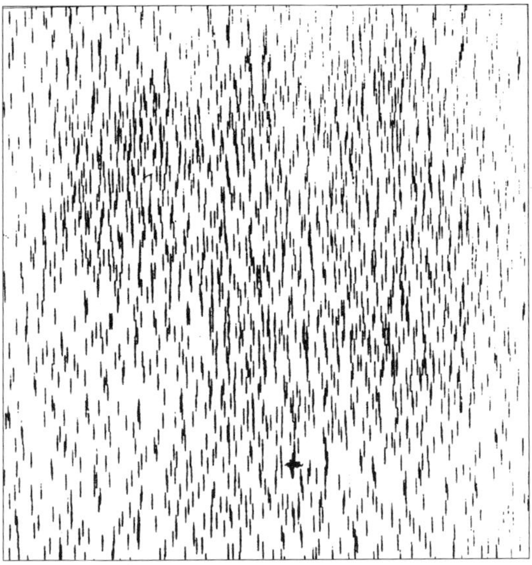

Figure 6-9 **Hyperthyroïdie induite par l'iode survenant chez un patient présentant une thyroïde préalablement pathologique** (goitre ancien multinodulaire hétérogène, plongeant à gauche).
a. Scintigraphie initiale faiblement contrastée, hétérogène. La fixation est estimée à 4 p. 100 à 24 heures.

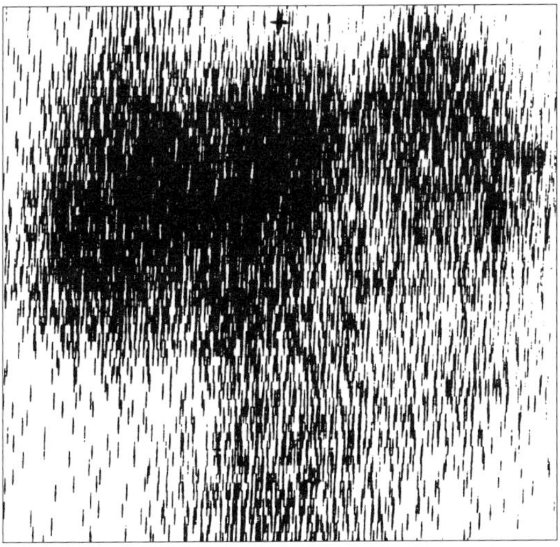

b. La scintigraphie, après 3 injections de TSH exogène, montre la réapparition d'un bon contraste avec une fixation estimée à 21 p. 100 à 24 heures. Ces deux scintigraphies sont représentées ici aux 2/3 environ de la taille réelle.

Thyrotoxicose préexistante

Une surcharge iodée peut provoquer des rechutes chez des patients porteurs de maladie de Basedow et en rémission apparente, déclencher une hyperthyroïdie chez des patients sans thyrotoxicose, mais avec une ophtalmopathie basedowienne, ou chez des patients en hyperthyroïdie limite.

Autres hyperthyroïdies iatrogènes

Une dysthyroïdie s'observe dans 10 p. 100 des patients porteurs de cancers ou d'hépatites chroniques traités par interféron alpha [14]. Le plus souvent il s'agit d'hypothyroïdie, mais on observe aussi des hyperthyroïdies et des hyperthyroïdies suivies d'hypothyroïdies.

Il peut s'agir d'une hyperthyroïdie évoquant une maladie de Basedow sans exophtalmie, avec un bon contraste scintigraphique ou bien d'une hyperthyroïdie à scintigraphie blanche suivie d'une phase d'hypothyroïdie, le tout évoquant une thyroïdite indolente.

Le plus souvent cette pathologie est transitoire et régresse après arrêt de l'interféron.

Une hyperthyroïdie a parfois été observée chez des patients traités au long cours par des sels de lithium. La responsabilité du lithium ne paraît pas démontrée [51].

Étiologies rares

SÉCRÉTION INAPPROPRIÉE DE TSH

Elle est également appelée hypersécrétion de TSH d'origine hypophysaire. Dans ce syndrome, la TSH est élevée ou à la limite supérieure de la normale, malgré une concentration élevée des T4 et T3 totales et libres. C'est une entité rare, qui se voit dans les deux sexes et à tous les âges. Le diagnostic en est facilement évoqué depuis le dosage ultra-sensible de la TSH. Il est important d'éliminer une interférence dans les dosages de TSH, en les contrôlant avec une méthode différente.

Pour des raisons thérapeutiques, il est important de distinguer les sécrétions de TSH d'origine tumorale (adénome hypophysaire thyréotrope) et les syndromes de résistance aux hormones thyroïdiennes.

Adénome hypophysaire thyréotrope [9]

C'est une affection rare : 0,5 p. 100 des adénomes hypophysaires. Il survient à tout âge.

Le tableau clinique comporte une hyperthyroïdie avec goitre, sans ophtalmopathie. Il s'y ajoute souvent un syndrome hypophysaire, avec parfois, en cas d'adénome mixte, une acromégalie ou une aménorrhée-galactorrhée. Malgré l'élévation des T4 et T3, la TSH de base est élevée, plus rarement normale, non corrélée aux hormones thyroïdiennes. Son immuno-réactivité est semblable à celle de la TSH humaine normale. Son activité biologique paraît variable. Le test au TRH donne une réponse nulle ou faible. La TSH est peu ou pas freinée par les hormones thyroïdiennes et les agonistes de la dopamine. Le dosage des sous-unités α et β de la TSH montrent en règle une augmentation du rapport α/TSH et de la sous-unité α. Le diagnostic est fait en visualisant la tumeur hypophysaire, micro- ou macroadénome, par imagerie. Le traitement est chirurgical en cas de microadénome, plutôt radiothérapique en cas de macroadénome. L'hyperthyroïdie disparaît après ablation ou irradiation de la tumeur hypophysaire.

Résistances aux hormones thyroïdiennes (HT) [31, 35, 62, 63, 88]

On distingue la résistance généralisée aux HT, la résistance hypophysaire aux HT, et la résistance périphérique sans résistance hypophysaire (cette dernière sera évoquée au chapitre hypothyroïdie). Le diagnostic est difficile car, à part au niveau des cellules hypophysaires qui secrètent la TSH, les tests de réponse aux HT des tissus sont peu sensibles et peu spécifiques.

Résistance généralisée aux hormones thyroïdiennes (RGHT)

C'est la résistance aux HT la plus fréquente. Elle est souvent familiale, de transmission autosomale dominante. Elle provient de mutations du gène codant pour l'isoforme β du récepteur à T3. Plusieurs mutations identifiées sont associées à une diminution de la liaison T3-récepteur. Les tissus sont diversement concernés. La participation hypophysaire compense au moins partiellement la RGHT. Le diagnostic est fait devant un goitre plus ou moins gros, parfois nodulaire. Les tableaux cliniques varient. L'euthyroïdie est le cas le plus fréquent. Des signes d'hyperthyroïdie et d'hypothyroïdie peuvent coexister. Les enfants peuvent avoir un retard du développement neurologique et un retard d'ossification et de croissance ; la taille adulte est normale. Les T4 et T3 totales et libres sont élevées. La TSH et sa réponse au TRH sont normales ou un peu élevées. La fixation de l'iode est normale ou élevée. Les protéines porteuses sont normales.

Le traitement symptomatique de l'hyperthyroïdie fait appel aux β-bloquants, celui de l'hypothyroïdie aux HT. Les traitements conventionnels de l'hyperthyroïdie sont contre-indiqués : les antithyroïdiens de synthèse augmentent la TSH et la goitrigenèse ; un traitement par l'iode 131 entraînerait une hypothyroïdie et une augmentation de la TSH, de même qu'une thyroïdectomie subtotale, qui serait suivie d'une récidive du goitre.

Résistance hypophysaire aux hormones thyroïdiennes (RHHT)

Elle est aussi appelée sécrétion inappropriée non tumorale de TSH.

La RHHT pourrait être une RGHT à prépondérance hypophysaire. Le seuil de réponse hypophysaire aux HT est élevé, d'où une hyperstimulation thyroïdienne qui maintient des taux de HT inhabituellement élevés. La RHHT est parfois familiale. Elle diffère de la RGHT par l'apparente hyperthyroïdie périphérique. C'est une hyperthyroïdie avec goitre, sans ophtalmopathie. Les HT totales et libres sont élevées. La TSH est normale ou élevée, stimulable par le TRH. Il n'y a pas de tumeur hypophysaire. Le rapport sous-unité α/TSH est normal.

Le traitement symptomatique de l'hyperthyroïdie fait appel aux β-bloquants. Les traitements conventionnels de l'hyperthyroïdie sont contre-indiqués, comme dans la RGHT.

La TSH est freinable par les hormones thyroïdiennes, mais seulement à des quantités anormalement élevées. Certains auteurs ont essayé un freinage de la TSH par de l'acide triiodothyroacétique, souvent mal supporté, ou par de la thyroxine dextrogyre (Dynothel®, 2 à 4 mg/j), efficace et bien supportée dans notre expérience.

HYPERTHYROÏDIE D'ORIGINE TUMORALE NON HYPOPHYSAIRE

Hyperthyroïdie par hypersécrétion d'hormone gonadotrophique chorionique [38]

Au cours de l'évolution de certaines tumeurs trophoblastiques, il peut y avoir une augmentation de l'hormone gonadotrophique chorionique β-hCG. La β-hCG a une activité simulant celle de la TSH et qui, à concentration égale, est 1/2 000e de l'activité de la TSH.

Une hypersécrétion de β-hCG s'observe au cours de certaines tumeurs trophoblastiques, choriocarcinomes malins ou grossesses avec môle hydatiforme. Avant de porter le diagnostic de maladie de Basedow chez la femme enceinte, il faut donc au moindre doute demander un dosage de β-hCG pour éliminer ce diagnostic. Il est cependant rare qu'une sécrétion excessive de β-hCG entraîne une hyperthyroïdie cliniquement franche. Le taux de TSH dans cette hyperthyroïdie est abaissé.

Tératomes de l'ovaire [49]

Ils contiennent très rarement du tissu thyroïdien (classiques struma ovarii) et sont encore plus rarement à l'origine d'une thyrotoxicose. L'attention est attirée par l'existence d'une ascite et d'une masse ovarienne. L'ablation de la tumeur fait disparaître l'hyperthyroïdie.

Métastases de cancer thyroïdien [28]

Exceptionnellement, une hyperthyroïdie peut être provoquée par des métastases suffisamment différenciées et suffisamment volumineuses pour sécréter des hormones thyroïdiennes en excès.

Sarcoïdose

L'infiltration thyroïdienne au cours d'une sarcoïdose peut s'accompagner d'une hyperthyroïdie, pour des raisons mal connues.

Traitement de ces hyperthyroïdies

Il est le même que celui d'une hyperthyroïdie conventionnelle avant le traitement de la maladie en cause elle-même.

Hyperthyroïdie et grossesse [2, 3, 15, 16, 21, 36, 43, 67]

L'incidence de l'hyperthyroïdie est faible durant la grossesse (estimée à 1 à 2/1 000 environ selon les séries). Les circonstances de survenue sont variables :

- soit l'hyperthyroïdie est déjà présente et en général traitée ;
- soit la grossesse déclenche la récidive d'une hyperthyroïdie en rémission ;
- soit la grossesse déclenche l'hyperthyroïdie (stress).

L'hCG ayant une action thyréotrope par analogie structurale avec la TSH entraîne une stimulation thyroïdienne avec goitrigenèse et augmentation de la sécrétion de T4. Par feedback, la TSH peut être abaissée au cours du 1er trimestre de la grossesse. Lorsque l'hCG est très élevée (en particulier dans les grossesses gémellaires), l'élévation de la T4 et l'abaissement de la TSH peuvent durer plusieurs semaines.

L'incidence d'avortement spontané ou de prématurité n'est pas plus grande que dans les autres grossesses. L'hyperthyroïdie est en général bien supportée pendant la grossesse, peut-être par dépression immunitaire et diminution des immunoglobulines stimulant la thyroïde, peut-être également par augmentation des protéines de transport liant les hormones thyroïdiennes et diminution de la fraction libre.

On observe fréquemment après l'accouchement une aggravation de l'hyperthyroïdie, peut-être due à une augmentation des réactions immunitaires.

Lorsque la grossesse survient au cours d'une rémission de maladie de Basedow, l'accouchement est très fréquemment suivi d'une hyperthyroïdie :

– soit une vraie récidive d'hyperthyroïdie ;

– soit une hyperthyroïdie transitoire avec retour à l'euthyroïdie en quelques mois ;

– soit une hyperthyroïdie suivie d'une hypothyroïdie, elle-même transitoire ou définitive, la maladie de Basedow étant alors apparemment suivie d'une thyroïdopathie auto-immune.

Aucun élément ne permet actuellement de prédire l'évolution de l'hyperthyroïdie du post-partum.

TRAITEMENT DE L'HYPERTHYROÏDIE PENDANT UNE GROSSESSE

Le retentissement de l'hyperthyroïdie sur le fœtus est un élément essentiel de la décision thérapeutique. Non traitée, une hyperthyroïdie importante risque d'entraîner une hypotrophie fœtale, un accouchement prématuré, voire le décès du fœtus. Au contraire si l'hyperthyroïdie appréciée dès la grossesse, a été traitée médicalement, et si l'euthyroïdie a été obtenue, ou bien si l'hyperthyroïdie est très bien supportée pendant la grossesse, ce qui est la règle générale, on peut ne pas la traiter en faisant une surveillance biologique mensuelle. Certains auteurs ont proposé de donner de la L-thyroxine (100 µg par jour), ce qui diminuerait le risque de rechute de l'hyperthyroïdie en post-partum [36].

Antithyroïdiens de synthèse

Ils ont l'avantage essentiel de contrôler l'éventuelle hyperthyroïdie fœtale. Ils ont l'inconvénient de bloquer l'organification de l'iode dans la thyroïde fœtale comme dans la thyroïde maternelle, c'est-à-dire d'entraîner un risque d'hypothyroïdie et de goitre chez le fœtus en fin de grossesse. La posologie en antithyroïdiens de synthèse doit être la plus faible possible. La surveillance du fœtus se limite à la visualisation échographique du goitre. Parmi les antithyroïdiens de synthèse, le propylthio-uracile semble préférable au carbimazole car il traverse moins le placenta. En outre, certaines malformations ont été rapportées chez des enfants nés d'une mère traitée pendant la grossesse par du carbimazole. La responsabilité du carbimazole est cependant discutée.

Traitement chirurgical

Une thyroïdectomie sub-totale peut être réalisée au cours de la grossesse. Elle a l'avantage de supprimer la thyroïde, lieu de fabrication des TSI et entraîne une diminution des TSI. Le risque d'hypothyroïdie fœtale par l'action des antithyroïdiens de synthèse est également évité. Son inconvénient est que toute intervention chirurgicale entraîne un petit risque d'anoxie fœtale. La date idéale de l'intervention est au début du deuxième trimestre de la grossesse, le risque fœtal semblant moindre. La thyroïde fœtale se forme vers la 11e-12e semaine de grossesse, et on peut ainsi sans aucun danger pour le fœtus, préparer la mère à l'opération par des antithyroïdiens de synthèse pendant le 1er trimestre de façon qu'elle soit opérée en euthyroïdie. L'hyperthyroïdie fœtale chez une mère opérée semble très rare.

Traitements à l'évidence contre-indiqués pendant la grossesse

Les traitements contre-indiqués sont :

– l'iode radioactif, car il irradie et risque de détruire la thyroïde fœtale ;

– l'iode non radioactif, car il risque d'entraîner une hypothyroïdie induite par l'iode avec goitre, éventuellement compressif chez l'enfant ;

– le lithium car il est tératogène.

Les bêta-bloquants sont très discutables car ils traversent la barrière placentaire et semblent entraîner des risques d'hypotrophie, de bradycardie, d'hypoglycémie fœtale et de détresse respiratoire néonatale. Après l'accouchement, l'iode 131 peut être utilisé à condition que la mère n'allaite pas son enfant.

Hyperthyroïdie du nouveau-né

Elle est rare et survient lorsque la mère a des anticorps antirécepteurs de la TSH élevés. La maladie de Basedow peut être découverte en cours de grossesse ou lui être antérieure. Elle est souvent traitée médicalement par des antithyroïdiens de synthèse. Pendant la grossesse, l'hyperthyroïdie est en règle générale minime et bien tolérée. Le traitement médical peut de ce fait être interrompu ou peut ne pas être instauré. Cependant le passage transplacentaire des TSI risque de provoquer une hyperthyroïdie chez le nouveau-né. C'est un argument, pour certains auteurs, pour traiter la mère par de petites doses d'antithyroïdiens de synthèse, même en l'absence de signes cliniques, afin de traiter en même temps l'éventuelle hyperthyroïdie du fœtus in utéro. Par contre, lorsque la maladie de Basedow a été traitée radicalement, avant la grossesse, par l'iode 131 ou la chirurgie, la survenue d'une hyperthyroïdie chez le nouveau-né est exceptionnelle.

Avant la naissance, l'hyperthyroïdie doit donc être suspectée en cas de persistance d'anticorps antirécepteurs de la TSH élevés. Le diagnostic est échographique, fondé sur l'association d'une tachycardie, d'un goitre et d'une avance de l'ossification. Une ponction du sang fœtal, si elle doit être faite dans un but thérapeutique, montre une élévation des hormones thyroïdiennes, un effondrement de la TSH, une augmentation des anticorps antirécepteurs de la TSH. Après la naissance, le diagnostic est fait sur la tachycardie, parfois l'insuffisance cardiaque, l'exophtalmie, le goitre (palpation, échographie). Le diagnostic est surtout confirmé par l'élévation des hormones thyroïdiennes et l'abaissement de la TSH, qui ne présente pas son pic néo-natal physiologique. Le traitement comporte l'administration de bêta-bloquants, d'antithyroïdiens de synthèse (carbimazole : 1 mg/kg/j) et une bonne hydratation. L'évolution se fait vers un retour à la normale en quelques semaines.

Hyperthyroïdie de l'enfant et de l'adolescent [34, 47]

L'hyperthyroïdie se voit chez l'enfant à partir de l'âge de 2 ou 3 ans, très rarement avant. L'hyperthyroïdie de l'enfant et de l'adolescent est presque toujours en rapport avec une maladie de Basedow. Le diagnostic comporte les mêmes éléments que chez l'adulte. On note par ailleurs une accélération de la croissance et un déclin des performances scolaires, avec des troubles de la concentration. Le traitement de l'hyperthyroïdie de l'enfant est très discuté. Le traitement médical par les antithyroïdiens de synthèse est souvent pris de façon irrégulière ; il doit être en outre pris de façon prolongée, durant plusieurs années ; malgré cela, la fréquence des rechutes est plus importante que chez l'adulte.

Le traitement chirurgical expose à des complications plus fréquentes chez l'enfant que chez l'adulte. Le traitement par l'iode radioactif, couramment utilisé aux États-Unis ne l'est pas encore en France, mais il est probable qu'il représente le traitement de choix.

Hyperthyroïdie génétique par mutation du récepteur à la TSH [24, 25, 42, 78]

Il s'agit d'une hyperthyroïdie non auto-immune, familiale, diffuse, sans signes oculaires. Des mutations différentes ont été retrouvées dans les différentes familles décrites. L'hyperthyroïdie récidive après l'intervention chirurgicale si elle est faite. Elle répond à un traitement médical par des antithyroïdiens de synthèse à forte dose.

BIBLIOGRAPHIE

1. Albert SG, Alves LE, Rose EP. Thyroid dysfunction during chronic amiodarone therapy. J Am Coll Cardiol, 1987, *9* : 175-183.
2. Amino N, Tanizawa O, Mori H et al. Aggravation of thyrotoxicosis in early pregnancy and after delivery in Graves'disease. J Clin Endocrinol Metab, 1982, *55* : 108-112.
3. Amino N. Postpartum and silent thyroiditis. *In* : F Monaco, M Satta, B Shapiro, L Troncone (Eds), Thyroid disease. Clinical fundamentals and therapy. Boca Ratan, Ann Harbor, Londres, Tokyo, CRC Press Inc, 1993 : 239-249.
4. Bahn RS, Garrity JA, Gorman CA. Clinical review. Diagnosis and management of Graves'ophthalmopathy. J Clin Endocrinol Metab, 1990, *71* : 559-563.
5. Bahn RS, Heufelder AE. Pathogenesis of Graves'ophtalmopathy. N Engl J Med, 1993, *20* : 1468-1475.
6. Bartalena L, Brogioni S, Grasso L et al. Treatment of amiodarone-induced thyrotoxicosis, a difficult challenge : results of a prospective study. J Clin Endocrinol Metab, 1996, *81* : 2930-2933.
7. Bartalena L, Grasso L, Brogioni S et al. Serum interleukin-6 in amiodarone-induced thyrotoxicosis. J Clin Endocrinol Metab, 1994, *78* : 423-427.
8. Bartalena L, Marcocci C, Pinchera A. Cytokine antagonists : new ideas for the management of Graves'ophtalmopathy. J Clin Endocrinol Metab, 1996, *81* : 446-448 (Editorial).
9. Beck-Peccoz P, Brucker-Davis F, Persani L et al. Thyrotropin-secreting pituitary tumors. Endocr Rev, 1996, *17* : 610-638.
10. Beierwaltes WH. The treatment of hyperthyroidism with iodine-131. Seminars Nucl Med, 1978, *8* : 95-103.

11. Bonnyns M, Sterling I, Renard M et al. Dexamethasone treatment of amiodarone-induced thyrotoxicosis (AIT) with or without persistent administration of the drug. Acta Cardiol 1989, *46* : 235-243.

12. Brennan MD, Erickson DZ, Carney JA, Bahn RS. Nongoitrous (type I) amiodarone-associated thyrotoxicosis : evidence of follicular disruption in vitro and in vivo. Thyroid, 1995, *5* : 177-183.

13. Burch HB, Wartofsky L. Graves'ophtalmopathy : current concepts regarding pathogenesis and management. Endocr Rev, 1993, *14* : 747-793.

14. Burman P, Totterman TH, Oberg K et al. Thyroid autoimmunity in patients on long term therapy with leukocyte-derived interferon. J Clin Endocrinol Metab, 1986, *63* : 1086-1090.

15. Burrow G. Thyroid dysfunction in the recently pregnant : postpartum thyroiditis. Thyroid, 1994, *4* : 363-365.

16. Burrow G. Thyroid function and hyperfunction during gestation. Endocr Rev, 1993, *14* : 194-202.

17. Chanson P, Timsit J. Formes graves des hyperthyroïdies. *In* : Urgences médico-chirurgicales de l'adulte. Paris, Ed. Arnette, 1991 : 605-611.

18. Clerc J, Izembart M, Dagousset F et al. Influence of dose selection on absorbed dose profiles in radioiodine treatment of diffuse toxic goiters in patients receiving or not receiving carbimazole. J Nucl Med, 1993, *34* : 387-393.

19. Cohen JH, Ingbar SH, Braverman LE. Thyrotoxicosis due to ingestion of excess thyroid hormone. Endocr Rev, 1989, *10* : 113-124.

20. Cooper DS. Antithyroid drugs. New Engl J Med, 1984, *311* : 1353-1362.

21. Cottril CM, Mc Allister RG, Gettes L et al. Propranolol therapy during pregnancy, labor and delivery : evidence for transplacental drug transfer and impaired neonatal drug disposition. J Pediatr, 1977, *91* : 812-814.

22. DeGroot LJ, Gorman CA, Pinchera A et al. Therapeutic controversies. Radiation and Graves'ophtalmopathy. J Clin Endocrinol Metab, 1995, *80* : 339-349.

23. DeGroot LJ. Radioiodine and the immune system. Thyroid, 1997, *7* : 259-264.

24. De Roux N, Misrahi M, Brauner R et al. Four families with loss of function mutations of the thyrotropin receptor. J Clin Endocrinol Metab, 1996, *81* : 4229-4235.

25. De Roux N, Polak M, Couet J et al. A neomutation of the thyroid-stimulating hormone receptor in a severe neonatal hyperthyroidism. J Clin Endocrinol Metab, 1996, *81* : 2023-2026.

26. Dremier S, Coppee F, Delange F et al. Thyroid autonomy : mechanism and clinical effects. J Clin Endocrinol Metab, 1996, *81* : 4187-4193.

27. Duprey J, Izembart M, Vallee G, Goupil M. Valeur pronostique des anticorps anti-récepteurs de TSH dans la maladie de Basedow traitée par le carbimazole. Ann Med Int, 1986, *137* : 555-558.

28. Fournier M. Hyperthyroïdie par métastases osseuses des cancers de la thyroïde. Thèse, Paris, 1986.

29. Fradkin JE, Wolff J. Iodide-Induced Thyrotoxicosis. Medicine, 1983, *62* : 1-20.

30. Franklyn JA, Daykin J, Drolc Z et al. Long-term follow-up treatment of thyrotoxicosis by three different methods. Clin Endocr, 1991, *34* : 71-76.

31. Franklyn JA. Syndromes of thyroid hormone resistance. Clin Endocrinol, 1991, *34* : 237-245.

32. Gorman CA. Pathogenesis of Graves'ophtalmopathy. Thyroid, 1994, *4* : 379-384.

33. Graham GD, Burman KD. Radioiodine treatment of Graves'diseases. An assessment of its potential risks. Ann Intern Med, 1986, *105* : 900-905.

34. Hamburger JI. Management of hyperthyroidism in children and adolescents. J Clin Endocrinol Metab, 1985, *60* : 1019-1024.

35. Hamon P, Bovier-Lapierre M, Robert M et al. Hyperthyroidism due to selective pituitary resistance to thyroid hormones in a 15-month-old boy : efficacy of D-thyroxine therapy. J Clin Endocrinol, 1988, *67* : 1089-1093.

36. Hashizume K, Ichikawa K, Nishii Y et al. Effect of administration of thyroxine on the risk of postpartum recurrence of hyperthyroid Graves'disease. J Clin Endocrinol Metab, 1992, *75* : 6-10.

37. Hashizume K, Ichikawa K, Sakurai A et al. Administration of thyroxine in treated Graves disease. Effects on the level of antibodies to thyroid-stimulating hormone receptors and on the risk of recurrence of hyperthyroidism. N Engl J Med, 1991, *324* : 947-953.

38. Higgins HP, Hershman JM. The hyperthyroidism due to trophoblastic hormone. Clin Endocrinol Metab, 1978, *7* : 167-175.

39. Kaplan A. Plasma exchange for non-renal indications. Seminars in Dialysis 1996, *9* : 265-275.

40. Kenda L, Taylor P, Keir MJ, Ross WM. Ablative radioiodine therapy for hyperthyroidism : long term follow up study. Br Med J, 1984, *289* : 361-363.

41. Klein I, Levey GS. Silent thyroiditis. Ann Int Med, 1982, *96* : 242-244.

42. Kopp P, Van Sande J, Parma J et al. Congenital non-autoimmune hyperthyroidism caused by a neomutation in the thyrotropin receptor gene. N Engl J Med, 1995, *332* : 150-154.

43. Lamberg BA, Ikonen E, Osterlund K et al. Antithyroid treatment of maternal hyperthyroidism during lactation. Clin Endocrinol, 1984, *21* : 81-87.

44. Leger A. Hyperthyroïdie et hypothyroïdie. Encycl Méd Chir (Elsevier, Paris), Urgences, 24-132-A-10, 1997, 6 pages.

45. Leger AF, Fragu P, Rougier P et al. Thyroid iodine content measured by X-Ray fluorescence in amiodarone induced thyrotoxicosis. J Nucl Med, 1983, *24* : 582-585.

46. Leger AF, Massin JP, Laurent MF et al. Iodine-induced thyrotoxicosis : analysis of eighty-five consecutive cases. Eur J Clin Invest, 1984, *14* : 449-455.

47. Lippe BM, Landaw EM, Kaplan SA. Hyperthyroidism in children treated with long term medical therapy : twenty-five percent remission every two years. J Clin Endocrinol Metab, 1987, *64* : 1241-1245.

48. Madec AM, Laurent MC, Lorcy Y et al. Thyroid stimulating antibodies : an aid to the strategy of treatment of Graves'disease ? Clin Endocrinol, 1984, *21* : 247-255.

49. March DE, Desai AG, Park CH et al. Struma ovarii : hyperthyroidism in a postmenopausal woman. J Nucl Med, 1988, *29* : 263-265.

50. Martino E, Murtas ML, Loviselli A et al. Percutaneous intranodular ethanol injection for treatment of autonomous functioning thyroid nodules. Surgery, 1992, *112* : 1161-1165.

51. Mc Dermott MT, Burman KD, Hofeldt FD, Kidd GS. Lithium-associated thyrotoxicosis. Am J Med, 1986, *80* : 1245-1248.

52. McKenzie JM, Zakarija M. Clinical revue. The clinical use of thyrotropin receptor antibody measurements. J Clin Endocrinol Metab, 1989, *69* : 1093-1096.

53. Mulligan DC, McHenry CR, Kinney W, Esselstyn CB. Amiodarone-induced thyrotoxicosis : clinical presentation and expended indications for thyroidectomy. Surgery, 1993, *114* : 1114-1119.

54. Okamura K, Ikenoue H, Shiroozu A et al. Reevaluation of the effects of methylmercaptoimidazole and propylthiouracil in patients with Graves'hyperthyroïdism. J Clin Endocrinol Metab, 1987, *65* : 719-723.

55. Papandreaou MJ, Persani L, Asteria C et al. Variable carbohydrate structures of circulating thyrotropin as studied by lectin affinity chromatography in different clinical conditions. J Clin Endocrinol Metab, 1993, *77* : 393-398.

56. Parma J, Duprez L, Van Sande J et al. Somatic mutations in the thyrotropin receptor gene cause hyperfunctioning thyroid adenomas. Nature, 1993, *365* : 649-651.

57. Paschke R, Metcalfe A, Alcalde L et al. Presence of nonfunctional thyrotropin receptor variant transcripts in retroocular and other tissues. J Clin Endocrinol Metab, 1994, *79* : 1234-1238.

58. Paschke R, Tonnacchera M, Van Sande J et al. Identification and functional characterization of two new somatic mutations causing constitutive activation of thyrotropin receptor in hyperfunctioning autonomous adenomas of the thyroid. J Clin Endocrinol Metab, 1994, *79* : 1785-1789.

59. Peters H, Fisher C, Bogner U et al. Treatment of Graves'hyperthyroidism with radioiodine : results of a prospective randomized study. Thyroid, 1997, *7* : 247-252.

60. Prummel MF, Wiersinga WM. Medical management of Graves'ophtalmopathy. Thyroid, 1995, *5* : 231-234.

61. Ratanachaiyavong S, Mc Gregor AM. Immunosuppressive effects of antithyroid drugs. Clin Endocrinol Metab, 1985, *14* : 449-466.

62. Refetoff S, Weiss R, Usala SJ. The syndromes of resistance to thyroid hormone. Endocr Rev, 1993, *14* : 348-399.

63. Refetoff S. Resistance to thyroid hormone : an historical overview. Thyroid, 1994, *4* : 345-350.

64. Reichert LJM, De Rooy HAM. Treatment of amiodarone induced hyperthyroidism with potassium perchlorate and methimazole during amiodarone treatment. Br Med J, 1989, *298* : 1547-1548.

65. Reinwein D, Benker G, Lazarus JH et al. A prospective randomized trial of antithyroid drug dose in Graves'disease therapy. J Clin Endocrinol Metab, 1993, *76* : 1516-1521.

66. Roti E, Minelli R, Gardini E et al. Iodine-induced subclinical hypothyroidism in euthyroid subjects with a previous episode of amiodarone-induced thyrotoxicosis. J Clin Endocrinol Metab, 1992, *75* : 1273-1277.

67. Roti E, Minelli R, Salvi M. Management of hyperthyroidism and hypothyroidism in the pregnant women (Review). J Clin Endocrinol Metab, 1996, *81* : 1679-1682.

68. Russo D, Arturi F, Suarez HG et al. Thyrotropin receptor gene alterations in thyroid hyperfunctioning adenomas. J Clin Endocrinol Metab, 1996, *81* : 1548-1551.

69. Salvi M, Zhang ZG, Haegert D et al. Patients with endocrine ophthalmopathy not associated with overt thyroid disease have multiple thyroid immunological abnormalities. J Clin Endocrinol Metab, 1990, *70* : 89-94.

70. Savoie JC, Massin JP, Thomopoulos P, Leger FA. Iodine-Induced thyrotoxicosis in apparently normal thyroid glands. J Clin Endocrinol Metab, 1975, *14* : 685-691.

71. Smyrk TC, Goellner JR, Brennan MD, Carney JA. Pathology of the thyroid in amiodarone associated thyrotoxicosis. Ann J Surg Pathol, 1987, *11* : 197-202.

72. Solomon BL, Evaul JE, Burman KD, Wartofsky L. Remission rates with antithyroid drug therapy : continuing influence of iodine intake ? Ann Intern Med, 1987, *107* : 510-512.

73. Stadlmayr W, Spitzweg C, Bichlmair AM et al. TSH receptors transcripts and TSH receptor-like immunoreactivity in orbital and pretibial fibroblasts of patients with Graves'ophtalmopathy and pretibial myxoedema. Thyroid, 1997, *7* : 3-12.

74. Takamatsu J, Kuma K, Mozai T. Serum triiodothyronine to thyroxine ratio : a newly recognized predictor of the outcome of hyperthyroidism due to Graves'disease. J Clin Endocrinol Metab, 1986, *62* : 980-1004.

75. Tallstedt L, Lundell G. Radioiodine treatment, ablation, and ophtalmopathy : a balanced perspective. Thyroid, 1997, *7* : 241-246.

76. Tallstedt L, Lundell G, Torring O et al. Occurrence of ophtalmopathy after treatment for Graves'hyperthyroidism. N Engl J Med, 1992, *326* : 1733-1738.

77. Tamai H, Tanaka K, Komaki G et al. HLA and thyrotoxic periodic paralysis in Japanese patients. J Clin Endocrinol Metab, 1987, *64* : 1075-1078.

78. Thomas JL, Leclere J, Hartemann P et al. Familial hyperthyroidism without evidence of autoimmunity. Acta Endocr, 1982, *100* : 512-518.

79. Tomer Y, Davies TF. Infection, thyroid disease, and autoimmunity. Endocr Rev, 1993, *14* : 107-120.

80. Tonacchera M, Van Sande J, Cetani F et al. Functional characteristics of three new germline mutations of the thyrotropin receptor gene causing autosomal dominant toxic thyroid hyperplasia. J Clin Endocrinol Metab, 1996, *81* : 547-554.

81. Totterman TH, Karlsson FA, Bengtsson M, Mendel-Hartvig I. Induction of circulating activated suppressor-like T cells by methimazole therapy for Graves'disease. N Engl J Med, 1987, *316* : 15-22.

82. Vague J, Angeletti S. La paralysie périodique thyrotoxique, sa place nosographique. Ann Endocrinol, 1982, *43* : 23-40.

83. Volpé R. Evidence that the immunosuppressive effects of antithyroid drugs are mediated through actions on the thyroid cell, modulating thyrocyte-immunocyte signaling : a review. Thyroid, 1994, *4* : 217-225.

84. Volpé R. Immunoregulation in autoimmune thyroid disease. N Engl J Med, 1987, *316* : 44-46.

85. Weetman AP. Thyroid associated eye-disease : pathophysiology. Lancet, 1991, *338* : 25-32.

86. Weetman AP, Mc Gregor AM. Autoimmune thyroid disease : developments in our understanding. Endocr Rev, 1984, *5* : 309-355.

87. Weetman AP. The immunomodulatory effect of antithyroid drugs. Thyroid, 1994, *4* : 145-146.

88. Weiss RE, Hayashi Y, Nagaya T et al. Dominant inheritance of resistance to thyroid hormone not linked to defects in the thyroid hormone receptor alpha or beta genes may be due to a defective cofactor. J Clin Endocrinol Metab, 1996, *81* : 4196-4203.

89. WENZEL KW, LENTE JR. Similar effects of thionamide drugs and perchlorate on thyroid stimulating immunoglobulins in Graves'disease : evidence against an immunosuppressive action of thionamide drugs. J Clin Endocrinol Metab, 1984, *58* : 62-69.

90. WIERSINGA WM. Propranolol and thyroid hormone metabolism. Thyroid, 1991, *1* : 273-277.

91. WOOLF PD. Transient painless thyroiditis with hyperthyroidism : a variant of lymphocytic thyroiditis ? Endocr rev, 1980, *1* : 411-420.

Chapitre 7

HYPOTHYROÏDIE

Le terme d'hypothyroïdie recouvre un ensemble de syndromes dans lesquels le taux sérique d'hormones thyroïdiennes libres est anormalement bas.

L'hypothyroïdie reconnaît de multiples étiologies, indiquées dans le tableau 7-I. On distingue :

– l'hypothyroïdie dite « primaire », « primitive », « périphérique », ou encore « d'origine basse », due à une anomalie thyroïdienne ;

– l'hypothyroïdie dite « secondaire », « centrale » ou « d'origine haute », due à une anomalie hypothalamo-hypophysaire.

On abordera successivement les hypothyroïdies d'origine basse de l'adulte, du nouveau-né, de l'enfant, la surveillance biologique du traitement des hypothyroïdies d'origine basse, puis les hypothyroïdies d'origine hypothalamo-hypophysaires et leur traitement.

Tableau 7-I **Principales étiologies des hypothyroïdies primaires et secondaires**

Hypothyroïdies primaires acquises chez l'adulte et le grand enfant
Hypothyroïdies fréquentes
Thyroïdites auto-immunes
Myxœdème atrophique
Maladie de Hashimoto
Hypothyroïdies iatrogènes
au cours de traitement par antithyroïdiens de synthèse
après thyroïdectomie
après un traitement par iode 131
induite par l'iode
au décours d'une hyperthyroïdite induite par l'iode
Hypothyroïdies transitoires non iatrogènes
au décours d'une thyroïdite subaiguë
hypothyroïdie du post-partum
Hypothyroïdies rares
Hypothyroïdies iatrogènes
induite par le lithium
induite par les cytokines
Hypothyroïdie transitoire péripubertaire de la jeune fille
Maladies infiltratives de la thyroïde
Fréquence variable selon les pays : carence endémique en iode.

(*suite au verso*)

Hypothyroïdies primaires chez le nouveau-né et le jeune enfant
Hypothyroïdies congénitales définitives
Dysgénésies thyroïdiennes
Athyréose
Ectopie thyroïdienne
Troubles de l'hormonosynthèse thyroïdienne
absence de transport actif de l'iodure
anomalie de l'organification et du couplage
bloc partiel
bloc complet
anomalie de synthèse de la thyroglobuline
absence de désiodation des iodotyrosines
Résistance thyroïdienne à la TSH
Résistance périphérique aux hormones thyroïdiennes
Hypothyroïdies néonatales transitoires
Hypothyroïdies transitoires non iatrogènes
d'origine maternelle auto-immune
Hypothyroïdies transitoires iatrogènes
induites par l'iode
induites par les antithyroïdiens de synthèse
Hypothyroïdies secondaires
Hypothyroïdies secondaires d'origine hypophysaire
Hypothyroïdies secondaires d'origine hypothalamique
Anomalie de la TSH

Hypothyroïdies primaires de l'adulte et du grand enfant

Les signes et les symptômes révélateurs de l'hypothyroïdie dépendent de son ancienneté et de son intensité [57, 67]. Les principaux signes cliniques observés chez l'adulte sont les suivants :

- asthénie ;
- gain de poids ;
- frilosité ;
- constipation ;
- peau sèche, infiltrée, pâle ;
- ralentissement, somnolence ;
- troubles de la concentration ;
- troubles menstruels ;
- chute des cheveux ;
- crampes musculaires ;
- bradycardie, cardiomégalie ;
- syndrome du canal carpien ;
- ongles cassants ;
- anémie.

L'hypothyroïdie est mise en évidence par les examens in vitro. Le bilan d'une hypothyroïdie d'origine basse montre un abaissement des hormones thyroïdiennes T3 et T4 et une augmentation de la TSH. Dans certains cas le bilan est un peu différent ; il sera détaillé au fur et à mesure.

THYROÏDITES CHRONIQUES AUTO-IMMUNES

Ces hypothyroïdies ont en commun des critères biologiques d'atteinte auto-immune et sur le plan histocytologique, une infiltration lymphocytaire de la thyroïde. On oppose schématiquement deux formes cliniques, l'une avec thyroïde de petite taille, le myxœdème atrophique, l'autre avec « goitre », la thyroïdite de Hashimoto. Les relations entre les deux demeurent mal connues. Les physiopathologies des deux affections semblent distinctes, avec des points communs. Les thyroïdites chroniques auto-immunes sont associées à certains groupes HLA, de façon variable selon les études. Il semble que l'augmentation du bilan iodé dans une population à bilan iodé antérieurement normal ou bas est associée avec une augmentation des anticorps antithyroïdiens circulants et de l'infiltration lymphocytaire de la thyroïde.

Myxœdème atrophique [5]

L'hypothyroïdie survient progressivement. Le corps thyroïde est atrophique à la palpation, petit et hétérogène à la scintigraphie, avec une fixation basse (fig. 7-1). À aucun moment de l'évolution il n'y a eu de goitre. Les anticorps antithyroïdiens, antithyroglobuline et antiperoxydase sont presque toujours présents à des titres élevés. Des anticorps antirécepteurs de la TSH bloquants peuvent être retrouvés, ainsi que d'autres anticorps non recherchés en routine. L'hypothyroïdie est habituellement définitive. Une hormonothérapie thyroïdienne complémentaire est indispensable.

Thyroïdite de Hashimoto [67, 79, 83]

Elle a été initialement décrite à propos de cas d'hypothyroïdie avec de gros goitres très fermes, qui avaient été opérés. Elle semble de plus en plus fréquente. En fait il ne s'agit pas à proprement parler de goitres puisqu'il y a, sur le plan anatomopathologique, une infiltration lymphocytaire, et non pas une hyperplasie du parenchyme thyroïdien lui-même. Cependant l'impression clinique est celle de goitre. L'appellation éponymique est restée d'usage dans des hypothyroïdies variées, également appelées « thyroïdites auto-immunes » ou « thyroïdites lymphocytaires ». La thyroïdite de Hashimoto survient chez une femme d'âge moyen (sex-ratio 10 à 20 femmes pour 1 homme), présentant typiquement

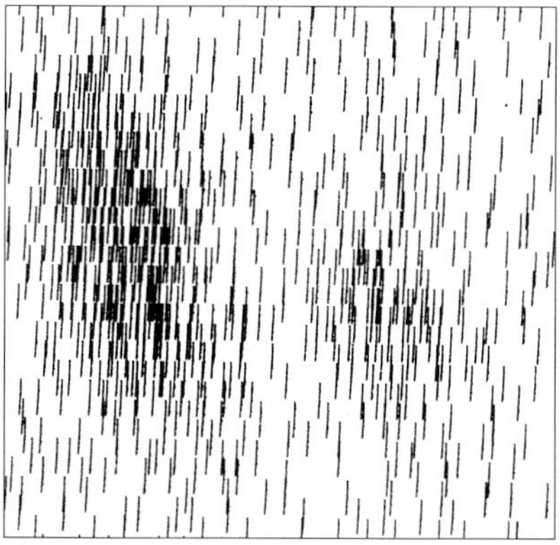

Figure 7-1 **Myxœdème atrophique.**

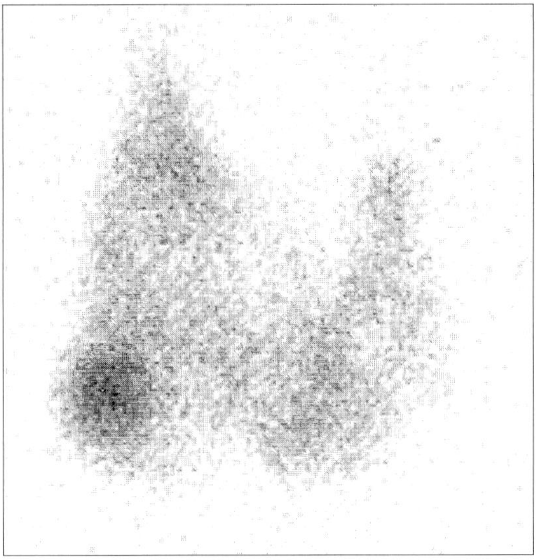

Figure 7-2 **Thyroïdite chronique auto-immune simulant un nodule chaud droit.**
Hypothyroïdie biologique avec élévation de la TSH endogène.

un « goitre » très ferme, plus ou moins bosselé. On peut voir des formes intermédiaires, globales ou localisées, avec goitre ou sans goitre, nodulaires ou homogènes, de consistance très ferme ou normale. Il est en général difficile de préciser la date d'apparition des signes.

La scintigraphie montre une thyroïde plus ou moins augmentée de volume, avec une répartition plus ou moins homogène du radio-iode (fig. 7-2). La fixation de l'iode radioactif est variable, basse, normale, ou élevée. Les titres d'anticorps anti-microsomes sont élevés dans presque tous les cas ; les anticorps antithyroglobuline sont souvent présents, à des titres moins élevés. L'hypothyroïdie est le plus souvent définitive. Il se peut cependant que l'évolution se fasse vers le retour à l'euthyroïdie. Il peut même secondairement survenir une autre pathologie thyroïdienne auto-immune telle qu'une hyperthyroïdie de type Basedow.

Autres tableaux cliniques

La thyroïdite chronique auto-immune peut se présenter sous des tableaux cliniques différents.

Le début de l'évolution peut se présenter comme une hyperthyroïdie. C'est ce qui est appelé dans la littérature anglo-saxonne « Hashitoxicosis ». Cet épisode thyrotoxique est parfois simplement retrouvé à l'interrogatoire lorsque le diagnostic n'est fait qu'à la phase d'hypothyroïdie.

Une ophtalmopathie, semblable à l'ophtalmopathie basedowienne, peut se voir dans un faible pourcentage de cas de thyroïdite de Hashimoto à toutes les phases de l'évolution.

Un nodule froid est parfois associé à la thyroïdite chronique auto-immune, cliniquement individualisable ou seulement découvert à la scintigraphie. On a noté la fréquence particulière des lymphomes survenant sur ce terrain. Il pourrait s'agir de la transformation maligne des lymphocytes infiltrant la thyroïde, favorisée ou non par la présence d'anticorps circulant dans le sérum. L'association d'une thyroïdite auto-immune avec un nodule froid relève donc d'une intervention chirurgicale avec examen anatomopathologique extemporané.

HYPOTHYROÏDIES IATROGÈNES FRÉQUENTES

Au cours d'un traitement par antithyroïdiens de synthèse

Il s'agit en général du traitement d'une hyperthyroïdie de type Basedow. Le traitement est commencé à dose dite d'attaque (60 mg par jour de carbimazole par exemple), puis progressivement diminué, en fonction de la rapidité d'amélioration de l'hyperthyroïdie. L'hypothyroïdie se voit en général dans les premiers mois du traitement, si la dose d'antithyroïdiens de synthèse est excessive. Les signes cliniques sont volontiers dissociés, avec à la fois des signes d'hyperthyroïdie et des signes d'hypothyroïdie. Sur le plan biologique, on observe un abaissement des hormones thyroïdiennes. La TSH peut rester abaissée plusieurs semaines, même si les hormones sont basses. Lorsque la TSH s'élève, elle entraîne une nouvelle augmentation de volume du goitre, très évocatrice d'hypothyroïdie après une diminution de volume au début du traitement.

Il y a deux façons de traiter cette hypothyroïdie :

– soit en diminuant les antithyroïdiens de synthèse (par exemple 5 à 10 mg par jour de carbimazole), de façon à inhiber seulement en partie l'organification et à laisser une hormonogenèse partielle ;

– soit en laissant une dose un peu plus importante d'antithyroïdiens de synthèse et en y ajoutant de la L-T4 (par exemple carbimazole 20 mg par jour + L-T4 50 à 100 µg par jour).

Après une thyroïdectomie

L'hypothyroïdie est d'autant plus profonde que la thyroïdectomie a été totale et qu'il reste peu de parenchyme en place. Elle ne survient pas immédiatement après l'intervention, étant donné la demi-vie de la T4 (de l'ordre de 1 semaine) mais 3 à 4 semaines environ après l'intervention. La scintigraphie a peu d'intérêt ; elle met en évidence les éventuels reliquats et très souvent une fixation thyréoglosse, activée par l'élévation de la TSH endogène.

Si la thyroïdectomie a été faite pour un nodule froid ou un goitre, la quantité de parenchyme restant est variable selon les découvertes peropératoires. Même s'il reste assez de parenchyme pour éviter une hypothyroïdie, la TSH va augmenter un peu ; il paraît logique de mettre en route une hormonothérapie thyroïdienne pour éviter cette augmentation, la réapparition d'un goitre à moyen terme et sa nodularisation.

Si l'hypothyroïdie n'est pas traitée, et s'il reste du parenchyme thyroïdien en place, l'augmentation de la TSH endogène provoque une hypertrophie du parenchyme restant.

Après traitement d'une maladie de Basedow par l'iode 131

L'hypothyroïdie peut être précoce ou tardive. Elle est mise en évidence par le bilan biologique. La scintigraphie n'a pas d'intérêt. Lorsque l'hypothyroïdie est précoce, elle peut être transitoire ou définitive.

• Précoce et transitoire elle apparaît dans les mois qui suivent la dose d'iode 131. Aucun élément ne permet de prévoir son caractère transitoire. Si elle est purement biologique, cliniquement bien supportée, on peut se contenter d'attendre, sans la traiter, en faisant un nouveau contrôle biologique quelques semaines ou quelques mois après ; si elle s'aggrave sur le plan biologique, on la traite. Si l'hypothyroïdie est cliniquement patente, une hormonothérapie thyroïdienne doit être instituée. Le traitement doit être suivi d'une normalisation des signes cliniques et/ou biologiques. Lorsqu'une hypothyroïdie transitoire est traitée par une hormonothérapie thyroïdienne et disparaît spontanément, l'hormonothérapie est en règle mal supportée avec réapparition de signes d'hyperthyroïdie, sans doute parce que la thyroïde est non freinable.

• Précoce et définitive, l'hypothyroïdie doit être traitée dès qu'elle est cliniquement évidente. L'évolution fera la preuve de son caractère définitif.

• Tardive et définitive, elle survient plusieurs mois à plusieurs années après le traitement par l'iode 131. La fréquence de cette hypothyroïdie est estimée à 15 à 20 p. 100 des patients dans l'année qui suit la dose thérapeutique d'iode 131, puis augmente de façon sensiblement linéaire d'environ 3 à 4 p. 100 par an. Le mécanisme initial est l'irradiation de cellules folliculaires qui ne sont plus capables de se multiplier. Il peut éventuellement se rajouter un mécanisme auto-immun. Divers facteurs interviennent dans la date de survenue de l'hypothyroïdie : la dose administrée, la fixation thyroïdienne de l'iode et la demi-vie dans la thyroïde, l'hétérogénéité de fixation et donc de distribution de l'irradiation, le volume du corps thyroïde, d'autant plus radio-sensible qu'il est petit, enfin des facteurs de sensibilité individuelle, avec une radio-résistance plus grande chez l'homme.

Hypothyroïdie induite par surcharge iodée [2]

L'hypothyroïdie induite par l'iode est plus fréquente dans les pays où le bilan iodé alimentaire est élevé que dans les pays où il est bas.

En France, la surcharge iodée en cause est le plus souvent l'amiodarone. On estime que 10 p. 100 ou plus des sujets âgés traités par amiodarone en sont atteints. Elle survient volontiers chez un sujet très âgé, éventuellement porteur d'une thyroïdite auto-immune latente. La thyroïde est le plus souvent ferme, un peu hypertrophiée. Souvent elle est difficilement accessible à la palpation chez une personne voûtée.

L'hypothyroïdie induite par surcharge iodée est due à un trouble de l'organification de l'iodure. Celui-ci est démontré par l'étude cinétique de la fixation de l'iode radioactif, injecté par voie intraveineuse, et par le test au perchlorate (fig. 7-3). La courbe de fixation montre une rapide montée initiale puis une cassure et un plateau de fixation vers 30 à 60 min. Le pourcentage de fixation, au moment de ce plateau, dépend du volume du goitre, et de l'intensité de l'élévation de la TSH. Le test de décharge par le perchlorate fait vers la 30e min (400 mg per os) est positif, avec (classiquement) une chute de la fixation d'au moins 25 p. 100 de la fixation initiale dans l'heure qui suit l'ingestion de perchlorate (voir fig. 7-3 et fig. 7-9 p. 136).

La scintigraphie précoce faite au moment du plateau, avant le test au perchlorate, montre un bon contraste ; ce contraste, bon malgré la surcharge iodée, sans faire la preuve du bloc de l'organification, suffit au diagnostic en pratique, en particulier lorsqu'il s'agit de patients âgés et fatigués, et qu'on veut leur éviter un examen prolongé. Il suffit même de faire la scintigraphie au pertechnétate (fig. 7-4). Par contre une scintigraphie faite à la 24e heure ne permet pas toujours de faire le diagnostic : si le bloc de l'organification est complet, l'iodure intra-thyroïdien et l'iodure extra-thyroïdien sont déjà éliminés par voie rénale et le contraste peut être nul ou très faible : il n'est plus possible de faire un test au perchlorate.

Enfin, la scintigraphie peut être hétérogène et le bloc de l'organification peut être localisé à un lobe, ou à une zone d'un lobe.

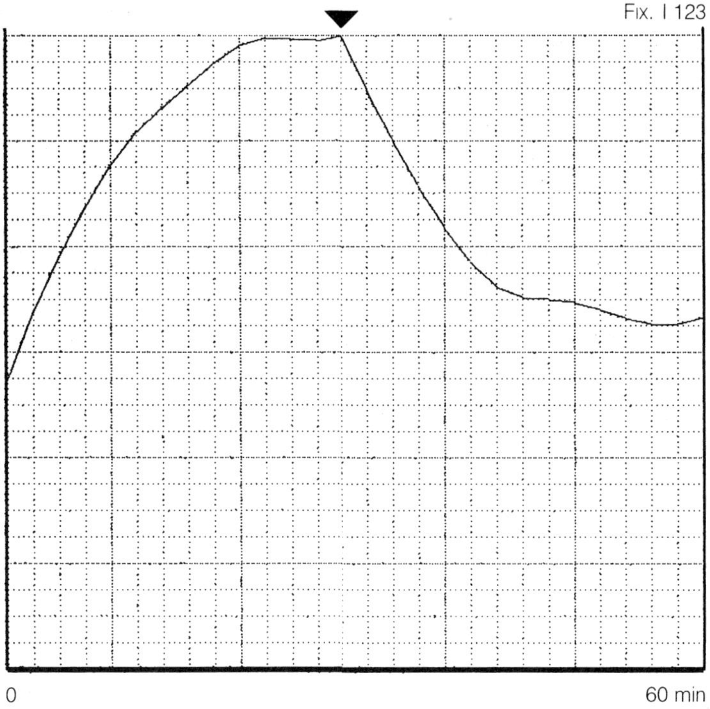

Figure 7-3 **Étude cinétique de l'iode 123 avec test au perchlorate, au cours d'un bloc de l'organification.**
Ascension initiale rapide de la fixation suivie d'un plateau entre 20 et 30 min ; après ingestion de perchlorate (flèche noire), la fixation baisse en 30 min à environ 55 p. 100 de sa valeur au plateau.

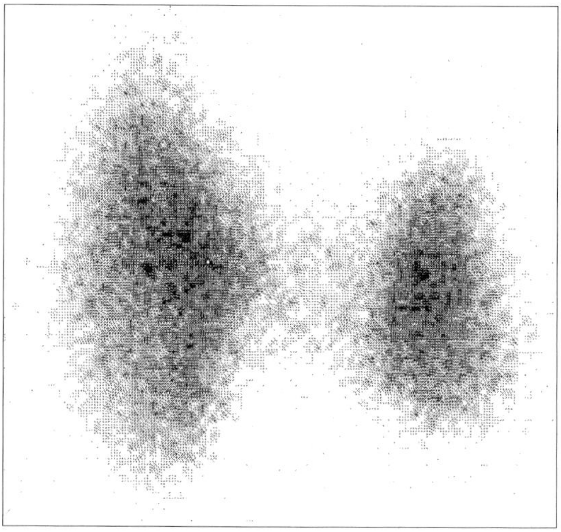

Figure 7-4 **Hypothyroïdie induite par l'iode.**
La scintigraphie, faite avec de l'I 123, montre un excellent contraste à 30 min.

L'hypothyroïdie peut se prolonger des mois ou des années, si le diagnostic n'est pas fait. Lorsque le diagnostic est fait, l'hormonothérapie thyroïdienne permet de rétablir l'euthyroïdie. Il n'est pas nécessaire d'arrêter l'apport d'iode ; si la surcharge iodée peut être interrompue, le bloc de l'organification cesse dès que la surcharge iodée est éliminée ; en pratique le traitement peut être arrêté dès la normalisation de l'iodurie.

Hypothyroïdie au décours d'une hyperthyroïdie induite par l'iode

Au cours de l'évolution de l'hyperthyroïdie induite par l'iode, la diminution progressive des hormones thyroïdiennes est suivie d'une phase d'hypothyroïdie durant 4 à 6 semaines en moyenne, sans traduction clinique. Au cours de cette hypothyroïdie la fixation de l'iode radioactif réapparaît, ainsi que la réponse au TRH. Il ne s'agit pas d'une hypothyroïdie induite par l'iode. L'hypothyroïdie traduit ici la dépression thyroïdienne en hormones avant la réapparition d'une hormonosynthèse.

La guérison survient ensuite sans séquelle apparente.

HYPOTHYROÏDIES TRANSITOIRES NON IATROGÈNES FRÉQUENTES

Hypothyroïdie au décours d'une thyroïdite subaiguë de De Quervain

L'évolution comporte en règle une première phase aiguë d'hyperthyroïdie avec douleurs, augmentation de la vitesse de sédimentation, scintigraphie blanche. L'hypothyroïdie survient au décours de la phase d'hyperthyroïdie. Pendant l'hypothyroïdie qui est le plus souvent infra-clinique, réapparaît la fixation de l'iode radioactif, si on la vérifie. L'hypothyroïdie biologique dure en général quelques semaines. L'évolution se fait habituellement vers le retour à l'euthyroïdie sans séquelle. Il se produit, rarement, une ou plusieurs rechutes identiques à l'épisode initial.

Hypothyroïdies du post-partum [58]. (Voir aussi p. 113)

Elles sont probablement assez fréquentes, volontiers méconnues et étaient sans doute souvent rendues responsables des « états dépressifs » du post-partum. Il s'agit en fait d'une thyroïdite lymphocytaire indolore. Les anticorps antimicrosomes sont presque constamment retrouvés, les anticorps antithyroglobulines inconstamment. On pense que c'est une exacerbation d'une thyroïdopathie auto-immune sous-jacente durant le rebond immun qui suit l'accouchement.

Le plus souvent il y a une phase d'hyperthyroïdie transitoire suivie d'une phase d'hypothyroïdie 3 à 6 mois après l'accouchement. La guérison spontanée survient le plus souvent, mais il peut persister une hypothyroïdie définitive.

HYPOTHYROÏDIES PRIMAIRES RARES

Hypothyroïdie iatrogène induite par le lithium [55]

L'hypothyroïdie induite par le lithium est rare. Son mécanisme est mal élucidé. Il y a un goitre vasculaire. L'hypothyroïdie est d'intensité très variable. La fixation de l'iode radioactif est élevée, précocement dans les premières heures, et à la 24e heure. La scintigraphie montre une thyroïde homogène, si la thyroïde était antérieurement normale. Si l'on étudie la fixation dans les jours suivants (donc avec de l'iode 131) on voit que cette fixation reste en plateau à un taux élevé, si l'hypothyroïdie est très profonde, ou bien chute progressivement si l'hypothyroïdie est partielle.

Hypothyroïdie iatrogène induite par les cytokines [12, 17]

Une dysthyroïdie survient chez environ 10 p. 100 des patients porteurs de cancers ou d'hépatites chroniques traités par interféron alpha. Le plus souvent il s'agit d'hypothyroïdie, mais on observe aussi des hyperthyroïdies suivies d'hypothyroïdies ou bien l'apparition ou l'augmentation d'anticorps antiperoxydase. La présence d'anticorps antithyroperoxydase préalablement au traitement par interféron paraît être un facteur de risque. Le bilan fait évoquer le diagnostic d'hypothyroïdie par thyroïdite auto-immune. Le plus souvent il s'agit d'une pathologie transitoire. Après arrêt de l'interféron, le retour à l'euthyroïdie est la règle.

Hypothyroïdie transitoire de la puberté

Une hypothyroïdie transitoire avec goitre s'observe parfois aux alentours de la puberté, et reste transitoire. Ces cas sont rares et mal documentés. Il s'agit peut-être d'une pathologie auto-immune spontanément régressive non diagnostiquée du fait de l'absence d'anticorps.

Maladies infiltratives de la thyroïde

L'infiltration du parenchyme thyroïdien, au cours de maladies métaboliques telles que amylose, cystinose, sarcoïdose, par un lymphome ou par des métastases thyroïdiennes d'une tumeur non thyroïdienne, peut entraîner une hypothyroïdie. Le diagnostic étiologique dépend du contexte.

ANOMALIES HYPOPHYSAIRES SECONDAIRES À UNE HYPOTHYROÏDIE

Lorsqu'une hypothyroïdie a évolué pendant un certain temps sans traitement, il est possible de voir se développer une augmentation de volume de l'hypophyse, soit par adénome thyréotrope, soit par hyperplasie des cellules thyréotropes, sans doute beaucoup plus fréquente. Le diagnostic est souvent fait devant un syndrome aménorrhée-galactorrhée en rapport avec l'hyperprolactinémie associée. La TSH est élevée et stimulable par le TRH. Une hormonothérapie thyroïdienne permet la normalisation de la TSH, voire la régression du volume hypophysaire.

COMA MYXŒDÉMATEUX [3-5, 16, 22, 36, 44, 50, 51]

Il survient chez le sujet âgé, présentant une hypothyroïdie ancienne évoluant sans traitement. Il est parfois précipité par une maladie intercurrente, une exposition au froid ou une prise de médicaments. C'est un coma calme avec des troubles respiratoires (bradypnée, insuffisance respiratoire par infiltration des muqueuses et atteinte musculaire), troubles cardiovasculaires (bradycardie, hypotension, collapsus), hypothermie (qui peut manquer en cas d'infection associée). La peau est froide et infiltrée, la voix rauque. Le traitement doit être commencé devant les signes cliniques sans attendre les résultats du bilan biologique. La T4 est effondrée, la TSH est élevée, parfois de façon très modérée par rapport à l'effondrement de la T4. L'abaissement de la T3 n'a que peu de valeur, chez ce patient gravement malade. Si les signes caricaturaux d'hypothyroïdie manquent, il faut chercher une autre origine au coma. Cependant on commence le traitement même sans certitude clinique. Le traitement associe réchauffement, corticothérapie, traitement d'une éventuelle maladie déclenchante, restriction hydrosodique, et surtout hormonothérapie thyroïdienne, au sujet de laquelle deux tendances s'opposent. Les uns préconisent un traitement progressif, prudent, mais qui a l'inconvénient de demander du temps, alors que le pronostic est très sombre. Les autres proposent une restauration rapide du pool hormonal par de grosses doses de T3 pendant les premiers jours, relayées par de la thyroxine. Avec ce dernier protocole, le pronostic semble meilleur.

HYPOTHYROÏDIE PAR CARENCE IODÉE ENDÉMIQUE [29, 75]

La carence iodée a été reconnue comme la cause principale du goitre endémique. On estime à 200 millions le nombre d'êtres humains porteurs d'un goitre endémique. C'est l'une des grandes préoccupations de la santé dans le monde car, dans les régions de carence iodée importante, le goitre est associé à une hypothyroïdie plus ou moins profonde avec des troubles du développement du système nerveux central et des troubles de la croissance. Sur le plan biologique la carence iodée entraîne une sécrétion préférentielle de T3. L'introduction d'iode dans le sel alimentaire, préconisée par l'Organisation mondiale de la santé, a eu pour conséquence une diminution de la prévalence du goitre endémique dans les pays concernés. Le goitre endémique peut encore se voir en Europe dans les régions montagneuses. Il a disparu dans les régions où l'apport systématique d'iode dans le sel alimentaire a été réalisé. Sur les autres continents, on le trouve surtout dans certains pays montagneux du Sud-Est asiatique, d'Afrique Noire et en Indonésie.

L'hypothyroïdie par carence iodée endémique a pratiquement disparu en France. Elle peut toutefois se rencontrer chez des patients dont l'alimentation est particulièrement pauvre en iode, en particulier des personnes âgées s'alimentant très peu.

Hypothyroïdies du nouveau-né

Certaines hypothyroïdies congénitales ne sont pas diagnostiquées à la période néonatale car la TSH n'est pas encore élevée, ou trop peu. C'est le cas de certaines grosses ectopies et de l'absence congénitale de désiodase qui seront traitées au paragraphe « hypothyroïdie de l'enfant » (voir p. 142).

CIRCONSTANCES DE DÉCOUVERTE ET EXPLORATION

L'incidence de l'hypothyroïdie congénitale est d'environ 1 cas sur 3 à 4 000 naissances. Chez le nouveau-né le diagnostic est évoqué devant la raucité de la voix, la constipation, la prolongation de l'ictère néonatal, le caractère endormi, la peau sèche. La taille et le poids sont normaux. Chez le prématuré, des apnées et un ballonnement abdominal peuvent être les seuls signes cliniques. En fait, dans les pays développés, le diagnostic est fait par le dosage systématique de la TSH, au 5e jour de la vie, date à laquelle le pic post-natal de la TSH a disparu.

Lorsque la TSH est supérieure à 30 mU/l, l'enfant est reconvoqué rapidement. Une TSH trouvée entre 15 et 30 mU/l est contrôlée. Un prélèvement de sang permet d'une part de vérifier l'élévation de la TSH, d'autre part de doser la T4 et/ou la T3, abaissées en cas d'hypothyroïdie.

Il est nécessaire, chaque fois que c'est possible, de préciser l'étiologie d'une hypothyroïdie néonatale. La principale raison est que dans certains cas l'hypothyroïdie est transitoire et que l'on pourra interrompre le traitement après quelques mois. De plus, la connaissance de l'étiologie permet d'apprécier le pronostic, de rassurer les parents. Enfin l'étude à long terme des résultats du screening systématique néonatal sera certainement enrichie par la connaissance des étiologies.

L'exploration isotopique *in vivo* est actuellement l'examen qui permet dans le plus grand nombre de cas de préciser le type de l'hypothyroïdie néonatale. Les autres examens ne sont pas aussi performants. L'échographie est de réalisation difficile chez le nouveau-né et ne voit pas les ectopies lorsqu'elles sont haut situées ; en cas de goitre, elle ne permet pas d'en préciser l'étiologie. Le dosage de thyroglobuline, lorsqu'elle est nulle, ne permet pas de distinguer une athyréose d'une anomalie congénitale de synthèse de la Tg ; lorsqu'elle est élevée, le résultat ne permet pas de distinguer une ectopie des autres anomalies congénitales. Dans certains cas le diagnostic précis ne pourra être fait que rétrospectivement devant l'évolution.

Délai de l'exploration isotopique

Il ne faut en aucun cas retarder le traitement. Celui-ci est commencé dès le diagnostic biologique fait. En effet, les dommages cérébraux seront d'autant plus profonds et irréversibles que l'hypothyroïdie est survenue tôt et qu'elle demeure longtemps non traitée. Le bilan isotopique peut être fait après le début du traitement. Il faut le faire alors que la TSH est encore élevée. La normalisation de la TSH nécessitant un certain temps, quelques jours de traitement ne gênent pas le bilan isotopique in vivo.

Technique

La palpation de la thyroïde est possible chez le nouveau-né : elle pèse normalement 1 à 2 g et, étant très superficielle, est palpable en plaçant le nouveau-né la tête en arrière. Avec un peu d'expérience on a une orientation étiologique, selon que l'on palpe un goitre, une thyroïde en place de taille normale ou une loge thyroïdienne vide.

L'iode 123 (p, 5n), acceptable chez le nouveau-né sur le plan dosimétrique est préférable au pertechnétate $^{99m}TcO4$, pour des raisons détaillées ci-dessous. L'isotope est de préférence administré par voie intraveineuse, pour pouvoir faire la scintigraphie rapidement, et avoir la possibilité d'étudier la cinétique intrathyroïdienne du traceur en cas de trouble de l'hormonogenèse ; une autre raison est de ne pas méconnaître une absence congénitale de transport actif de l'iodure (cependant ce trouble est très rare). On fait une première image vers la 20e min après l'injection.

HYPOTHYROÏDIES CONGÉNITALES DÉFINITIVES

Dysgénésies thyroïdiennes, ectopie ou athyréose

Elles sont l'étiologie la plus fréquente des hypothyroïdies néonatales (2/3 des cas). L'athyréose pourrait être le stade final de l'évolution d'une ectopie devenue non fonctionnelle. Il est possible que ces dysgénésies soient d'origine auto-immune. Dans un certain nombre de cas, on a, en effet, pu retrouver des anticorps antirécepteurs de la TSH, des anticorps cytotoxiques, des anticorps inhibant la croissance cellulaire, et des anticorps contre le « deuxième antigène de la colloïde », avec pour certains de ces anticorps, une très bonne corrélation entre leur présence chez la mère et chez l'enfant.

Le bilan biologique montre une élévation de la TSH, un abaissement de la T3 et de la T4. Cette baisse est variable en cas d'ectopie, en fonction de son volume. En cas d'athyréose, la T4 n'est pas nulle dans les premiers jours de la vie ; elle devient indétectable avant la fin du premier mois ; l'origine en est un passage transplacentaire de la T4 maternelle. On palpe une loge thyroïdienne vide, c'est-à-dire qu'on palpe directement les anneaux trachéaux sous le cartilage cricoïde. Une thyroïde ectopique est parfois palpable, au-dessus de la loge thyroïdienne normale. La scintigraphie montre l'absence de fixation de l'isotope au niveau de la loge thyroïdienne, et dans le cas de l'ectopie une fixation médiane ou para-médiane située entre la loge thyroïdienne normale et la base de la langue (fig. 7-5). L'iode 123 est ici préférable au $^{99m}TcO4$ car l'iode organifié, s'accumule dans la thyroïde ectopique, d'où un meilleur contraste scintigraphique. Ainsi l'image de l'ectopie ne risque pas d'être noyée dans la radioactivité salivaire et buccale. Il s'agit dans 10 p. 100 des cas d'une ectopie double, avec 2 foyers de fixation superposés (fig. 7-6).

Le dosage de thyroglobuline donne un résultat nul en cas d'athyréose, mais peut donner un résultat abaissé ou élevé en cas d'ectopie thyroïdienne.

Lorsque la scintigraphie montre l'absence de fixation cervicale, et si la palpation et/ou l'échographie sont en faveur d'une thyroïde en place, il faut évoquer soit une absence congénitale du transport actif de iodure, soit une résistance congénitale à la TSH (dans ce cas la thyroïde est atrophique).

Troubles congénitaux de l'hormonogenèse [46, 63]

Ils sont caractérisés par l'existence d'une thyroïde qui est en place et hypertrophiée. Ils sont rares (10 p. 100 des hypothyroïdies congénitales). Ils correspondent aux divers stades de l'hormonogenèse thyroïdienne :

- absence de transport actif de l'iodure ;
- troubles de l'organification de l'iodure et du couplage des iodotyrosines (MIT et DIT) en T3 et T4 ;
- anomalies de synthèse de la thyroglobuline (Tg) ;
- absence de désiodation des hormones thyroïdiennes.

Les trois premières anomalies congénitales donnent des hypothyroïdies dès la naissance et peuvent donc être décelées chez le nouveau-né.

L'absence de désiodation des hormones thyroïdiennes ne se révèle que dans la seconde enfance.

Absence congénitale de transport actif de l'iodure [42]

Très rare, elle est d'un grand intérêt diagnostique car un traitement par une surcharge iodée massive permet de restaurer une hormonogenèse normale. Le diagnostic est simple : l'estomac présente normalement, comme la cellule

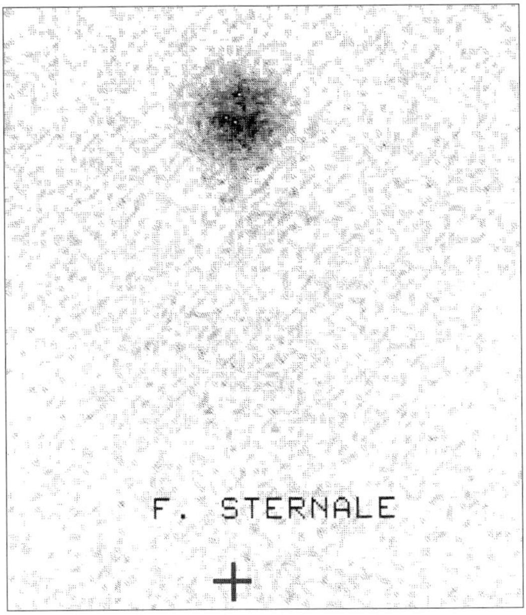

Figure 7-5 **Ectopie thyroïdienne chez un nouveau-né.**

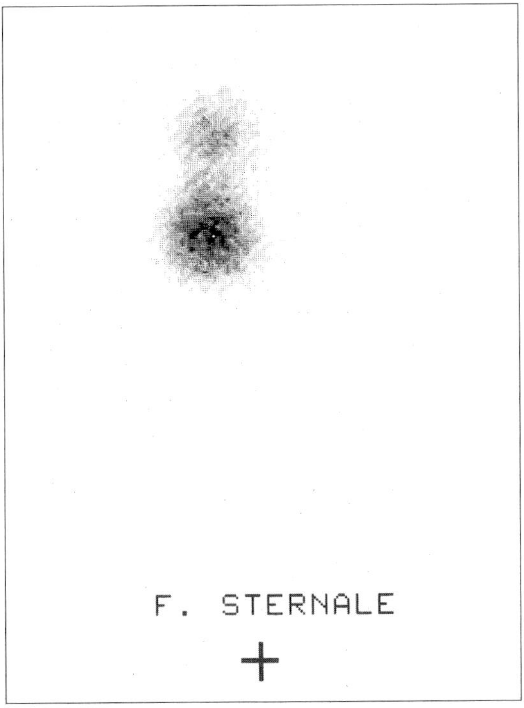

Figure 7-6 **Ectopie double chez un nouveau-né.**
Point de repère = fourchette sternale.

thyroïdienne, un transport actif de l'iodure et du $^{99m}TcO4$ ainsi que, éventuellement, son absence congénitale. Devant une absence de fixation cervicale, il faut systématiquement vérifier le transport actif de l'iodure au niveau de l'estomac : si on voit l'estomac, c'est très probablement une athyréose (fig. 7-7) ; si on ne voit aucun contraste au niveau de l'estomac, c'est une absence congénitale de transport actif de l'iodure (fig. 7-8). C'est pourquoi l'isotope doit avoir été administré par I.V., et non per os. Par ailleurs le transport actif de l'iodure, sous la dépendance de la TSH et adaptatif au niveau de la thyroïde, n'est pas sous la dépendance de la TSH et n'est pas adaptatif au niveau de l'estomac ; on peut donc vérifier son existence au niveau de l'estomac même au cours d'un traitement hormonal freinant la TSH, et même en cas de surcharge iodée.

Un apport d'iode 100 à 1 000 fois supérieur au bilan alimentaire normal permet, par transport passif de l'iode dans la cellule thyroïdienne, une hormonogenèse quasi physiologique, sans risque et sans les à-coups d'une hormonothérapie thyroïdienne par la L-T4 au cours de la croissance de l'enfant.

Anomalies congénitales de l'organification et du couplage [7, 8, 52, 77]

Elles portent sur l'iodation des radicaux tyrosyls, l'organification et/ou le couplage, catalysés par deux systèmes enzymatiques, la peroxydase et le système générateur de H_2O_2.

Diverses anomalies de l'organification ont été décrites :

- déficit en peroxydase ;
- peroxydase anormale ;
- défaut de production de H_2O_2.

Les blocs de l'organification peuvent être complets (syndrome de Stanbury-Hedge) ou partiels. Parmi les blocs partiels, le syndrome de Pendred est défini par l'association de l'hypothyroïdie à une surdité, dont le mécanisme est mal connu.

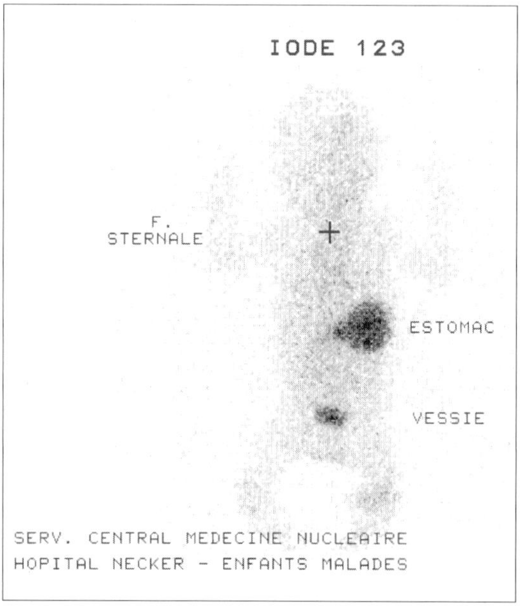

Figure 7-7 **Transport actif de l'iodure normal au niveau de l'estomac, chez un nouveau-né athyréotique.** On ne voit pas bien les glandes salivaires, bien qu'elles aient aussi un transport actif de l'iodure, car elles sont petites et confondues avec le reste de la région maxillaire.

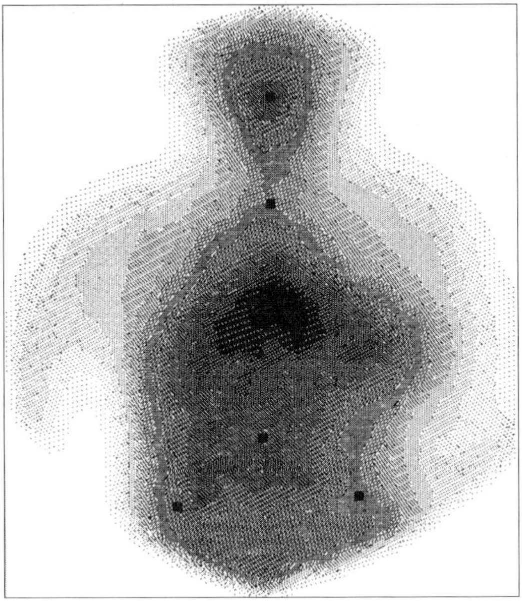

Figure 7-8 **Absence congénitale de transport actif de l'iodure.**
Absence de contraste au niveau de l'estomac. Les points de repère représentent de haut en bas le menton, la fourchette sternale, la xiphoïde et le rebord costal. Le foyer situé au milieu du thorax représente la radioactivité circulante dans le médiastin (ventricules cardiaques surtout).

L'étude de l'organification nécessite l'utilisation de l'iode 123. Le $^{99m}TcO_4$, non organifié, n'est d'aucune utilité. On fait une acquisition dynamique et une courbe de l'activité thyroïdienne en fonction du temps, soit d'emblée après l'injection, soit à partir de 20-30 min, lorsque la scintigraphie a permis de vérifier la présence d'un goitre. L'étude cinétique montre une ascension initiale rapide suivie d'une cassure de la pente et d'un plateau de fixation, 20 min environ après injection du traceur (d'où l'intérêt de l'administration I.V. pour étudier ce phénomène rapide). Ce plateau reflète l'équilibre entre les compartiments iodure intra- et extra-thyroïdiens.

La positivité du test au perchlorate va confirmer le bloc de l'organification. Le principe de ce test est explicité sur la figure 7-9. Du perchlorate (5 ml à 8 p. 1 000 soit 40 mg) donné per os au moment du plateau, lui aussi capté activement par la cellule thyroïdienne, déplace l'iodure non organifié, qui ressort de la cellule thyroïdienne. La fixation chute alors plus ou moins selon que le bloc est plus ou moins complet : le test au perchlorate est positif. Dans le syndrome de Stanbury-Hedge avec bloc complet, la fixation chute à 0 en une heure (fig. 7-10). Dans un bloc partiel, l'importance de la chute est variable. On estimait classiquement significative une chute d'au moins 25 p. 100 de la fixation initiale (fig. 7-11). Actuellement dans de bonnes conditions d'immobilisation de l'enfant, une chute de 10 p. 100 peut être considérée comme positive.

Dans l'anomalie du couplage des iodotyrosines, on retrouverait une quantité normale de DIT et MIT à l'étude biochimique du tissu thyroïdien, ainsi qu'une thyroglobuline normale, mais on ne retrouve pas de T3 et T4 dans la thyroglobuline.

Anomalies portant sur la synthèse de la thyroglobuline [13, 31, 48, 60, 61, 64, 80]

Il peut s'agir de défaut de synthèse de la Tg, d'anomalie de transport dans le follicule thyroïdien ou d'anomalie de sa structure. L'hypothyroïdie et le goitre

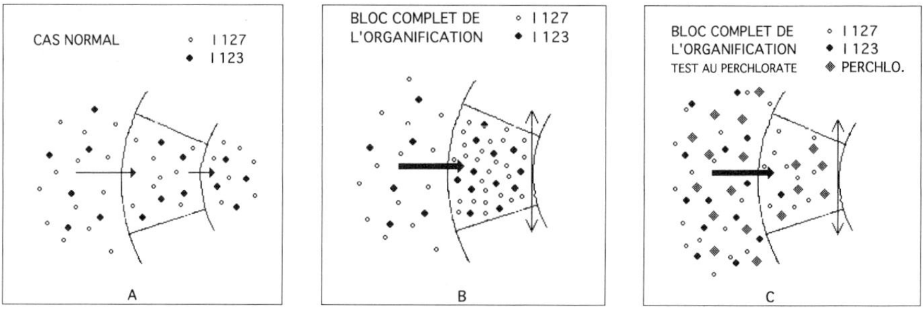

Figure 7-9 **Principe du test au perchlorate dans un bloc complet de l'organification.**
a. Cas normal. Les flèches représentent l'entrée de l'iodure dans la cellule thyroïdienne et son stockage dans la Tg. Pour simplifier le schéma, on a dessiné environ deux fois plus d'atomes d'iode 127 froid (cercles clairs) que d'atomes d'iode radioactif (ronds noirs).
b. Bloc congénital complet de l'organification représenté schématiquement par une flèche verticale à l'apex de la cellule thyroïdienne. La grosse flèche noire horizontale, à la base de la cellule thyroïdienne, représente l'augmentation de la clairance thyroïdienne de l'iodure sous l'influence de la TSH endogène élevée. L'entrée d'iode froid et radioactif est massive. La fixation précoce est élevée ainsi que le contraste scintigraphique. Aucun atome d'iode ne rentre dans la thyroglobuline puisqu'il y a un bloc complet de l'organification, représenté par la flèche verticale à l'apex de la cellule.
c. Test au perchlorate. Le perchlorate est représenté ici par les carrés gris. Ingéré en quantité massive, il est transporté activement dans la cellule thyroïdienne, et déplace l'iode radioactif ou froid qui n'a pas pu être organifié. La fixation chute ainsi que le contraste scintigraphique.

sont importants. La T4 est indétectable. La T3 est retrouvée en quantité variable. Ceci s'explique par l'iodation de protéines autres que la Tg, principalement les iodohistidines, dans lesquelles la synthèse hormonale est moins efficace mais présente. La fixation de l'iode radioactif croît rapidement pendant les premières heures, avec une scintigraphie très contrastée et présente un turn over accéléré. Cependant cette étude cinétique n'est pas nécessaire. Le diagnostic repose sur le dosage de la thyroglobuline, qui donne un résultat nul. Ce dosage n'est spécifique que s'il est associé à une hypothyroïdie congénitale et à un goitre. Un résultat nul isolé de Tg, sans preuve de goitre, n'est pas spécifique et peut être observé en cas d'athyréose ou d'hormonothérapie freinatrice. Le dosage de Tg doit être fait avant que la TSH soit normalisée.

Absence congénitale de désiodase

Chez le nouveau-né, aucune hypothyroïdie par absence congénitale de désiodase n'a actuellement été décelée. Cependant il est possible que, en cas de carence iodée maternelle marquée, ce trouble congénital puisse donner dès la naissance une élévation de la TSH. L'étude isotopique in vivo montrerait un contraste scintigraphique important.

Ce trouble congénital sera traité avec les hypothyroïdies de l'enfant (voir p. 142).

Troubles de la sensibilité thyroïdienne à la TSH
Résistance périphérique aux hormones thyroïdiennes

Ces anomalies probablement congénitales, très rares, seront décrites avec les hypothyroïdies de l'enfant.

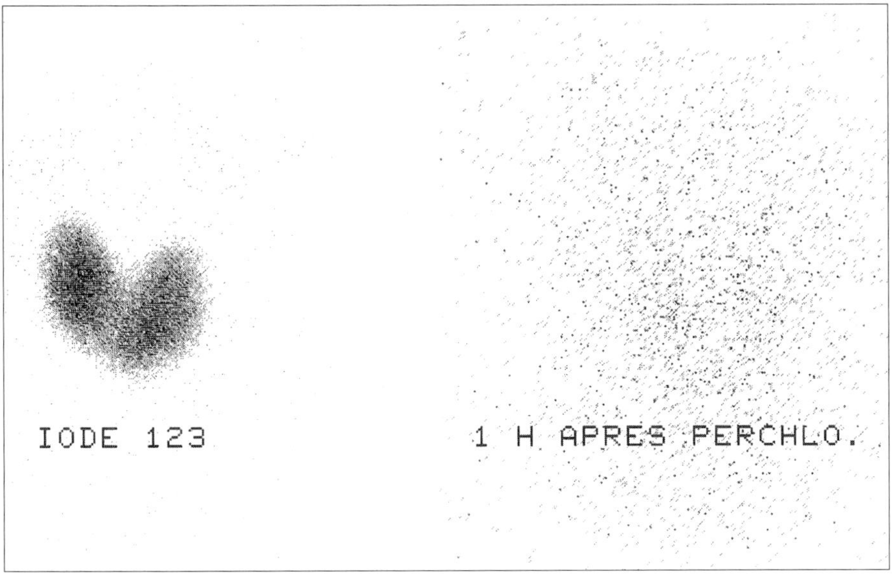

Figure 7-10 **Bloc complet de l'organification.**
La scintigraphie précoce montre un très bon contraste.
Une heure après perchlorate, le contraste scintigraphique a disparu.

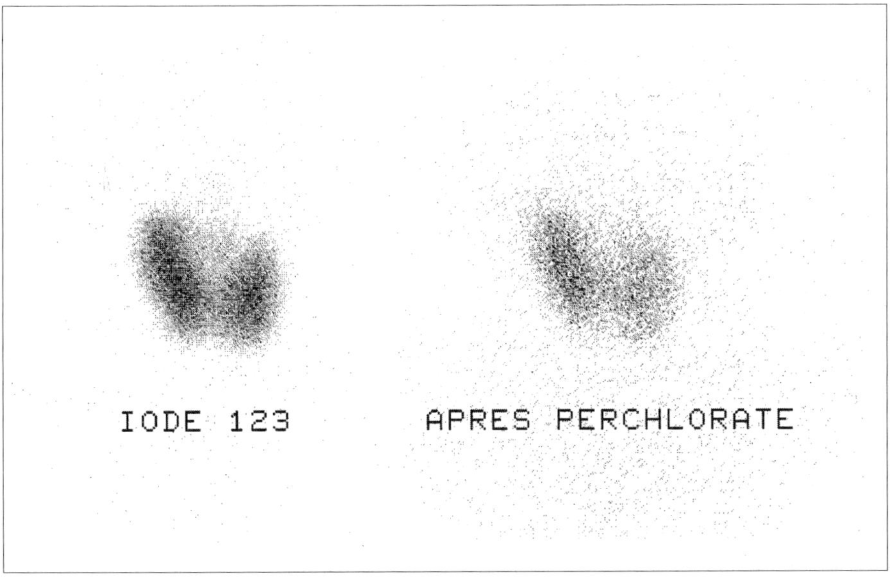

Figure 7-11 **Bloc incomplet de l'organification.**
La scintigraphie précoce montre un très bon contraste.
Une heure après perchlorate, le contraste scintigraphique a diminué.

HYPOTHYROÏDIES TRANSITOIRES NON IATROGÈNES

Elles relèvent sans doute d'étiologies diverses, en cours de démembrement. Elles se voient essentiellement dans certains pays d'Europe à la limite de la carence iodée, et surtout chez les nouveau-nés prématurés ou présentant une pathologie aiguë. Leur fréquence est très variable selon les auteurs. Elles pourraient être responsables de 30 p. 100 des hypothyroïdies congénitales dépistées, et jusqu'à 10 p. 100 des nouveau-nés hospitalités en réanimation. La scintigraphie thyroïdienne confirme la taille normale ou subnormale, avec un contraste très variable, parfois nul, parfois intense. Diverses hypothèses ont été proposées. Il peut s'agir d'une immaturité thyroïdienne, d'autant plus que le nouveau-né est prématuré, ou simplement de délai dans la normalisation du pic de TSH. Le plus souvent sans doute, il s'agit du retentissement chez l'enfant d'une thyroïdopathie auto-immune maternelle.

Hypothyroïdies congénitales d'origine maternelle auto-immune [9-11, 28, 76, 77]

Il s'agit d'hypothyroïdes probablement dues au passage transplacentaire d'anticorps ou de lymphocytes d'origine maternelle. La thyroïde est en place, de taille normale, ou un peu hypertrophiée. Les anticorps antimicrosomes et antithyroglobuline sont rarement retrouvés dans le sérum du nouveau-né, même lorsque leur mère est porteuse d'une thyroïdopathie auto-immune connue. Des anticorps bloquants antirécepteurs de la TSH, des anticorps cytotoxiques et des anticorps bloquant la croissance de la thyroïde sont parfois retrouvés chez la mère et chez l'enfant. L'opportunité d'un traitement dépend des signes cliniques et de l'intensité de l'hypothyroïdie. Le plus souvent, ces anticorps disparaissent du sérum du nouveau-né en quelques semaines. Parfois cependant, ils peuvent rester présents pendant des années, ce qui indique donc qu'ils sont alors produits par l'enfant. Dans ce cas l'hypothyroïdie, faussement dite « transitoire », persiste au contraire et nécessitera un traitement prolongé voire indéfini.

HYPOTHYROÏDIES TRANSITOIRES IATROGÈNES

Par antithyroïdiens de synthèse

Lorsque la mère présente une maladie de Basedow évoluant pendant la grossesse, certains auteurs préconisent un traitement par des antithyroïdiens de synthèse à dose minime. Or ceux-ci traversent le placenta et peuvent donc inhiber l'organification de l'iodure dans la cellule thyroïdienne fœtale in utero et par là induire une hypothyroïdie biologique dont témoigne l'élévation de la TSH. Celle-ci a pu être constatée après la naissance dans certains cas. Cette hypothyroïdie biologique est transitoire et disparaît en quelques jours après la naissance. Elle ne semble pas s'accompagner de signes cliniques évidents ni de conséquence intellectuelle démontrable. Cependant elle nous paraît à éviter si possible.

Hypothyroïdie transitoire iatrogène induite par surcharge iodée [15]

Le prématuré y est particulièrement sensible, surtout à un terme inférieur ou égal à 35 semaines. L'interrogatoire permet en règle de retrouver l'origine de la surcharge iodée chez la mère pendant la grossesse ou chez l'enfant après la naissance. Un dosage d'iodurie des 24 heures confirme la surcharge iodée chez le nouveau-né. Le bilan iodé normal est inférieur à 10 μg/24 h chez le nouveau-né.

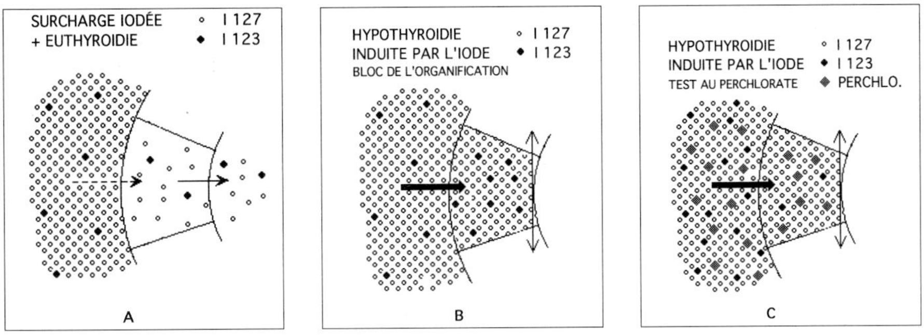

Figure 7-12 **Principe du test au perchlorate au cours d'une hypothyroïdie induite par surcharge iodée.**

a. Adaptation normale à une surcharge iodée. Le cas normal, sans surcharge, est montré fig. 7-9, p. 136.
b. Bloc de l'organification induit par l'iode, schématisé par la flèche verticale. Pour simplifier, le bloc a été représenté complet. La grosse flèche noire horizontale représente l'augmentation de la clairance thyroïdienne de l'iodure sous l'influence de la TSH élevée. L'entrée d'iode radioactif est donc relativement importante. Malgré la surcharge, la fixation précoce est relativement élevée et le contraste scintigraphique bon. Aucun atome d'iode ne rentre dans la thyroglobuline puisqu'il y a un bloc complet de l'organification, représenté par la flèche verticale à l'apex de la cellule.
c. Test au perchlorate. Le perchlorate est représenté ici par des carrés gris. Ingéré en quantité massive, le perchlorate, transporté activement dans la cellule thyroïdienne, déplace l'iode radioactif ou froid qui n'a pas été organifié. La fixation chute ainsi que le contraste scintigraphique.

En cas d'hypothyroïdie associée à une surcharge iodée il faut savoir si l'association est fortuite ou si la surcharge iodée est responsable de l'hypothyroïdie, car la durée du traitement dépend de ce diagnostic précis. Les éléments du diagnostic sont les mêmes que dans le trouble congénital de l'organification. Le principe du test au perchlorate dans ce cas particulier est explicité sur la figure 7-12. Le diagnostic d'hypothyroïdie induite par l'iode repose, outre sur les critères diagnostiques du bloc de l'organification, sur : la mise en évidence de la surcharge iodée par le dosage d'iodurie de 24 heures ; la disparition du trouble de l'organification après l'élimination de la surcharge. En pratique on donne une hormonothérapie thyroïdienne substitutive jusqu'à normalisation de l'iodurie. L'hormonothérapie est alors arrêtée. On vérifie dans les semaines qui suivent l'absence de réapparition des signes biologiques d'hypothyroïdie.

Diagnostic différentiel, lorsque la surcharge iodée est fortuitement associée à une hypothyroïdie d'autre origine : en cas de dysgénésie, l'abaissement de la fixation et du contraste scintigraphique dû à la surcharge peut faire méconnaître une ectopie et conclure à une athyréose. Le diagnostic s'appuie alors sur les dosages hormonaux T3 et T4, abaissés en cas d'ectopie, nuls en cas d'athyréose. En cas d'absence congénitale de transport actif de l'iodure, fortuitement associée à une surcharge iodée, on peut vérifier l'absence de transport actif de l'iodure au niveau de l'estomac : en effet la clairance, n'étant pas adaptative, ne diminue donc pas lors de la surcharge iodée. Dans les autres troubles congénitaux, la TSH étant élevée, on obtient un contraste suffisant pour affirmer que la thyroïde est en place.

Un arbre décisionnel dans l'hypothyroïdie du nouveau-né est proposé ci-après.

HYPOTHYROÏDIE DU NOUVEAU-NÉ ET GOITRE ENDÉMIQUE [75]

Les anomalies associées au goitre et à l'hypothyroïdie sont très variables selon l'importance de la carence iodée. Dans une même population, on observe des variations individuelles, peut-être dues à des facteurs génétiques.

Dans les pays de carence iodée importante, on peut observer, associées à l'hypothyroïdie, des anomalies neurologiques : retard mental, surdimutité. Certaines lésions neurologiques sont très différentes de celles observées dans les hypothyroïdies congénitales. Les troubles neurologiques semblent survenir à un stade très précoce de la vie intra-utérine. Il est probable également que l'hypothyroxinémie maternelle puisse jouer un grand rôle. En effet, bien que les hormones thyroïdiennes maternelles traversent très peu le placenta, elles sont nécessaires à un développement normal de l'embryon. Le cerveau fœtal dépend de la thyroxinémie maternelle pour son apport de T3. Une hypothyroxinémie maternelle pourrait avoir des conséquences graves pour le développement cérébral fœtal, même si la T3 maternelle est normale. Cependant, l'importance relative des hormones thyroïdiennes ayant traversé le placenta et des hormones fabriquées par la propre thyroïde du fœtus n'est pas clairement précisée.

À un stade beaucoup plus tardif pendant la grossesse et après la naissance survient l'hypothyroïdie par carence iodée, qui s'accompagnera d'un retard statural si elle se prolonge après la naissance.

ÉLÉVATION ARTÉFACTUELLE DE LA TSH [62]

Dans certains cas, une élévation artéfactuelle de la TSH peut être observée chez l'enfant et chez sa mère ; tous deux sont cliniquement euthyroïdiens et ont des hormones thyroïdiennes T3 et T4 normales. La seule anomalie est une apparente élévation de la TSH. Cette élévation disparaît en quelques semaines chez l'enfant. Elle est due à l'existence d'hétéro-anticorps maternels dirigés contre des immunoglobulines de lapin, ayant traversé le placenta et interférant avec la TSH dans certains systèmes de dosages de la TSH qui utilisent des anticorps de lapin.

Hypothyroïdies primaires de l'enfant

HYPOTHYROÏDIES ACQUISES PAR THYROÏDITE CHRONIQUE AUTO-IMMUNE

Chez l'enfant et l'adolescent, la thyroïdite chronique auto-immune est peu fréquente en France et se voit surtout entre 10 et 15 ans. Les éléments du diagnostic sont sensiblement les mêmes que chez l'adulte. Les anticorps sont retrouvés moins fréquemment que chez l'adulte, et à des titres moins élevés. L'évolution est très variable, avec parfois une régression de l'hypothyroïdie.

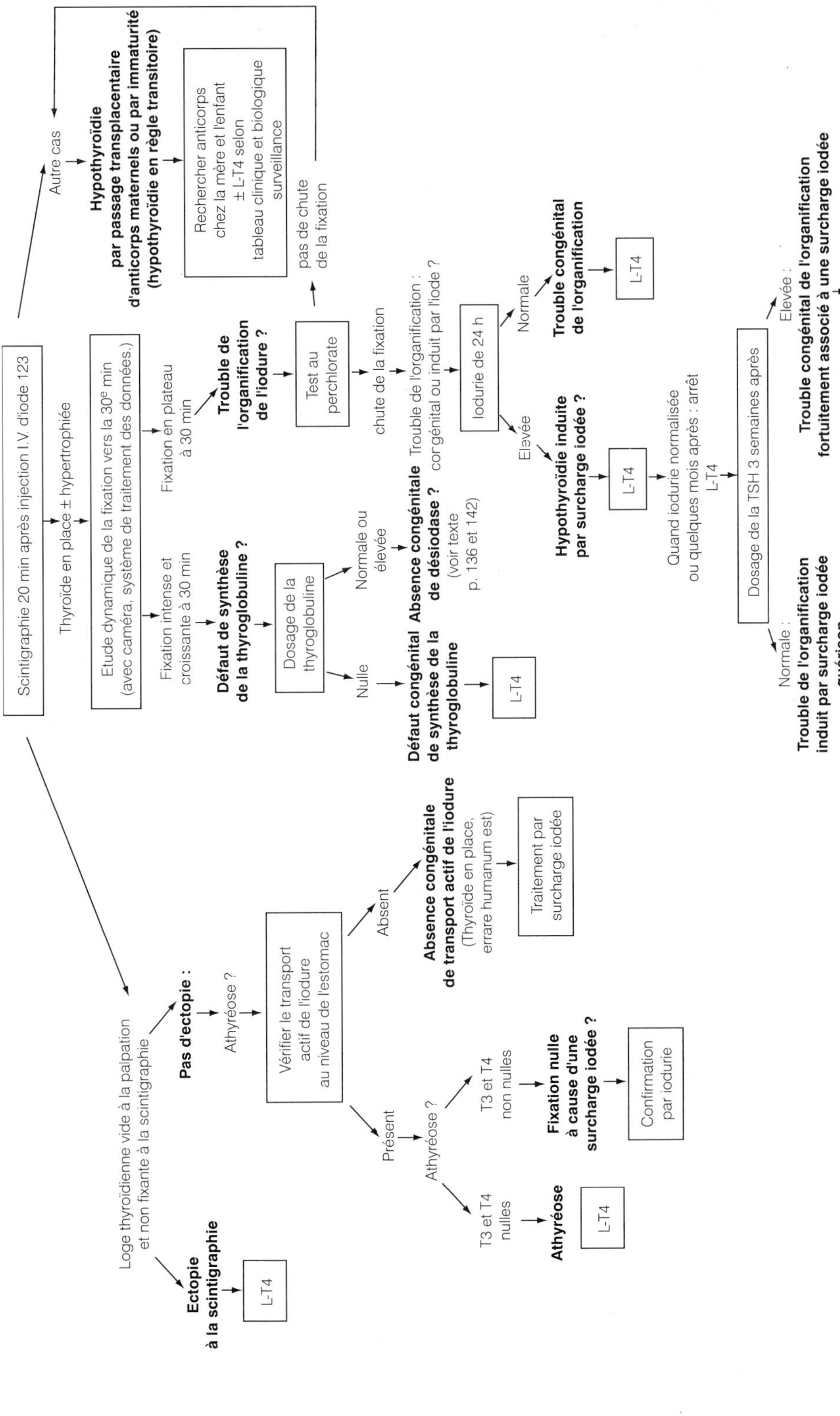

Diagnostic étiologique de l'hypothyroïdie néonatale

Trisomie 21 [35, 45, 71]

La thyroïdite chronique est très fréquente dans la trisomie 21. Pour porter le diagnostic, il faut exiger une élévation franche de la TSH et un abaissement de la T4. Une hypothyroïdie vraie doit être traitée. Par contre une élévation discrète de la TSH jusqu'à 10 mU/l se voit dans environ 50 p. 100 des cas de trisomie 21, en association à une T4 normale, et sans qu'on sache s'il s'agit vraiment d'une hypothyroïdie. Le bénéfice du traitement dans ce cadre est discuté.

HYPOTHYROÏDIES CONGÉNITALES NON DÉCELÉES PAR LE SCREENING NÉONATAL

Ectopie thyroïdienne

De grosse taille, elle peut être méconnue à la naissance et ne se révéler que plus tardivement.

Absence congénitale de désiodase

Elle est caractérisée par la non-désiodation périphérique des hormones thyroïdiennes, et leur élimination sous forme iodée. Il n'y a donc pas de recyclage de l'iode de désiodation. Or ce recyclage, étant donné notre bilan iodé moyen, est indispensable à une hormonogenèse normale. Il s'en suit une carence iodée, qui se décompense vers la seconde enfance ou l'adolescence. Il survient alors un goitre qui grossit rapidement, associé à des signes cliniques et biologiques d'hypothyroïdie. L'étude isotopique in vivo montre un contraste scintigraphique très important, avec une fixation du radio-iode très importante, rapidement croissante pendant les heures qui suivent l'injection, atteignant un pic au bout de quelques heures, chutant rapidement, ce qui témoigne du turn-over important de l'iode dans la thyroïde. Le diagnostic, qui peut être fait sous traitement, est fondé sur l'épreuve de désiodation de la diiodotyrosine marquée injectée par voie intraveineuse : en l'absence de désiodation, on observe une élimination anormalement élevée de la radioactivité sous forme de DIT dans les urines. L'intérêt du diagnostic vient de ce qu'une surcharge iodée minime suffit à assurer une hormonogenèse normale.

L'épreuve de désiodation n'étant pas réalisable en routine, le diagnostic peut être fait par une épreuve thérapeutique. Une surcharge iodée donnée après normalisation de la TSH par de la L-T4, maintient l'euthyroïdie après l'arrêt de la L-T4. Une injection intra-musculaire de 5 ml de Lipiodol® ultrafluide suffit à assurer une euthyroïdie chez un adulte pendant en moyenne 6 ans. Ce traitement est à éviter chez la femme en âge de procréer, du fait du danger de la surcharge iodée chez le fœtus. Si ce diagnostic pouvait être fait dès la naissance, le traitement par surcharge iodée serait ainsi considérablement plus simple qu'une hormonothérapie thyroïdienne adaptée tout au long de la croissance.

RÉSISTANCE THYROÏDIENNE À LA TSH [18, 23, 41, 43, 66, 68]

La thyroïde est en place, non hypertrophiée. La baisse des hormones thyroïdiennes est associée à une TSH élevée, à une réponse explosive au TRH. La fixation et la clairance de l'iode radioactif sont normales ou basses, compte tenu de la TSH élevée et du bilan iodé. La fixation et la clairance diminuent au cours d'un freinage de la TSH endogène par les hormones thyroïdiennes. La fixation et la clairance ne sont pas stimulables par la TSH exogène. La recherche d'anticorps antithyroïdiens est négative. Ceci ne permet cependant pas chez l'enfant d'exclure le diagnostic de thyroïdite auto-immune. Celle-ci peut être confirmée par une cytoponction portant sur les zones les moins fixantes à la scintigraphie. Affirmer le diagnostic est donc difficile et la preuve ne peut en être apportée que par l'étude histochimique du tissu thyroïdien.

RÉSISTANCES PÉRIPHÉRIQUES AUX HORMONES THYROÏDIENNES RPHT [27, 56, 69, 84] (voir aussi p. 111)

La résistance aux hormones thyroïdiennes touche les tissus périphériques à l'exception de l'hypophyse. L'hypophyse étant épargnée, la TSH et les hormones thyroïdiennes sont normales. En l'absence de traitement, on s'attend à ce que ces patients présentant une RPHT soient en hypothyroïdie. Dans un cas rapporté de façon détaillée, le patient avait besoin de fortes doses de T3 pour garder un métabolisme de base normal. En l'absence de test spécifique de sensibilité des tissus périphériques aux hormones thyroïdiennes, le diagnostic est extrêmement difficile. Il est parfois suspecté chez des patients qui tolèrent bien des doses d'hormones thyroïdiennes anormalement élevées.

Traitement des hypothyroïdies d'origine basse

Le traitement symptomatique d'une hypothyroïdie consiste à apporter des hormones thyroïdiennes par voie buccale, en général en une seule prise par jour.

Le médicament le plus employé est la L-thyroxine (L-T4) de synthèse. La biodisponibilité des diverses formes, gouttes ou comprimés, de L-T4 semble équivalente. La demi-vie prolongée, de l'ordre de 8 jours, permet une seule prise quotidienne, en règle conseillée le matin à jeun. Certains préconisent de la T3 en trois prises quotidiennes, voire de la L-T4 associée à de la T3. Cependant la demi-vie brève de la T3 laisse penser que cela induit des pics non physiologiques de T3.

Chez l'adulte et le grand enfant [1, 24, 37, 39, 47, 53, 54, 57, 59, 65, 70, 74]

La posologie de L-T4 doit être adaptée à chaque cas individuel, en vérifiant par des dosages hormonaux l'équilibre obtenu. Cette posologie, corrélée au poids du patient, dépend de l'intensité de l'hypothyroïdie à traiter, du caractère freinable ou au contraire partiellement autonome du parenchyme thyroïdien (s'il en reste), du caractère complémentaire, substitutif ou freinateur du traitement désiré. La posologie nécessaire à unc substitution complète, par exemple après thyroïdectomie, est d'environ 125 à 150 µg/j chez la femme, 150 à 200 µg/j chez l'homme.

Chez le sujet âgé, il est prudent de donner le traitement à doses progressivement croissantes, par paliers hebdomadaires de 25 µg par exemple, en surveillant la bonne tolérance cardiaque.

Le contrôle biologique, au cours de la surveillance du traitement, doit, pour avoir toute sa valeur, être effectué au moins trois mois après le début du traitement, car la normalisation de la TSH ne se fait que lentement. À moyen terme, on peut discuter une variation de la posologie de L-T4 au long de l'année, peu faite en pratique.

Dans l'hypothyroïdie d'origine basse, le signe biologique le plus sensible de l'hypothyroïdie est l'élévation de la TSH. La normalisation de cette TSH est le meilleur critère d'une hormonothérapie thyroïdienne bien équilibrée. Le dosage de la L-T4 doit être interprété en sachant que la prise matinale de T4 est suivie d'une ascension de la concentration sérique d'environ 20 p. 100 dans les heures qui suivent, puis cette concentration diminue progressivement jusqu'à la prochaine prise. Après une prise matinale du médicament, la T4 totale et la T4 libre prélevées dans la matinée sont donc volontiers un peu au-dessus des limites de la normale en l'absence d'hyperthyroïdie par surdosage, c'est-à-dire sans signe clinique d'hyperthyroïdie et sans abaissement de la TSH ultra-sensible. La TSH conserve ses fluctuations nycthémérales avec pic nocturne et un minimum en début d'après-midi.

En cas de sous-dosage par la L-T4, on observe la persistance d'une TSH élevée, parfois simplement à la limite supérieure des valeurs « normales » de l'adulte.

Un surdosage par la L-T4 est aisément démontrable devant un abaissement de la TSH dosée par méthode ultra-sensible. En revanche, lorsque l'hormonothérapie thyroïdienne est donnée à titre freinateur, on peut rechercher un abaissement de la TSH ultra-sensible à la limite inférieure de la normale voire dans la zone de l'hyperthyroïdie (si la posologie de L-T4 est bien supportée). La résorbtion osseuse à long terme sous l'action d'une hormonothérapie de freinage est cependant à craindre. Certains auteurs préconisent l'équilibration par la L-T4 à laquelle on ajoute de l'acide triiodothyroacétique, dont l'action freinatrice sur la TSH est plus importante que l'action sur les tissus périphériques. Son action sur l'os est encore mal connue.

Chez le nouveau-né [20, 25, 72, 73]

La L-T4 est généralement reconnue comme le traitement de choix de l'hypothyroïdie congénitale. La posologie initiale est de 7 à 8 µg/kg/j jusqu'à 1 an, puis de l'ordre de 5 µg/kg/j. Cette posologie doit être adaptée à chaque cas particulier en fonction des bilans biologiques.

Les critères de surveillance sont discutés. La normalisation de la T4 se fait assez rapidement. La normalisation de la TSH en revanche demande souvent plusieurs semaines voire plusieurs mois. On cherche à obtenir une TSH normale et une T4 libre à la limite supérieure de la normale. Il est important d'éviter un surdosage prolongé qui risque d'entraîner des anomalies de la maturation osseuse.

Les résultats à long terme sont excellents ; les enfants ont une scolarité sensiblement normale [82].

Chez le fœtus [19, 26]

Le passage transplacentaire de la T4 maternelle protège le fœtus. Cependant lorsqu'un goitre est volumineux, il risque d'entraîner des complications locales par compression. Il a été proposé d'administrer de la T4 en injection intra-amniotique.

Hyperplasie hypophysaire secondaire à une hypothyroïdie d'origine basse

Une hyperplasie hypophysaire ou un adénome hypophysaire peut se voir lorsqu'une hypothyroïdie sévère et durable n'est pas traitée. L'attention est attirée par les signes tumoraux, une aménorrhée galactorrhée ou une anomalie de la puberté chez l'enfant.

L'hyperplasie hypophysaire régresse avec le traitement de l'hypothyroïdie. En l'absence de régression, on évoque la possibilité d'une tumeur hypophysaire fortuitement associée ou d'un adénome secondairement autonomisé.

Hypothyroïdie d'origine hypothalamo-hypophysaire ou hypothyroïdie centrale [6, 21, 34]

L'hypothyroïdie d'origine centrale est rare, responsable de moins de 4 p. 100 de l'ensemble des hypothyroïdies. C'est une diminution de l'hormonogenèse thyroïdienne due à une stimulation inadéquate de la thyroïde par la TSH, la thyroïde étant intrinsèquement normale. Certains auteurs appellent hypothyroïdies secondaires les hypothyroïdies d'origine hypophysaire, et hypothyroïdies tertiaires les hypothyroïdies d'origine hypothalamique.

Clinique

Le défaut de sécrétion de TSH est exceptionnellement isolé. En général, il s'accompagne d'un défaut de sécrétion des autres hormones hypophysaires, qui représente souvent l'essentiel du tableau clinique. Les signes cliniques d'hypothyroïdie sont en général peu prononcés. On retrouve une constipation, une frilosité. L'aspect du patient est différent de celui d'une hypothyroïdie d'origine basse, en grande partie à cause des déficits des autres hormones hypophysaires. En particulier, la peau n'est pas infiltrée, mais elle est fine et sèche, avec une dépilation marquée, et une finesse des cheveux et des poils restants. La modification du poids dépend de l'atteinte des autres hormones hypophysaires.

Bilan thyroïdien

Une hypothyroïdie d'origine centrale est évoquée devant l'abaissement des taux sériques d'hormones thyroïdiennes totales et libres, contrastant avec une TSH normale, basse ou peu élevée. Les résultats du test au TRH dépendent de l'étiologie de l'hypothyroïdie centrale. Les variations nycthémérales de la TSH peuvent être abolies.

En pratique les résultats sont loin d'être aussi schématiques que prévu d'après les hypothèses physiopathologiques, selon lesquelles une TSH abaissée indique une hypothyroïdie d'origine hypophysaire, alors qu'une TSH normale ou un peu élevée est plus caractéristique d'une hypothyroïdie d'origine hypothalamique. En fait, il semble que le taux de TSH permet de distinguer une hypothyroïdie d'origine primitive d'une hypothyroïdie centrale, mais ne permet pas de préciser l'origine de celle-ci. On peut seulement dire que la TSH de base est toujours trop basse compte tenu des concentrations d'hormones thyroïdiennes : elle peut être indétectable, normale, ou même légèrement élevée. Ceci a été confirmé même avec les dosages ultra-sensibles de TSH.

De même, on s'attend théoriquement à ce que la réponse de la TSH au TRH soit normale dans l'hypothyroïdie d'origine hypothalamique, et abaissée ou absente dans l'hypothyroïdie d'origine hypophysaire. En fait, ce qu'on observe est beaucoup moins schématique. Une réponse absente ou abaissée peut se voir dans des hypothyroïdies d'origine hypothalamique. Inversement, une réponse normale, voire exagérée, ou bien retardée et prolongée peut se voir dans des hypothyroïdies d'origine hypophysaire sans lésion hypothalamique évidente. Le diagnostic repose donc sur l'ensemble des investigations de l'axe hypothalamo-hypophysaire.

Étiologies

Elles sont multiples, acquises ou congénitales. Les étiologies de loin les plus fréquentes sont tumorales : adénome hypophysaire non sécrétant, craniopharyngiome supra-sellaire. Parmi les autres étiologies, citons :

– les tumeurs hypothalamiques : astrocytomes, gliomes, méningiomes, hamartomes ;

– les hypophysites auto-immunes ;

– les nécroses hypophysaires, parmi lesquelles le syndrome de Sheehan ;

– le syndrome de la selle turcique « vide » ;

– les atteintes hypothalamiques d'affections générales telles que la neurofibromatose de Recklinghausen, la maladie de Hodgkin, la sarcoïdose de Besnier-Bœck-Schaumann ;

– les destructions iatrogènes (irradiation, chirurgie) ;

– le syndrome olfacto-génital de De Morsier qui comporte une hypoplasie de l'hypothalamus.

Physiopathologie

Hypothyroïdies d'origine hypothalamique

L'hypothyroïdie d'origine hypothalamique est attribuée au défaut de stimulation par le TRH des cellules thyréotropes intactes. La lésion hypothalamique, ou la compression supra-sellaire empêche l'arrivée normale du TRH à l'hypophyse. En principe la TSH de base est normale ou à la limite supérieure de la normale, répondant normalement ou de façon un peu excessive lors du test au TRH.

Hypothyroïdies d'origine hypophysaire

Une lésion hypophysaire peut entraîner une diminution du nombre de cellules thyréotropes fonctionnelles, et donc une réduction de la sécrétion de TSH. La TSH est normale ou basse, avec une absence de réponse au TRH. En l'absence de lésion décelable des cellules thyréotropes, on parle de déficit isolé en TSH d'origine idiopathique, peut-être dû à une anomalie des récepteurs au TRH.

Anomalies fonctionnelles

Une diminution fonctionnelle de la sécrétion de TSH peut être observée après l'arrêt d'une hormonothérapie thyroïdienne de freinage prolongée. On observe alors une TSH abaissée, l'absence de réponse au TRH et un abaissement des hormones thyroïdiennes. Tout se normalise habituellement en quelques semaines. Une absence ou une diminution de la réponse de la TSH au TRH peut également être observée après une corticothérapie prolongée. Dans les maladies graves non thyroïdiennes, on observe un syndrome de basse T3, avec une absence d'élévation de la TSH sérique malgré la basse T3. La réponse de la TSH au TRH est variable. Dans certaines maladies, des agonistes dopaminergiques utilisés à titre thérapeutique et freinant la sécrétion hypophysaire de la TSH pourraient être responsables des taux très bas de T3 et T4 circulants.

TSH biologiquement inactive

La sécrétion d'une TSH immunologiquement normale mais biologiquement inactive ou peu active peut également être cause d'hypothyroïdie d'origine centrale. Les hormones thyroïdiennes sont abaissées. La TSH sérique est normale ou même légèrement élevée, avec une réponse normale voire exagérée au TRH, mais sans réponse normale de la sécrétion thyroïdienne de T3 au TRH. De plus, la thyroïde répond normalement à la TSH exogène. Un excès de la sous-unité ß de la TSH a été mis en évidence dans des cas de TSH biologiquement inactive.

Déficit congénital isolé en TSH

C'est une maladie de transmission autosomique récessive qui entraîne une hypothyroïdie profonde. La TSH et la sous-unité ß ne sont pas dosables dans le sang. Bien que congénital, ce déficit n'est donc pas dépisté à la naissance. La sous-unité α de la TSH est dosable et stimulable par la TRH. Les autres hormones glycoprotéiques sont normales. Il a été découvert récemment, chez ces patients, la substitution d'une base de la région CAGYC (Cys-Ala-Gly-Tyr-Cys) du gène codant pour la sous-unité ß de la TSH.

Traitement

Le traitement consiste en une hormonothérapie thyroïdienne complémentaire. Le dosage de la TSH n'est pas utilisable pour juger des effets du traitement. La posologie est alors ajustée en fonction des dosages de T4 et éventuellement de T3.

BIBLIOGRAPHIE

1. Ain KB, Refetoffs, Fein HG et al. Pseudomalabsorption of levothyroxine. JAMA, 1991, *266* : 2118-2120.
2. Albert SG, Alves LE, Rose EP. Thyroid dysfunction during chronic amiodarone therapy. J Am Coll Cardiol, 1987, *9* : 175-183.
3. Arlot S, Debussche X, Lalau JD et al. Myxoedema coma : response of thyroid hormones with oral and intravenous high-dose L-thyroxine treatment. Intens Care Med, 1991, *17* : 16-18.
4. Bagdade JD. Endocrine emergencies. Med Clin North Am, 1986, *70* : 1111-1128.
5. Bastenie PA, Bonnyns M, Van Haelst L. Natural History of primary myxedema. Am J Med 1985, *79* : 91-100.
6. Beck-Peccoz P, Amr S, Menezes-Ferreira MM et al. Decreased receptor binding of biologically inactive thyrotropin in central hypothyroidism. N Engl J Med, 1985, *312* : 1085-1090.
7. Bikker H, Waelfens JJJ, Bravenboer B, De Vijlder JJM. Congenital hypothyroidism caused by a premature termination signal in exon 10 of the human thyroid peroxydase gene. J Clin Endocrinol Metab, 1996, *81* : 2076-2079.
8. Billerbeck AEC, Cavaliere H, Goldberg AC et al. Clinical and molecular genetics studies in Pendred's syndrome. Thyroid, 1994, *4* : 279-284.
9. Bögner U, Gruters A, Sigle B et al. Cytotoxic antibodies in congenital hypothyroidism. J Clin Endocrinol Metab, 1989, *68* : 671-675.

10. BROWN RS, BELLISARIO RL, BOTERO D et al. Incidence of transient congenital hypothyroidism due to maternal thyrotropin receptor-blocking antibodies in over one million babies. J Clin Endocrinol Metab, 1996, *81* : 1147-1151.

11. BROWN RS, KEATING P, MITCHELL E. Maternal thyroid-blocking immunoglobulins in congenital hypothyroidism. J Clin Endocrinol Metab, 1990, *70* : 1341-1346.

12. BURMAN P, TOTTERMAN TH, OBERG K et al. Thyroid autoimmunity in patients on long term therapy with leukocyte-derived interferon. J Clin Endocrinol Metab, 1986, *63* : 1086-1090.

13. CABRER B, BROCAS H, PEREZ-CASTILLO A et al. Normal level of thyroglobulin messenger ribonucleic acid in a human congenital goiter with thyroglobulin deficiency. J Clin Endocrinol Metab, 1986, *63* : 931-940.

14. CALVO R, OBREGON MJ, RUIZ DE ONA C et al. Congenital hypothyroidism, as studied in rats. Crucial role of maternal thyroxine but not of 3 5 3'triiodothyronine in the protection of the fetal brain. Amer Soc Clin Invest, 1990, *86* : 889-899.

15. CASTAING H, LEGER FA, FOURNET JP et al. Thyroïde du nouveau-né et surcharge en iode après la naissance. Arch Fr Pediat, 1979, *36* : 356-368.

16. CHANSON P, TIMSIT J. Coma myxoedémateux. *In* : Urgences médico-chirurgicales de l'adulte. Paris, Ed. Arnette, 1991 : 612-617.

17. CHEDIN P, CHANSON Ph, DURANTEAU L et al. Dysthyroïdies chez les malades traités par interféron alpha. Presse Med, 1994, *23* : 1659-1663.

18. CODACCIONI JL, CARAYON P, MICHEL BECHET M et al. Congenital hypothyroidism associated with thyrotropin unresponsiveness and thyroid cell membrane alterations. J Clin Endocrinol Metab, 1980, *50* : 932-937.

19. DAVIDSON KM, RICHARDS DS, SCHATZ DA, FISHER DA. Successful in utero treatment of fetal goiter and hypothyroidism. N Engl J Med, 1991, *324* : 543-546.

20. DUBUIS JM, GLORIEUX J, RICHER F et al. Outcome of severe congenital hypothyroidism : closing the developmental gap with early high dose levothyroxine treatment. J Clin Endocrinol Metab, 1996, *81* : 222-227.

21. FAGLIA G, PECCOZ-BECK P, BALLABIO M, NAVA C. Excess of ß-subunit of thyrotropin TSH in patients with idiopathic central hypothyroidisim due to the secretion of TSH with reduced biological activity. J Clin Endocrinol Metab, 1983, *56* : 908-914.

22. FENICHEL P, ZARTARIANA M, FRIMAUD D et al. Le coma myxoedémateux : réévaluation pronostique et thérapeutique. Presse Med, 1988, *17* : 1345-1348.

23. FIELD JB, DEKKER A, TITUS G et al. In vitro and in vivo refractoriness to thyrotropin stimulation of iodine organification and thyroid hormone secretion. J Clin Invest, 1979, *64* : 265-271.

24. FISH LH, SCHWARTZ HL, CAVANAUGH J et al. Replacement dose, metabolism and bioavailability of levothyroxine in the treatment of hypothyroidism ; role of triiodothyronine in pituitary feedback in humans. N Engl J Med, 1987, *316* : 764-770.

25. FISHER DA. Management of congenital hypothyroidism. J Clin Endocrinol Metab, 1991, *72* : 523-529.

26. FISHER DA. Fetal thyroid function : diagnosis and management of fetal thyroid disorders. Clin Obstet Gynecol, 1997, *40* : 16-31.

27. FRANKLYN JA. Syndromes of thyroid hormone resistance. Clin Endocrinol, 1991, *34* : 237-245.

28. GINSBERG J, WALFISH P, RALLER D et al. Thyrotropin blocking antibodies in the sera of mothers with congenitally hypothyroid infants. Clin Endocrinol (Oxford), 1986, *25* : 189-194.

29. GLINOER D, DELANGE F, LABOUREUR I et al. Maternal and neonatal thyroid functions in an area of marginally low iodine intake. J Clin Endocrinol Metab, 1992, *75* : 800-805.

30. GLINOER D, RIAHI M, GRÜN JP, KINTHAERT J. Risk of subclinical hypothyroidism in pregnant women with asymptomatic autoimmune thyroid disorders. J Clin Endocrinol Metab, 1994, *79* : 197-204.

31. GONS HH, KOK JH, TEGELAERS WHH, DE WIJLDER JJM. Concentration of plasma thyroglobulin and urinary excretion of iodinated material in the diagnosis of thyroid disorders in congenital hypothyroidism. Acta Endocrinol (Copenh), 1983, *104* : 27-31.

32. GROLLMAN EF, DOI SQ, WEISS P et al. Hyposialylated thyroglobulin in a patient with congenital goiter and hypothyroidism. J Clin Endocrinol Metab, 1992, *74* : 43-48.

33. GUILHEM MT, THERAIN P. Dosimétrie de l'iode 123 chez le nouveau-né et l'enfant. J Bioph et Biomécanique, 1987, *11* : 63-68.

34. HAYASHIZAKI Y, HIRAOKA Y, TATSUMI K. Deoxyribonucleic acid analyses of five families with familial inherited thyroid-stimulating hormone deficiency. J Clin Endocrinol Metab, 1990, *71* : 792-796.

35. HOLLINGSWORTH DR, Mc KEAN HE, ROECKEL I. Goiter, immunological observations and thyroid function tests in Downs'syndrome. J Dis Child, 1974, *127* : 524-527.

36. HYLANDER N, ROSENQUIST V. Treatment of myxoedema coma. Factors associated with fatal outcome. Acta Endocrinol, 1985, *108* : 65-71.

37. KABADI UM. Optimal daily levothyroxine dose in primary hypothyroidism. Arch Inter Med, 1989, *149* : 2209-2212.

38. KÖHLER B, SCHNABEL D, BIEBERMANN H, GRÜTERS A. Transient congenital hypothyroidism and hyperthyrotropinemia : normal thyroid function and physical development at the ages of 6-14 years. J Clin Endocrinol Metab, 1996, *81* : 1563-1567.

39. KONNO N, MORIKAWA K. Seasonal variation of serum thyrotropin concentration and thyrotropin response to thyrotropin hormone in patients with primary hypothyroidism on constant replacement dosage of thyroxine. J Clin Endocrinol Metab, 1982, *54* : 1118-1124.

40. LAROCHE D, LEMONNIER F, VIEL JF et al. Free triiodothyronine measured in dried blood spots from normal, low-birth-weight, and hypothyroid neonates. Clin Chem, 1988, *34* : 2448-2451.

41. LEGER AF, BAULIEU JL, LAURENT MP, SAVOIE JC. Anomalie congénitale de réceptivité à la TSH : étude de la clairance de l'iodure dans 2 cas. Ann Endocrinol, 1980, *41* : 32.

42. LEGER FA, DOUMITH R, COURPOTIN C et al. Complete iodide trapping defect in two cases with congenital hypothyroidism : adaptation of thyroid to huge iodide supplementation. Eur J Clin Invest, 1987, *17* : 249-255.

43. LEGER FA, THOMAS G, HELAL OB et al. Hypothyroïdie congénitale avec probable anomalie de la réceptivité thyroïdienne à l'hormone thyréotrope. Presse Med, 1984, *13* : 491-494.

44. LEGER A. Hyperthyroïdie et hypothyroïdie. Encycl Méd Chir (Elsevier, Paris), Urgences, 24-132-A-10, 1997, 6 pages.

45. LEJEUNE J, PEETERS M, BLOIS MC et al. Fonction thyroïdienne et trisomie 21. Excès de TSH et déficit en rT3. Ann Génét, 1988, *31* : 137-143.

46. LEVER EG, MEDEIROS-NETÀ A, DEGROOT LJ. Inherited disorders of thyroid metabolism. Endocr Rev, 1983, *4* : 213-239.

47. MANDEL SJ, LARSEN PR, SEELY EW, BRENT GA. Increased need for thyroxine during pregnancy in women with primary hypothyroidism. New Engl J Med, 1990, *323* : 91-96.

48. MEDEIROS-NETO, G, TARGOVNIK HM, VASSART G. Defective thyroglobulin synthesis and secretion causing goiter and hypothyroidism. Endocr Rev, 1993, *14* : 165-183.

49. MORREALE DE ESCOBAR G, RUIZ-MARCOS A, ESCOBAR DEL REY F. Thyroid hormone and the developing brain. *In* : J H Dussault et Walker. Congenital Hypothyroidism, New York, Marcel Dekker, 1983 : 85-126.

50. MYERS L, HAYS J. Myxedema coma. Crit Care Clin, 1991, *7* : 43-56.

51. NICOLOFF JT. Thyroid storm and myxedema coma. Med Clin North Am, 1985, *69* : 1005-1017.

52. NIEPOMNIISZEZE H, ROSENBLOOM AL, DEGROOT LJ et al. Differentiation of two abnormalities in thyroid peroxidase causing organification defect and goitrous hypothyroidism. Metab, 1975, *24* : 57-67.

53. OLFIED S, RAMSDEN DB, STEPHENS KE et al. Conflict between classification based on free thyroxine and thyroid stimulating hormone concentrations in thyroxine treated patients. Clin Chim Acta, 1985, *145* : 307-311.

54. PEARCE CJ, HIMSWORTH RL. Total and free thyroid hormone concentrations in patients receiving maintenance replacement therapy with thyroxine. Br Med J, 1984, *288* : 693-695.

55. POUSSET G, BRIERE J, BERTHEZENE F et al. Myxœdème au lithium. Étude clinique et physiopathologique à propos de deux observations. Ann Endocrinol, 1973, *34* : 549-562.

56. REFETOFF S, WEISS RE, USALA SJ. The syndromes of resistance to thyroid hormone. Endocr Rev, 1993, *14* : 348-399.

57. ROBUSCHI G, SAFRAN M, BRAVERMAN LE et al. Hypothyroidism in the elderly. Endocr Rev, 1987, *8* : 142-153.

58. ROTI E, EMERSON CH. Clinical review. Postpartum thyroiditis. J Clin Endocrinol Metab, 1992, *74* : 3-5.

59. ROTI E, MINELLI R, GARDINI E, BRAVERMAN LE. The use and misuse of thyroid hormone. Endocr Rev, 1993, *14* : 401-423.

60. SAVOIE JC, THOMOPOULOS P, SAVOIE F. Studies on mono and diiodohistidine. I. The identification of iodohistidines from thyroidal iodoproteins and their peripheral metabolism in the normal man and rat. J Clin Invest, 1973, *52* : 106-115.

61. SAVOIE JC, MASSIN JP, SAVOIE F. Studies on mono and diiodohistidine. II. Congenital goitrous hypothyroidism with thyroglobulin defect and iodohistidine-rich iodoalbumin production. J Clin Invest, 1973, *52* : 116-125.

62. SCHAISON G, THOMOPOULOS P, MOULIAS R, FEINSTEIN MC. False hyperthyrotropinemia induced by heterophilic antibodies against rabbit serum. J Clin Endocrinol Metab, 1981, *53* : 200-202.

63. STANBURY JB. Familial goiter. *In* : JB Stanbury, JB Wyngaarden, DS Frederickson. The metabolic basis of inherited disease, 4 th Ed, New York, Mc Graw Hill, 1978 : 206-239.

64. STERK A, VAN DICK JE, VEENBOER GJM et al. Normal-sized thyroglobulin messenger ribonucleic acid in dutch goats with a thyroglobulin synthesis defect is translated into a 35,000 molecular weight n-terminal fragment. Endocr, 1989, *124* : 477-483.

65. STURGESS I, THOMAS SH, PENNELL DJ et al. Diurnal variation in TSH and free thyroid hormones in patients on thyroxine replacement. Acta Endocrinol, 1989, *121* : 674-676.

66. SUNTHORNTHEPVARAKUL T, GOTTSCHALK ME, HAYASHI Y, REFETOFF S. Resistance to thyrotropin caused by mutations in the thyrotropin-receptor gene. N Engl J Med, 1995, *332* : 155-160.

67. TACHMAN ML, GUTHRIE GP. Hypothyroidism : diversity of presentation. Endocr Rev, 1984, *5* : 456-465.

68. TAKAMATSU J, NISHIKAWA M, HORIMOTO M, OHSAWA N. Familial unresponsiveness to thyrotropin by autosomal recessive inheritance. J Clin Endocrinol Metab, 1993, *77* : 1569-1573.

69. TAKEDA K, SAKURAI A, DEGROOT LJ, REFETOFF S. Recessive inheritance of thyroid hormone resistance caused by complete deletion of the protein-coding region of the thyroid hormone receptor-B gene. J Clin Endocrinol Metab, 1992, *74* : 49-55.

70. TOFT AD. Thyroxine therapy. N Engl J Med, 1994, *331* : 174-180.

71. TOLEDO C, ALEMBIK Y, DOTT B et al. Anomalies du fonctionnement thyroïdien des enfants trisomiques 21. Arch Péd, 1997, *4* : 116-120.

72. TOUATI G, LEGER J, TOUBLANC JE et al. A thyroxine dosage of 8 micrograms/kg per day is appropriate for the initial treatment of the majority of infants with congenital hypothyroidism. Eur J Pediat, 1997, *156* : 94-98.

73. TOUBLANC JE, JOB JC, CHAUSSAIN JL, CANLORBE P. Traitement des hypothyroïdies congénitales par la L-thyroxine en solution : posologie. Arch Fr Pediatr, 1983, *40* : 379-383.

74. UTIGER RD. Therapy of hypothyroidism. When are changes needed ? N Engl J Med, 1990, *323* : 126-127.

75. VALEIX P, HERCBERG S. La déficience en iode : un problème de santé publique en France et dans les pays européens. Médecine et Nutrition, 1992, *27* : 24-32.

76. VAN DER GAAG RD, DREXHAGE HA, DUSSAULT JH. Role of maternal immunoglobulins blocking TSH-induced thyroid growth in sporadic forms of congenital hypothyroidism. Lancet, 1985, *1* : 246-250.

77. VAN TROTSENBURG P, VULSMA T, BLOOT AM et al. Antibodies to « second colloid antigen ». A study on the prevalence in sporadic forms of congenital hypothyroidism. Acta Endocrinol, 1989, *121* : 659-665.

78. VARGAS T, BRIONES-URBINA R, GLADMAN D et al. Antithyroid microsomal autoantibodies and HLA-DR5 are associated with postpartum thyroid dysfunction : evidence supporting an autoimmune pathogenesis. J Clin Endocrinol Metab, 1988, *67* : 327-333.

79. VOLPE R. Autoimmune thyroid disease. *In* : R. Volpé. Autoimmunity and endocrine disease. New York, Marcel Dekker, 1985 : 109-128.

80. VEENBOER GJM, DE VIJLDER. Molecular basis of the thyroglobulin synthesis defect in dutch goats. Endocrinol, 1993, *132* : 377-381.

81. VULSMA T, GONS MH, DE VIJLDER JJM. Maternal-fetal transfer of thyroxine in congenital hypothyroidism due to a total organification defect or thyroid agenesis. N Engl J Med, 1989, *321* : 13-16.

82. WEBER GF ; SIRAGUSA V, RONDANINI GF et al. Neurophysiologic studies and cognitive function in congenital hypothyroid children. Pediatr Res, 1995, *37* : 736-740.

83. WEETMAN AP, MCGREGOR M. Autoimmune thyroid disease : further developments in our understanding. Endocr Rev, 1994, *15* : 788-829.

84. WEISS RE, MARCOCCI C, BRUNO BOSSIO G, REFETOFF S. Multiple genetic factors in the heterogeneity of thyroid hormone resistance. J Clin Endocrinol Metab, 1993, *76* : 257-259.

Chapitre 8

NODULES THYROÏDIENS

Un nodule thyroïdien se définit comme une tuméfaction localisée de la thyroïde[1]. On classe les nodules selon leurs caractères :

– cliniques, nodule isolé ou dystrophie multinodulaire ;

– scintigraphiques, nodule « froid » ou hypofixant, « chaud » ou hyperfixant, isofixant ;

– échographiques, nodule plein, kystique ou mixte.

Le caractère scintigraphique reste essentiel.

DIAGNOSTIC

Il y a quelques années un nodule thyroïdien était découvert à l'inspection ou à la palpation, parfois motivé par une gêne, une douleur, ou le bilan d'une adénopathie cervicale ; seuls étaient repérés les nodules assez volumineux ou superficiels.

Actuellement c'est souvent l'échographie cervicale qui met en évidence les nodules, qu'ils soient cliniquement perceptible ou infra-clinique, s'ils sont petits et profonds. Les indications thérapeutiques classiques édictées pour des nodules cliniques sont controversées.

La classification des nodules thyroïdiens reste fondée sur leur caractère scintigraphique. Selon la fixation par rapport au reste du parenchyme, on les classe en nodules :

– chauds ou hyperfixants, quasiment jamais cancéreux ;

– froids ou hypofixants, possiblement cancéreux dans environ 10 p. 100 des cas ;

– isofixants, difficile à définir et donc à étudier sur des grandes séries.

Trois examens revêtent une importance majeure dans l'étude d'une thyroïde nodulaire :

– la scintigraphie ;

– l'échographie, souvent faite en première intention, peu agressive, qui peut donner des renseignements morphologiques précis, mais est très opérateur dépendant ;

– la cytoponction en cas de nodule froid, qui permet souvent de faire le diagnostic de cancer papillaire.

---

1. Des mutations de proto-oncogènes dont *ras* et *gsp* sont probablement à l'origine de la survenue d'adénome thyroïdien et d'hyperplasie du thyréocyte. A long terme d'autres événements oncogéniques pourraient participer à la transformation des lésions bénignes en cancer.

Nodule chaud

Les nodules chauds représentent 10 à 30 p. 100 de l'ensemble des nodules. Un nodule est dit chaud lorsqu'il fixe l'iode plus intensément que le parenchyme adjacent. Il n'est qu'exceptionnellement malin [9, 26]. Le risque est que le nodule chaud sécrète trop d'hormones thyroïdiennes, c'est-à-dire provoque une hyperthyroïdie. On décrit plusieurs stades [12] :

– nodule chaud simple, non autonome, sans dysthyroïdie (fig. 8-1) ;

– nodule autonome, non hypersécrétant, ne freinant pas le parenchyme extra-nodulaire ;

– nodule autonome hypersécrétant, freinant le parenchyme extra-nodulaire.

Ces stades peuvent se succéder.

DIAGNOSTIC DES DIFFÉRENTS STADES ÉVOLUTIFS

Au stade du *nodule chaud simple*, les hormones thyroïdiennes et la TSH sont normales. Le parenchyme extra-nodulaire fonctionne normalement et est visible à la scintigraphie. Le nodule chaud peut être encore dépendant de la TSH, c'est-à-dire pas encore autonome : la fixation serait freinable par de la T3 (75 µg pendant 8 jours) si on faisait ce test (test de Werner) qui n'a plus d'intérêt. Lorsque le nodule chaud devient autonome, il ne dépend plus de la TSH et ne serait plus freinable par la T3.

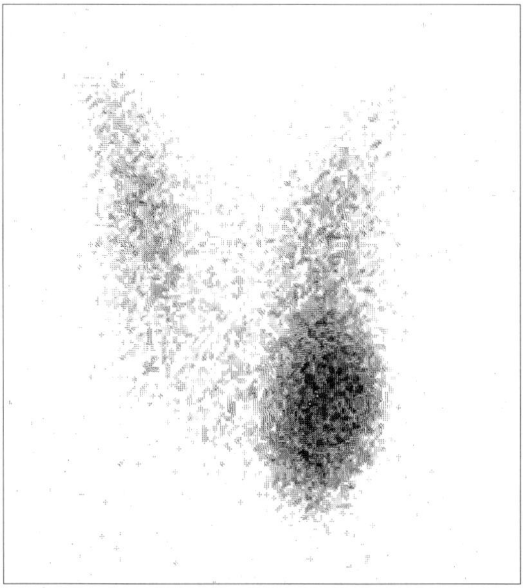

Figure 8-1 **Nodule chaud gauche**, ne freinant pas le parenchyme extra-nodulaire.

Au stade du *nodule autonome hypersécrétant*, va apparaître l'hyperthyroïdie et le freinage du parenchyme extra-nodulaire. Le diagnostic d'hyperthyroïdie est facile grâce aux dosages in vitro de T3 et de TSH ultra-sensible. La T4 a moins d'intérêt car il y a souvent une sécrétion préférentielle de T3. L'hyperthyroïdie est parfois très modérée, avec comme seul signe biologique l'abaissement de la TSH dosée par méthode ultra-sensible. L'adénome toxique se présente à la scintigraphie comme un foyer de fixation exclusive de l'iode radioactif (voir fig. 6-3 a p. 100). Le parenchyme extra-nodulaire est freiné et donc non visible à la scintigraphie. Parfois une ou plusieurs petites zones, sans doute elles aussi autonomes, restent visibles. Lorsque le lobe controlatéral n'est pas du tout visible à la scintigraphie, il faut vérifier son existence par la palpation ou l'échographie. Auparavant on pratiquait une réactivation de sa fixation par de la TSH exogène (voir fig. 6-3 b p. 100).

Un nodule autonome peut être à l'origine de phases d'hypersécrétion et d'hyperthyroïdie transitoires, en particulier en cas de carence iodée chronique, lorsque l'apport iodé augmente transitoirement pour des raisons alimentaires ou iatrogènes.

L'adénome toxique peut se nécroser spontanément, les zones de nécrose apparaissant hypofixantes sur la scintigraphie, ce qui lui donne un aspect hétérogène. En l'absence de traitement, il est possible que la nécrose soit le terme naturel de l'évolution d'un adénome toxique.

Le traitement peut être soit une ablation chirurgicale du nodule, soit une irradiation sélective du nodule par l'iode 131. L'adénome toxique est plus radiorésistant que le parenchyme thyroïdien d'une maladie de Basedow : la dose délivrée doit être d'au moins 100 Grays (10 000 rads). La scintigraphie quelques mois après le traitement par l'iode 131 montre la réapparition d'une fixation au niveau du parenchyme extra-nodulaire, le nodule étant devenu froid ; ce nodule devenu froid ne deviendra pas cancéreux.

Lorsque le seul signe biologique de l'hyperthyroïdie est l'abaissement de la TSH et qu'il n'y a pas de signe clinique, on peut discuter l'opportunité d'un traitement, surtout si c'est une surcharge iodée transitoire qui a provoqué cette hyperthyroïdie. Cependant, dans ce cas on sait que toute nouvelle surcharge iodée alimentaire ou iatrogène produira à nouveau une phase de thyrotoxicose, et il est sans doute préférable de traiter le nodule autonome.

Diagnostic différentiel d'un nodule chaud

D'autres entités nosologiques peuvent se traduire à la scintigraphie par un foyer de fixation unilatéral ou prédominant :

– un lobe normal associé à un nodule froid amputant complètement le lobe controlatéral : c'est la palpation qui fait le diagnostic ;

– un lobe restant après lobectomie chirurgicale (rechercher une cicatrice) ;

– un lobe unique (voir fig. 10-1 p. 189), anomalie congénitale rare, le plus souvent située à droite ; il est de morphologie plus oblongue que l'adénome toxique ; le diagnostic est fait sur l'absence de lobe controlatéral à la palpation et à l'échographie ;

– une thyroïdite subaiguë atypique ;

– une thyroïdite chronique auto-immune (voir fig. 7-2 p. 124) ;

– une ectopie volumineuse et bas située ; le diagnostic est fait par le repérage clinique de la topographie des cartilages laryngés.

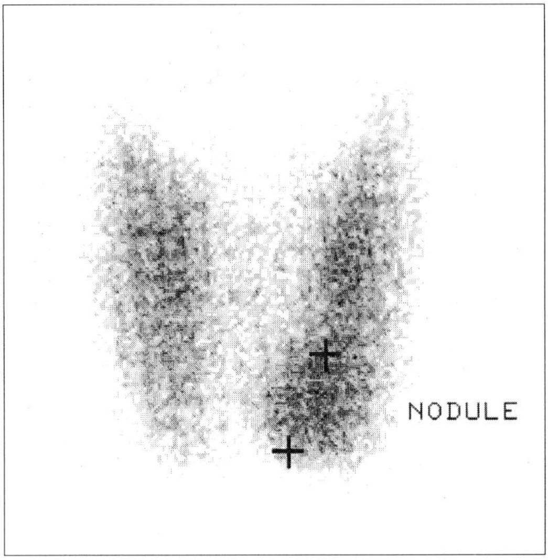

Figure 8-2 **Nodule de la base gauche.**
Il est considéré comme isofixant vrai, compte tenu de son caractère plus saillant que le parenchyme des deux lobes.

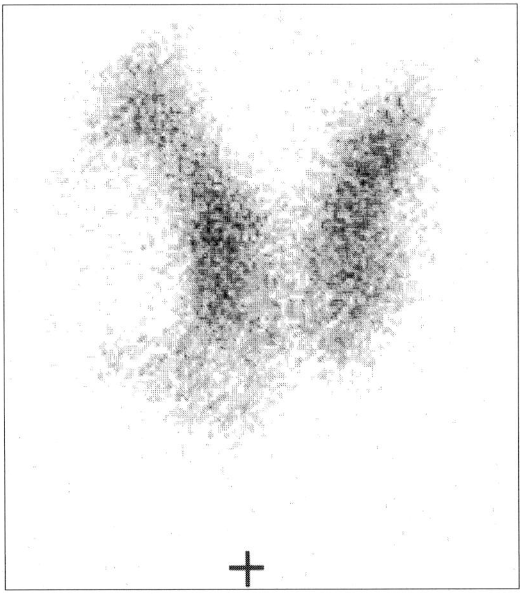

Figure 8-3 **Nodule froid droit.**
Encoche de fixation du lobe droit.

Nodule isofixant

Ce terme doit être utilisé avec prudence. Un nodule est dit isofixant quand il fixe l'iode comme le parenchyme adjacent. Il faut tenir compte du volume du nodule et de l'épaisseur du parenchyme thyroïdien en chaque point. Par exemple, un nodule un peu plus saillant que le reste du lobe, s'il est isofixant, doit se traduire sur la scintigraphie comme une zone un peu plus chaude que le reste du lobe (fig. 8-2).

Nodule froid

Le nodule thyroïdien froid plein ou partiellement plein à l'échographie pose l'un des problèmes les plus fréquents et les plus difficiles, celui de son éventuelle malignité. C'est le plus fréquent des nodules thyroïdiens. La probabilité qu'il s'agisse d'un cancer est d'environ 10 p. 100 [2, 24, 25, 31, 32].

DIAGNOSTIC SCINTIGRAPHIQUE

Le nodule froid est non fixant ou moins fixant que le parenchyme thyroïdien « normal ».

La zone de projection du nodule est déterminée par la palpation et par la projection sur la scintigraphie des repères anatomiques du nodule.

Deux cas peuvent se présenter :

– l'image scintigraphique montre une lacune hypofixante ou non fixante ou une encoche nette, dont la topographie correspond au nodule palpé ; le caractère froid du nodule est évident (fig. 8-3 et 8-4) ;

– la scintigraphie ne montre pas de lacune ou d'encoche, elle semble homogène, le nodule paraît n'avoir aucune « traduction » scintigraphique ; il faut déterminer où se projette le nodule et apprécier les caractères de la zone où il se projette en fonction de l'épaisseur de tissu (fig. 8-5)

L'interprétation de la scintigraphie doit donc tenir compte de la topographie du nodule par rapport au reste du parenchyme (voir fig. 8-5).

Un nodule saillant, s'il est froid et superposé à une épaisseur de parenchyme normal, peut n'avoir aucune traduction scintigraphique ; un nodule saillant isofixant donne une image d'hyperfixation du fait de l'épaisseur plus importante de parenchyme à son niveau (voir fig. 8-4).

Dans le doute, on peut compléter la scintigraphie par une ou plusieurs incidences supplémentaires à la caméra équipée du collimateur pinhole : oblique antérieure ou profil.

Un piège est l'existence dans certains cas d'un petit prolongement de parenchyme fixant, situé au-dessous, ou plus rarement au-dessus d'un des deux lobes, dans l'axe, et séparé du lobe par une zone non fixante (fig. 8-6). Cette zone froide risque d'être considérée comme un nodule froid. C'est en fait une simple variante morphologique.

La tomographie isotopique pourrait donner de bons résultats, mais n'est cependant pas passée en routine (voir chapitre 3, référence 29).

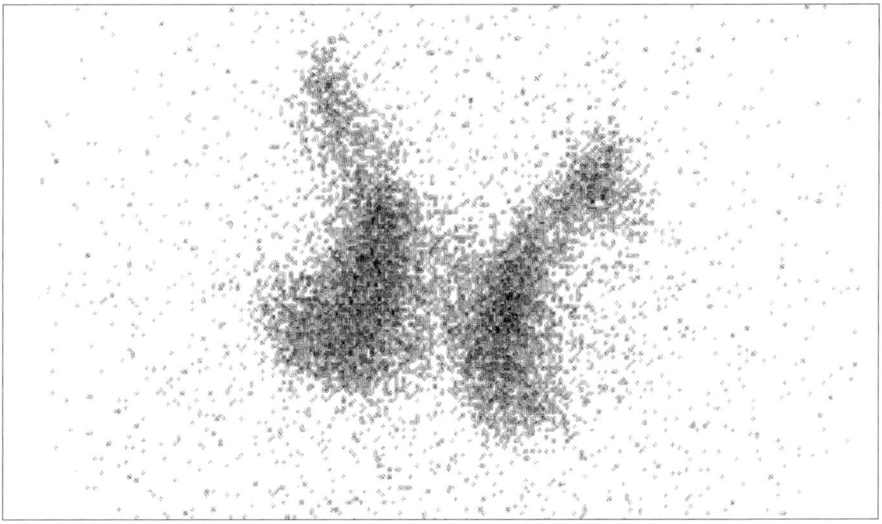

Figure 8-4 **Nodules froids du lobe droit et du lobe gauche.**

DIAGNOSTIC DE NATURE D'UN NODULE FROID

L'attitude thérapeutique dépend d'abord des caractères échographiques. On distingue les nodules kystiques et les nodules pleins ou partiellement pleins. Schématiquement, un nodule a d'autant moins de chance d'être malin qu'il est plus kystique.

Kystes purs

Un nodule purement kystique est considéré comme très probablement bénin, et ne requiert pas d'intervention chirurgicale. S'il est douloureux, gênant ou inesthétique, la ponction permet l'évacuation du liquide et l'affaissement du kyste. Lorsque après une ponction évacuatrice, l'épanchement se reproduit, on peut, soit donner une hormonothérapie thyroïdienne de freinage, et éventuellement tenter de reponctionner le kyste au bout de quelques mois, soit laisser en place le kyste s'il n'entraîne pas de douleur ni de gêne esthétique, soit poser une indication chirurgicale.

Nodules pleins ou partiellement pleins

L'échographie ne permet pas d'affirmer le caractère bénin ou malin. Un nodule hypoéchogène est plus suspect qu'un nodule isoéchogène ou hyperéchogène [4].

Cytoponction [10, 11, 13, 15, 21, 22]

En l'absence d'argument de malignité ou plaidant pour une intervention chirurgicale d'emblée (augmentation de volume récente, caractère très volumineux ou dur, adénopathie cervicale), on fait une cytoponction :

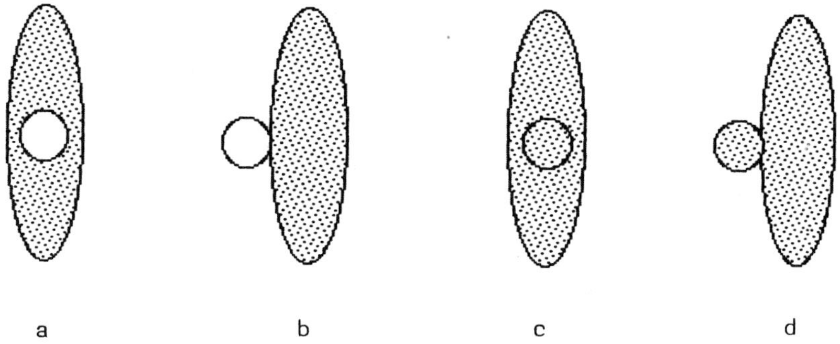

Figure 8-5 **Situations des nodules.**
Différences théoriques de situation d'un nodule froid (a et b) et d'un nodule isofixant (c et d), inclus dans le lobe (a et c) ou situé en avant ou en arrière sans le refouler (b et d). La scintigraphie montre :
a. une zone froide,
b. et **c.** l'absence de traduction scintigraphique,
d. une zone chaude.

– cytoponction échoguidée, de façon à avoir la certitude que la cytoponction a porté dans la zone désirée, en cas de nodule non individualisable cliniquement, petit, profond ou dans la zone de parenchyme plein d'un nodule mixte ;

– cytoponction directe si le nodule est assez volumineux et palpable.

Quels nodules faut-il cytoponctionner en cas de goitre multinodulaire ? La cytoponction doit porter sur les nodules froids les plus gros, particulièrement s'ils sont hypoéchogènes à l'échographie.

La cytoponction est faite à l'aiguille fine (27 Gauge). Deux à trois prélèvements sont réalisés sur chaque nodule.

La cytoponction est un examen de technique et d'interprétation difficiles, très opérateur-dépendant. Elle peut permettre le diagnostic de malignité lorsque les critères sont cytologiques, comme dans les cancers papillaires. Elle permet beaucoup plus difficilement de faire le diagnostic de malignité dans les cancers vésiculaires, car les critères de malignité sont principalement histologiques. En cas de résultat douteux, la plupart des équipes conseillent la vérification histologique après intervention chirurgicale. Même lorsque la cytoponction est faite par un opérateur entraîné, elle ne rapporte pas assez de matériel cytologique, c'est-à-dire assez d'amas cellulaires, dans 15 p. 100 des cas : elle est dite alors non significative, non contributive, inadéquate ou insuffisante. Un prélèvement inadéquat ne doit pas être considéré comme un résultat rassurant mais comme une absence d'information ; 10 à 15 p. 100 des prélèvements inadéquats sont réputés appartenir à un cancer. En cas de cytoponction non contributive, il est donc généralement admis qu'il faut reconvoquer le malade et recommencer la cytoponction, qui rapporterait alors du matériel dans la moitié des cas.

L'immuno-marquage du matériel de cytologie par un anticorps antithyroperoxydase monoclonal permet une bonne discrimination des cellules bénignes, qui sont marquées à plus de 80 p. 100 [7].

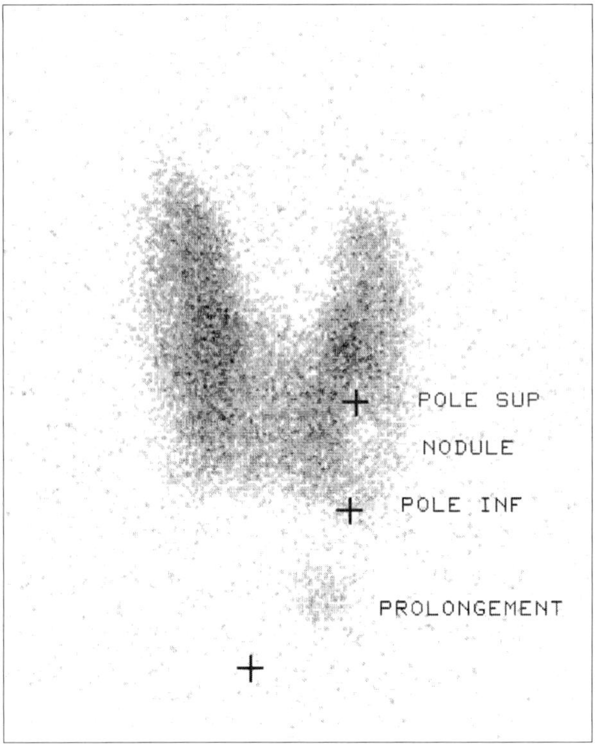

Figure 8-6 **Nodule froid du pôle inférieur du lobe gauche, associé à une variante morphologique.**
Les limites du nodule sont indiquées par les points de repère. Le point de repère inférieur indique la fourchette sternale.
Il y a un foyer de fixation situé dans le prolongement du lobe gauche, à 1 ou 2 cm du pôle inférieur du lobe. Il n'y a pas de nodule palpable, ni visible à l'échographie, au niveau de la zone froide qui sépare le prolongement du lobe gauche. il s'agit d'une petite zone de parenchyme échographiquement normal, de forme plate, à peine palpable, c'est-à-dire qu'on perd le contact avec les cartilages trachéaux.

Autres techniques d'imagerie

La tomodensitométrie aide à préciser la taille, la structure et les rapports de voisinage du nodule, mais ne permet pas de prévoir la malignité.

L'imagerie par résonance magnétique peut apporter des arguments en faveur de la bénignité.

Certains auteurs font une scintigraphie au thallium 201 : les nodules froids en iode et chauds en thallium, seraient plus volontiers malins [14, 16-19, 33].

ATTITUDE THÉRAPEUTIQUE DEVANT UN NODULE FROID PLEIN OU MIXTE

Certains éléments font d'emblée indiquer une intervention chirurgicale :

– un diamètre supérieur à 3 cm ou une augmentation de volume récente, un caractère dur ou irrégulier ; la présence d'adénopathies, de signes de compression, de métastases à distance ; des antécédents d'irradiation dans l'enfance ;

– une évolutivité rapide chez un sujet âgé, évocatrice d'un cancer anaplasique ;

– l'association à des flushs ou des diarrhées évocatrices de cancer médullaire dont le diagnostic sera fait sur le dosage de thyrocalcitonine [27] ; nous n'y reviendrons pas dans ce chapitre.

Lorsque l'indication chirurgicale est posée, une cytoponction peut cependant être proposée ; elle aidera le chirurgien à prévoir l'étendue de son geste et aidera éventuellement l'examen anatomopathologique extemporané.

En l'absence de ces signes de gravité, il faut trouver un compromis entre le fait d'opérer beaucoup de patients pour un nodule qui a des grandes chances d'être bénin, et peu de patients en laissant évoluer un éventuel cancer.

L'attitude classique devant un nodule froid isolé était d'essayer de l'affaisser par une ponction avec une aiguille assez grosse ; en l'absence d'affaissement complet, la plupart des auteurs étaient favorables à une intervention chirurgicale. En cas de goitre multinodulaire, on se croyait rassuré ainsi qu'en cas de thyroïdite auto-immune.

Actuellement :

– la survenue chez un sujet de sexe masculin ou de très jeune âge rend un nodule plus suspect ;

– l'existence d'une thyroïdite auto-immune ne rassure plus car il peut y survenir des cancers différenciés et des lymphomes ;

– la multinodularité est devenue le cas le plus fréquent du fait des performances de l'échographie ; des petits nodules infra-cliniques seraient retrouvés dans la moitié de la population féminine âgée d'une cinquantaine d'année. Le recul manque pour savoir quelle importance il faut leur attribuer ;

– le caractère hypoéchogène d'un nodule le rend plus suspect. Cependant, le caractère hyperéchogène ne suffit pas à affirmer sa bénignité ;

– la probabilité de trouver un cancer dans un goitre multinodulaire est sensiblement identique à la probabilité qu'un nodule isolé soit un cancer.

La cytoponction a été l'élément qui a le plus modifié récemment l'attitude pratique. Elle est faite lorsqu'il n'y a pas d'indication opératoire d'emblée. Elle permet de diminuer de 25 à 50 p. 100 la fréquence des interventions chirurgicales et accroît de 10 à 15 p. 100 le pourcentage de malignité des nodules opérés.

En l'absence d'intervention chirurgicale, nous surveillons le volume du nodule par l'examen clinique et l'échographie après 6 mois puis chaque année avec ou sans freinage par la L-thyroxine. Si le volume du nodule augmente, nous conseillons l'intervention chirurgicale ou une nouvelle cytoponction. Si le volume ne change pas ou régresse, nous continuons à le surveiller.

Le geste chirurgical dépend de la cytoponction et de l'examen anatomopathologique extemporané. Un nodule malin relève d'une thyroïdectomie bilatérale totale. Un nodule bénin isolé relève en principe d'une lobectomie ou d'une lobo-isthmectomie. En cas de multinodularité, nous conseillons une thyroïdectomie totale ou sub-totale bilatérale pour éviter la formation de nouveaux nodules. Le patient recevra dans ce cas une hormonothérapie thyroïdienne complémentaire indéfiniment.

Freinage par la L-thyroxine [5, 6, 15, 20, 23, 28]

De nombreuses études ont été rapportées sur la possibilité d'obtenir une réduction de volume des nodules, en donnant une hormonothérapie freinatrice par la L-thyroxine. On essaye d'obtenir une TSH abaissée, au-dessous des valeurs normales, sans toutefois qu'elle soit dans la zone de thyrotoxicose c'est-à-dire nulle ou quasi nulle. Un tiers des nodules cliniquement isolés diminue de volume. Cette réduction est associée à certains caractères cytologiques.

Les meilleurs résultats sont obtenus dans les nodules colloïdes et dans ceux qui présentent des signes dégénératifs (lésion avec caryopycnose, pléiomorphisme, macrophages). Les nodules présentant des cellules hyperplasiques ou de la fibrose ne diminuent pas.

Un petit volume initial est corrélé à une diminution de volume plus marquée.

Nodule thyréoglosse [3]

Il est particulier par :

– sa topographie, le long du processus thyréoglosse, donc médian ou paramédian, le plus souvent situé à droite ;

– sa fréquence chez l'enfant (mais il peut survenir à tout âge) ;

– sa prédominance dans le sexe masculin ;

– son caractère presque toujours bénin ;

– la fréquence des surinfections, avec formation d'un abcès qui se fistulise à la peau ;

– parfois kystique, avec un liquide très épais, il est rarement affaissé par la ponction.

Les indications thérapeutiques sont discutées. Les uns préfèrent intervenir chirurgicalement pour prévenir une éventuelle infection, qui surviendrait dans 50 p. 100 des cas à un moment quelconque de l'évolution ; les autres s'abstiennent étant donné la rareté des cancers survenus sur nodule thyréoglosse. L'étendue du geste chirurgical est elle-même discutée, exérèse simple ou associée à une résection de la partie moyenne de l'os hyoïde.

RADIOTHÉRAPIE CERVICALE. ACCIDENT DE CENTRALE NUCLÉAIRE [8, 34, 35]

Une radiothérapie cervicale effectuée dans l'enfance, augmente la probabilité de survenue à long terme de nodules et de cancer thyroïdien.

Après un accident de centrale nucléaire, s'il y a une contamination par de l'iode 131 ou d'autres iodes radioactifs, la fréquence de survenue de cancers thyroïdiens augmente de la 3e à la 10e année suivant l'accident, puis reste élevée, probablement pendant des décennies. Sont concernés : les enfants contaminés lorsqu'ils avaient 9 ans ou moins lors de l'accident, les bébés et les fœtus dont la mère a été contaminée pendant la grossesse.

BIBLIOGRAPHIE

1. Aeschimann S, Kopp PA, Kimura ET et al. Morphological and functional polymorphism within clonal thyroid nodules. J Clin Endocrinol Metab, 1993, *77* : 846-851.
2. Belfiore A, Larose GL, Laporta GA et al. Cancer risk in patients with cold thyroid nodules : relevance of iodine intake, sex, age and multinodularity. Am J Med, 1992, *93* : 363-369.
3. Bennett KG, Organ CH, Williams GR. Is the treatment for thyroglossal duct cysts too extensive ? Am J Surg, 1986, *152* : 602-605.
4. Brander A, Viikinkoski P, Tuuhea J et al. Clinical versus ultrasound examination of the thyroid gland in common clinical practice. J Clin Ultrasound, 1992, *20* : 37-42.
5. Cooper DS. Thyroid hormone, osteoporosis, and estrogen. JAMA, 1994, *271* : 1283-1284.
6. Cooper DS. Thyroxine suppression therapy for benign nodular disease. J Clin Endocrinol Metab, 1995, *80* : 331-334.
7. De Micco C, Ruf J, Chrestian MA et al. Immunohistochemical study of thyroid peroxydase in normal, hyperplastic and neoplastic human tissue. Cancer, 1991, *67* : 3036-3041.

8. Fogelfeld L, Wiviott MBT, Shore-Freedman E et al. Recurrence of thyroid nodules after surgical removal in patients irradiated in childhood for benign conditions. N Engl J Med, 1989, *320* : 835-840.

9. Fukata S, Tamai H, Matsubayashi S et al. Thyroid carcinoma and hot nodule. Eur J Nucl Med, 1987, *13* : 313-314.

10. Gharib H. Fine-needle aspiration biopsy of thyroid nodules : advantages, limitations and effect. Mayo Clin Proc, 1994, *69* : 44-49.

11. Gharib H, Goellner JR. Fine needle aspiration biopsy of the thyroid : an appraisal. Ann intern Med, 1993, *118* : 282-289.

12. Hamburger JI. Evolution of toxicity in solitary nontoxic autonomously functioning thyroid nodules. J Clin Endocrinol Metab, 1980, *50* : 1089-1093.

13. Hamburger JI. Diagnosis of thyroid nodules by fine needle biopsy : use and abuse. J Clin Endocrinol Metab, 1994, *79* : 335-339.

14. Hardoff R, Baron E, Sheinfeld M. Early and late lesion-to-non-lesion ratio of thallium-201-chloride uptake in the evaluation of « cold » thyroid nodules. J Nucl Med, 1991, *32* : 1873-1876.

15. Harvey HK. Diagnosis and management of the thyroid nodule. An overview. Otolaryngol Clin North Am, 1990, *23* : 303-337.

16. Helal BO, Bazin JP, Goeau O et al. Diagnostic de la malignité des nodules thyroïdiens isolés non fonctionnels au moyen d'étude dynamique en double marquage. J Med Nucl Bioph, 1989, *13* : 79-86.

17. Hermans J, Beauduin M, Gigot JF et al. Le dépistage du cancer thyroïdien : utopie ou réalité ? ou l'intérêt du thallium-201 en pathologie thyroïdienne. Ann Endocr (Paris), 1986, *47* : 409-414.

18. Hermans J, Schmitz A, Therasse G et al. Thyroid scintigraphy with thallium-201 : non traumatic method for early detection of tumors and a better assessment of patients suitable for operation. Acta Oto-Rhino-Laryngol, 1987, *41* : 649-655.

19. Kume N, Suga K, Nishigauchi K et al. Relationship between thallium-201 uptake and tumour proliferative ability in thyroid nodules. Eur J Nucl Med, 1996, *23* : 376-382.

20. La Rosa GL, Ippolito AM, Lupo L et al. Cold thyroid nodule reduction with L-thyroxine can be predicted by initial nodule volume and cytological characteristics. J Clin Endocrinol Metab, 1996, *81* : 4385-4387.

21. Leger AF, Franc B. Intérêt de la cytoponction dans le diagnostic des nodules thyroïdiens. Éditions techniques. Encycl Med Chir Paris. Endocrin Nutrition, 1992, Fr 10009 A10, 4 p.

22. Livolsi V. Cytology needle biopsy. *In* : V Livolsi. Surgical Pathology of the thyroïd, Londres, WB Saunders Company, Ed Philadelphia, 1990 : 367-384.

23. Mandel SJ, Brent G, Larsen PR. Levothyroxine therapy in patients with thyroid disease. Ann intern Med, 1993, *119* : 492-502.

24. Mazzaferri EL. Management of a solitary thyroid nodule. N Engl J Med, 1993, *328* : 553-559.

25. Melliere D, Etienne G, Mahmoud M et al. Nodules thyroïdiens hypofixants cliniquement banals : quelles indications ? À propos de 2 678 nodules froids opérés. Sem Hôp Paris, 1990, *66* : 1329-1334.

26. Nagai GR, Pitts WC, Basso L et al. Scintigraphic hot nodules and thyroid carcinoma. Clin Nucl Med, 1987, *12* : 123-127.

27. Pacini F, Fontanelli M, Fugazzola L et al. Routine measurement of serum calcitonin in nodular thyroid diseases allows the preoperative diagnosis of unsuspected medullary thyroid carcinoma. J Clin Endocrinol Metab, 1994, *78* : 826-829.

28. Papini E, Bacci V, Panunzi C et al. A prospective randomized trial of levothyroxine suppressive therapy for solitary thyroid nodules. Clin Endocrinol (Oxford), 1993, *38* : 507-513.

29. Renard E, Jaffiol C, Rouanet JP, Lamarque JL. Nodules thyroïdiens et goitres non fonctionnels. Apport diagnostique de l'imagerie par résonance magnétique. Presse Med, 1991, *20* : 294-298.

30. Ridgway EC. Clinical review. Clinician's evaluation of a solitary thyroid nodule. J Clin Endocrinol Metab, 1992, *74* : 231-235.

31. Singer PA, Cooper DS, Daniels GH et al. Treatment guidelines for patients with thyroid nodules and well-differentiated thyroid cancer. Arch Int Med, 1996, *156* : 2165-2172.

32. Schmid KW, Feichtinger H, Ladurner D, Zechmann W. Clinicopathologic management of tumors of the thyroid gland in an endemic goiter area. Combined use of preoperative fine-needle aspiration biopsy and intraoperative frozen sections. Acta Cytol, 1988, *33* : 2.

33. Schneegans O, Ott G, Ghnassia JP et al. Intérêt de la scintigraphie au thallium et de la cytoponction dans la prise en charge des nodules thyroïdiens hypofixants. Médecine nucléaire 1997, *21* : 226-232.

34. Sugenoya A, Asanuma K, Hama Y et al. Thyroid abnormalities among children in the contaminated area related to the Chernobyl accident. Thyroid, 1995, *5* : 29-33.

35. Williams ED. Chernobyl, eight years on. Nature, 1994, *371* : 556.

Chapitre 9

CANCERS THYROÏDIENS

Les cancers thyroïdiens sont multiples, très différents par leur pronostic et leur évolution. On distingue [29] :

- Les tumeurs malignes épithéliales :
  - carcinomes différentiés papillaires ;
  - carcinomes différentiés vésiculaires ;
  - carcinomes anaplasiques indifférentiés ;
  - carcinomes médullaires ;
  - carcinomes mixtes vésiculaires et médullaires.
- Les tumeurs malignes non épithéliales :
  - lymphomes malins ;
  - sarcomes.
- Les métastases intra-thyroïdiennes de tumeurs extra-thyroïdiennes.

De nombreux travaux ont porté ces dernières années sur les mutations des proto-oncogènes qui conduisent à la formation de cancer [3, 22, 23, 27, 30, 32, 53, 84, 87, 90]. Dans le cas du cancer vésiculaire, il pourrait s'agir dans un premier temps de mutation des proto-oncogènes *ras* et/ou *gsp* induisant des lésions d'hyperplasie, puis d'adénomes. Des mutations supplémentaires conduiraient à la transformation de l'adénome vésiculaire en cancer vésiculaire. Dans le cas du cancer papillaire il ne semble pas y avoir d'hyperplasie initiale des thyréocytes. Des réarrangements avec surexpression des oncogènes *ret*, *met*, *trk* ont été mis en évidence dans un pourcentage variable de cas.

L'évolution des cancers vésiculaire ou papillaire vers le cancer indifférencié pourrait venir d'altérations (inactivation) de l'anti-oncogène p53. Pour l'instant l'identification de ces oncogènes ne modifie pas l'attitude pratique. Une controverse existe quant au rôle des facteurs environnementaux et en particulier de la carence iodée.

Adénocarcinomes différenciés papillaires et vésiculaires

CIRCONSTANCES DE DÉCOUVERTE

Elles sont variables : nodule clinique ou échographique, avec ou sans adénopathie(s) cervicale(s) ; métastases à distance.

• *Le nodule* est souvent palpable, indolore, de croissance lente, siégeant dans n'importe quelle partie de la thyroïde. Le nodule est plein ou en partie plein à l'échographie, froid ou hypofixant sur la scintigraphie. De plus en plus souvent on voit aussi des nodules de découverte échographique. Le nodule est isolé ou au sein d'un goitre multinodulaire.

Devant ce nodule froid plein, l'intervention chirurgicale se discute. Certains arguments sont en faveur de la malignité :

- l'âge, inférieur à 20 ans ou supérieur à 60 ans ;
- le sexe masculin ;
- une augmentation de volume récente ;
- le caractère dur et volumineux ;
- le caractère hypoéchogène à l'échographie ;
- la cytoponction, lorsque des critères cytologiques suffisent.

• *Le nodule thyroïdien associé à une adénopathie cervicale*. L'aspect est typique lorsque, au cours du bilan d'un nodule thyroïdien, froid à la scintigraphie, l'examen clinique ou l'échographie mettent en évidence une ou plusieurs adénopathies. L'intervention chirurgicale ne se discute pas. Il arrive – rarement –que ces adénopathies cervicales fixent le radio-iode sur la scintigraphie faite avant thyroïdectomie chirurgicale (fig. 9-1), sous forme de foyers de fixation latéraux (considérés autrefois comme des thyroïdes aberrantes). Le diagnostic est alors certain.

• *Adénopathie cervicale*. Une ou plusieurs adénopathies métastatiques ganglionnaires sont parfois révélatrices, attirant l'attention sur un nodule thyroïdien palpable, visible à l'échographie, ou une zone froide scintigraphique. Parfois, la nature de ces adénopathies n'est affirmée que par la cytoponction ou la biopsie.

• *Des métastases pulmonaires* peuvent être révélatrices. Elles sont le plus souvent micro- ou macronodulaires, parfois ganglionnaires médiastinales. Les métastases pulmonaires miliaires sont plus rarement révélatrices, car longtemps associées à une image radiologique normale.

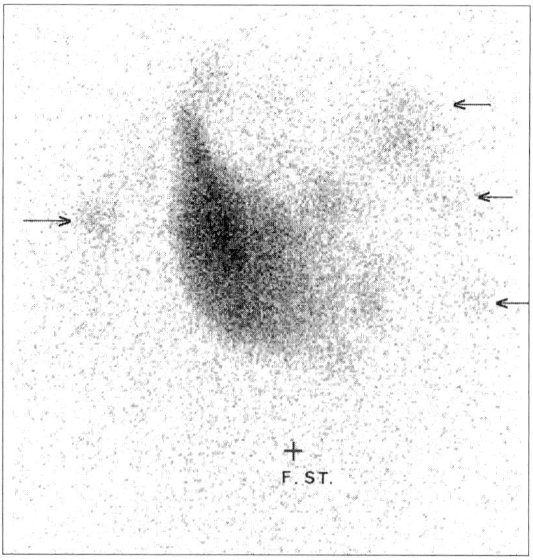

Figure 9-1 **Bilan d'un nodule thyroïdien gauche.**
Volumineux nodule du lobe gauche, occupant la quasi-totalité du lobe. On palpe également des adénopathies bilatérales. La fixation de l'iode par ces adénopathies (flèches) est spécifique de métastases d'un cancer thyroïdien. Il s'agit d'un cancer papillaire.

• *Une métastase osseuse* est révélatrice de 5 p. 100 des cas d'épithélioma différencié, le plus souvent vésiculaire.

TYPES HISTOLOGIQUES

On distingue :

– les adénocarcinomes différenciés papillaires et papillo-vésiculaires ;

– les adénocarcinomes vésiculaires plus ou moins bien différenciés. Ils sont appelés folliculaires dans la littérature anglo-saxonne.

Adénocarcinomes papillaires et papillo-vésiculaires [2, 14, 15, 17, 24, 39, 41, 44, 45, 49, 50, 66, 70, 71]

Ce sont les plus fréquents des cancers thyroïdiens différenciés (70 p. 100). Ils sont dans l'ensemble de bon pronostic. Ils se voient surtout chez le sujet jeune. Ils sont plus fréquents chez la femme que chez l'homme, mais cette prévalence est nettement moindre que celle qui est constatée dans le reste de la pathologie thyroïdienne : environ 3 femmes pour un homme.

Presque tous les cancers thyroïdiens survenus au décours d'une irradiation thyroïdienne sont de forme papillaire [52, 54, 72, 86]. Ce sont aussi les plus fréquents des cancers thyroïdiens de l'enfance [70].

Les cancers papillaires sont fréquemment multifocaux, uni- ou bilatéraux. La cytoponction fait en règle générale le diagnostic de cancer papillaire devant les caractères des noyaux, plicaturés, vitreux, dits « en verre dépoli ». À l'examen anatomopathologique, le cancer papillaire est typiquement blanc à la coupe, ferme ou dur, plus ou moins calcifié. Les critères de malignité sont :

– la présence de papilles, formations conjonctives digitiformes recouvertes d'une monocouche de cellules néoplasiques ;

– l'existence des noyaux typiques.

Un envahissement capsulaire macroscopique ou microscopique, des emboles vasculaires ou lymphatiques sont fréquents.

On retrouve dans environ la moitié des cas des psammomes ou calcosphérites, comportant des concrétions calcaires en lamelles concentriques. À côté de ses aspects papillaires, on peut retrouver d'autres zones vésiculaires ou trabéculaires. Il existe des cancers papillaires à forme purement vésiculaire, mais dont les noyaux sont typiques des cancers papillaires.

La subdivision entre formes papillaires pures et formes papillo-vésiculaires semble sans intérêt pronostique.

On individualise sous le nom de cancer sclérosant occulte une lésion de diamètre inférieur à 1 cm, bien encapsulée, souvent calcifiée. Il comporte une part importante de fibrose qui, pour certains, est considéré comme un élément réactionnel de défense de très bon pronostic. À l'opposé, le cancer papillaire sclérosant diffus est caractérisé par son extension à tout un lobe voire les deux lobes, la présence de métastases pulmonaires d'emblée, la survenue chez des sujets jeunes.

Les métastases ganglionnaires cervicales des cancers papillaires sont fréquentes (50 p. 100 des cas environs), et ne semblent pas grever le pronostic en l'absence de métastases pulmonaires. Les métastases à distances sont principalement pulmonaires, surviennent probablement par voie lymphatique, fixent souvent bien l'iode et sont donc susceptibles d'être traitées par l'iode 131. Les métastases osseuses des cancers papillaires sont rares.

Adénocarcinomes vésiculaires différenciés [2, 3, 14, 24, 39, 40, 44, 49, 66, 70, 71]

Ils sont plus rares, environ 30 p. 100 des cancers différenciés. Ils se voient surtout après 40 ans. Le sex-ratio est d'environ 3 femmes pour un homme. Il est difficile dans cette forme d'affirmer le caractère malin d'un nodule froid par la cytoponction, car les critères de malignité sont plus histologiques que cytologiques. Leur pronostic dépend de leur degré de différenciation. On distingue les cancers vésiculaires bien différenciés et peu différenciés.

Adénocarcinomes vésiculaires bien différenciés

Leur fréquence est de l'ordre de 20 p. 100 des cancers thyroïdiens différenciés. Ils se voient chez les sujets les moins âgés. Les enfants sont très rarement atteints. Le cancer a en règle une localisation intrathyroïdienne unique, siégeant sur un lobe de la thyroïde, rarement sur l'isthme. Macroscopiquement il peut s'agir d'une lésion bien encapsulée dont l'aspect est peu différent de celui d'une thyroïde normale. Le diagnostic de malignité est fait par l'examen anatomopathologique qui retrouve une infiltration vasculaire, lymphatique ou capsulaire, parfois seulement décelable à un examen microscopique poussé. Parfois au contraire il s'agit d'une tumeur massivement infiltrante, atteignant les parties molles et la trachée. Il n'y a ni papilles, ni psammomes, ni noyaux en verre dépoli. Les métastases se font à distance, principalement osseuses, souvent révélatrices. C'est dans cette forme bien différenciée qu'elles captent le plus le radioiode, ce qui permet une dosimétrie intéressante sur le plan thérapeutique.

Adénocarcinomes vésiculaires peu différenciés

Leur fréquence est de l'ordre de 10 p. 100 des cancers thyroïdiens différenciés. Les sujets atteints sont en moyenne plus âgés que dans la forme bien différenciée. L'aspect histologique est microvésiculaire et trabéculaire, avec une colloïde très rare ou absente. L'évolution est plus grave que celle du cancer bien différencié, d'autant que la captation de l'iode 131 par les métastases est souvent faible ou nulle, ce qui limite les possibilités thérapeutiques.

Épithéliomas à cellules de Hürtle

Ils se rattachent aux adénocarcinomes vésiculaires différenciés. Leur particularité tient à l'existence d'un fort contingent de volumineuses cellules dites « de Hürtle » ou oncocytaires, cellules hyperéosinophiles, pleines de mitochondries. Le caractère malin de la tumeur ne peut être affirmé que lorsqu'il existe un franchissement capsulaire, une embole lymphatique ou vasculaire.

Adénocarcinomes vésiculaires insulaires

Récemment individualisés, ils surviennent chez des sujets âgés. Ils se caractérisent par leur tropisme ganglionnaire et leur évolution rapide. Ils représentent peut-être une forme intermédiaire entre les adénocarcinomes vésiculaires peu différenciés et les cancers indifférenciés.

PRONOSTIC DES CANCERS DIFFÉRENCIÉS [2, 14, 15, 69, 72]

Le pronostic dépend de la survenue ou non de récidives locales et de métastases à distance. Les facteurs de pronostic lors du 1er bilan sont principalement le type histologique, l'âge, le sexe et l'extension de la tumeur.

Type histologique

Le cancer papillaire est dans l'ensemble de bon pronostic. Il s'accompagne cependant très souvent de métastases ganglionnaires cervicales et du médiastin supérieur, parfois de récidives tumorales dans la loge thyroïdienne. Métastases ganglionnaires cervicales et récidives locales sont en règle accessibles à un traitement chirurgical ou par l'iode 131, surtout chez le sujet jeune. Les adénopathies médiastinales sont de moins bon pronostic. Les métastases osseuses sont très rares.

Le cancer vésiculaire bien différencié est de moins bon pronostic. Les métastases à distance sont fréquentes, parfois révélatrices, de localisations principalement osseuses. Bien que la captation du radio-iode permette une dosimétrie intéressante sur le plan thérapeutique, le pronostic reste sombre.

Le cancer vésiculaire peu différencié est de pronostic encore moins bon, les métastases, principalement osseuses, ne fixent souvent pas l'iode 131 et ne peuvent donc bénéficier que de traitements chirurgicaux ou de radiothérapie.

Les épithéliomas à cellules de Hürtle ont un pronostic difficile à apprécier car le diagnostic de malignité n'est souvent posé qu'a posteriori, quand apparaissent des métastases. Celles-ci ne fixent pas l'iode.

Extension locale de la tumeur

L'adénocarcinome sclérosant occulte et les tumeurs sans invasion capsulaire sont d'excellent pronostic. Les tumeurs ayant macroscopiquement franchi la capsule sont de moins bon pronostic.

Âge

Le pronostic est d'autant meilleur que le sujet est plus jeune, mis à part les cas rares des enfants avant 15 ans, qui sont plus graves avec fréquemment des métastases pulmonaires. D'une façon générale, les métastases fixent d'autant mieux le radio-iode que le sujet est jeune.

Sexe

Le pronostic est moins bon chez l'homme que chez la femme.

MÉTASTASES DES CANCERS THYROÏDIENS DIFFÉRENCIÉS

Métastases ganglionnaires cervicales

Elles sont fréquentes, surtout dans les formes papillaires. L'estimation de leur fréquence est très variable dans la littérature, de 20 p. 100 d'adénopathies palpables à 90 p. 100 des cas si l'on prend en compte les micrométastases histologiques découvertes après curage bilatéral complet. Les chaînes récurrentielles et médiastinales supérieures sont plus souvent et plus tôt envahies que les chaînes jugulo-carotiennes, cervicales transverses et spinales. Leur topographie est préférentiellement, mais pas nécessairement, fonction de la topographie tumorale. Elles sont découvertes en pré-opératoire par la palpation, l'échographie ou la tomodensitométrie, rarement par leur fixation de l'iode 131. Au décours de la thyroïdectomie elles sont souvent mises en évidence par leur fixation de l'iode 131 lorsqu'il n'y a pas eu de curage ganglionnaire. Si elles semblent de connotation péjorative, leur incidence sur la survie reste discutée.

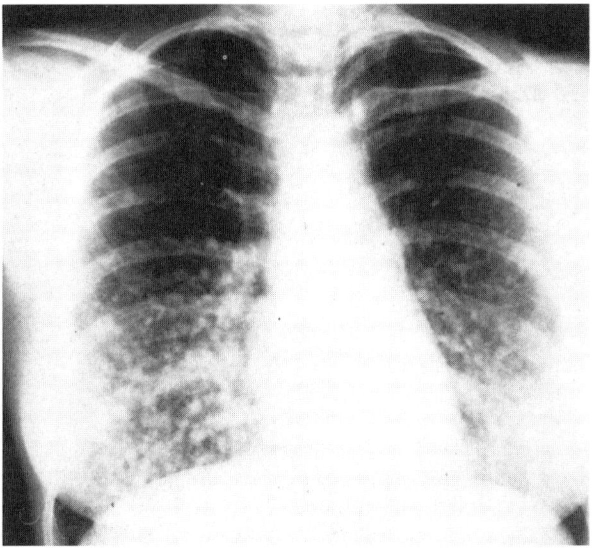

Figure 9-2 **Adénocarcinome papillaire.**
a. Métastases pulmonaires radiologiquement macronodulaires

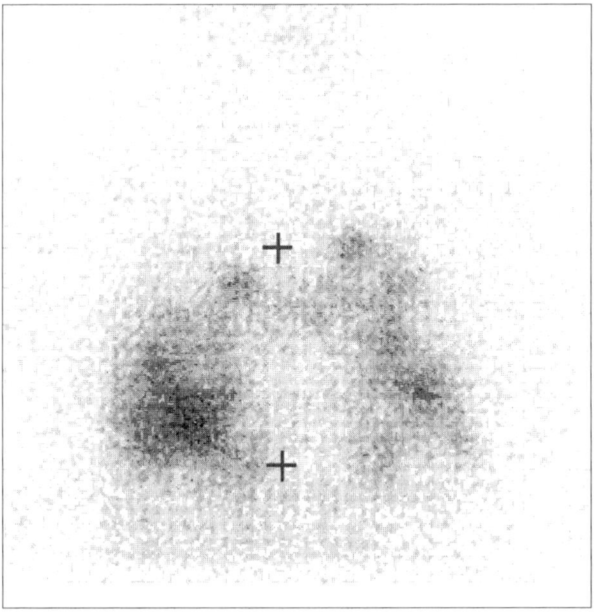

b. Même patient ; fixation de l'iode 131 dans les deux champs pulmonaires.

Métastases pulmonaires [39, 44, 68]

Elles sont découvertes soit lors du bilan initial, soit plus tardivement. Le diagnostic est fait par la radiographie du thorax ou à un stade infra-radiologique, par leur fixation de l'iode 131. Radiologiquement, elles sont typiquement miliaires, micronodulaires ou macronodulaires (fig. 9-2 a). L'aspect en lâcher de ballon, avec un petit nombre de gros nodules, est rare. Les épanchements pleuraux sont exceptionnels.

Les métastases miliaires et micronodulaires sont découvertes à un âge moyen de 40 ans. Le cancer est papillaire dans 90 p. 100 des cas. Elles fixent l'iode dans environ 90 p. 100 des cas (fig. 9-2 b), et ont un assez bon pronostic, avec une survie d'environ 90 p. 100 à 5 ans.

Les métastases macronodulaires sont découvertes à un âge moyen de 60 ans. Le type histologique est vésiculaire dans 55 p. 100 des cas. Elles ne fixent l'iode 131 que dans un peu moins de 50 p. 100 des cas surtout chez les sujets les plus jeunes. La survie à 5 ans est d'environ 40 p. 100.

L'existence conjointe d'adénopathies médiastinales, latéro-trachéales ou hilaires, fréquente, est un élément péjoratif de pronostic.

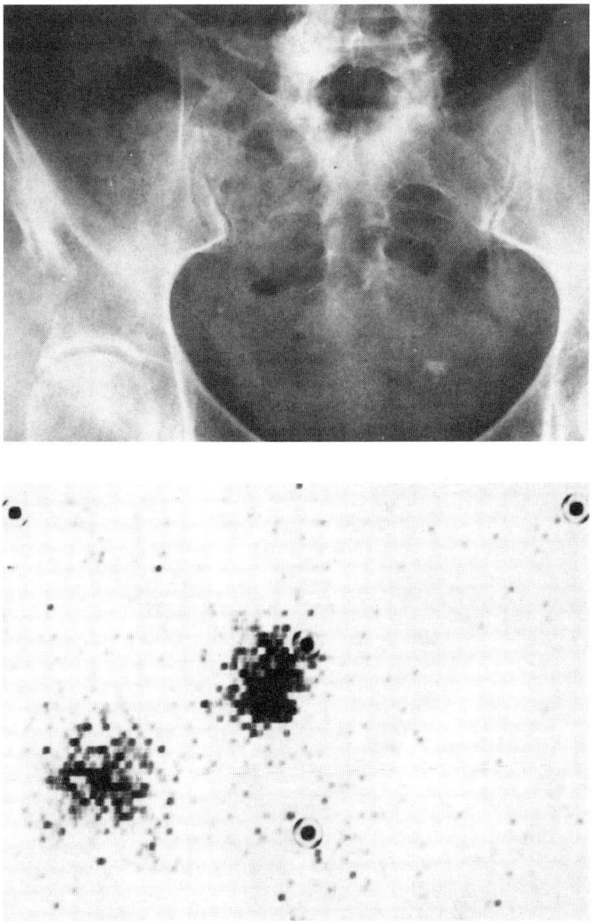

Figure 9-3 **Métastases osseuses.**
a. Double métastase osseuse du bassin, située au niveau de l'articulation sacro-iliaque droite et du toit du cotyle droit.

b. La scintigraphie à l'iode 131 montre le caractère bien fixant de ces métastases.
Points de repère : en haut, les épines iliaques antérieures ; en bas, le pubis.

Métastases osseuses

Les métastases osseuses représentent 90 p. 100 des causes de mortalité. Elles surviennent dans 9 p. 100 des cas, toutes formes histologiques confondues. Elles sont fréquentes dans les adénocarcinomes vésiculaires : 20 p. 100 des cas. Elles sont très rares dans les cancers papillo-vésiculaires : 3,5 p. 100 des cas.

Elles sont révélatrices ou découvertes lors du bilan initial dans un peu moins de 60 p. 100 des cas. Dans les autres cas, elles sont de survenue souvent très tardive. Le tableau clinique comporte soit des douleurs, soit une tuméfaction plus ou moins volumineuse, parfois très vasculaire et chaude à la palpation, soit une compression médullaire ou radiculaire en cas de localisation vertébrale. La localisation est vertébrale dans 40 p. 100 des cas, pelvienne dans 30 p. 100. L'articulation sacro-iliaque et le toit du cotyle sont fréquemment atteints.

L'aspect radiologique est celui d'une lyse pure (fig. 9-3 a). Il n'y a pas d'aspect condensant. Les deux circonstances où l'on peut voir un aspect de condensation sont le cas de métastase, fortement irradiée par l'iode 131, et où l'os se reconstruit autour de la métastase stabilisée et le cas où une vertèbre métastatique s'écrase. Une fixation de l'iode 131 par la métastase (fig. 9-3 b) se voit dans 70 p. 100 des cancers papillaires, 94 p. 100 des vésiculaires bien différenciés, 75 p. 100 des vésiculaires modérément différenciés.

Dans un tiers des cas, des métastases pulmonaires surviennent en association avec les métastases osseuses, au cours de l'évolution.

Autres métastases

Les métastases d'autres organes, rares, sont localisées surtout au cerveau, chez environ 10 p. 100 des sujets qui ont d'autres métastases. Les métastases hépatiques sont extrêmement rares ; il ne faut pas les confondre avec une fixation de l'iode radioactif par le foie, due au métabolisme d'hormones thyroïdiennes chez certains patients qui conservent une hormonogenèse.

TRAITEMENT DES CANCERS THYROÏDIENS DIFFÉRENCIÉS [5, 11, 40-42, 60, 62, 67, 78, 81, 85]

Dans notre expérience, la meilleure survie actuarielle est celle du groupe de patients chez qui le traitement initial a associé thyroïdectomie totale chirurgicale et dose thérapeutique d'iode 131. Cependant cette stratégie thérapeutique est discutée. Il est difficile à une étude statistique rétrospective de prouver la supériorité de telle ou telle stratégie. Il faudrait pour cela une étude randomisée et prospective. Or elle est difficilement concevable, car l'évolutivité du cancer thyroïdien différencié est faible, les survies très prolongées. Les protocoles de traitement et de surveillance varient donc d'une équipe à l'autre.

Traitement chirurgical du cancer primitif et des adénopathies

Différentes modalités ont été proposées, comportant ou non un examen anatomopathologique extemporané.

• La résection partielle, ou nodulectomie, est abandonnée, du fait de la fréquence des récidives locorégionales et de la mortalité qui s'ensuit.

• La *lobectomie* unilatérale est défendue par certains auteurs, ou pratiquée par défaut en l'absence d'un examen anatomopathologique extemporané peropératoire, ou en l'absence de diagnostic de certitude. Elle a le désavantage de laisser en place les foyers controlatéraux, fréquents dans les cancers papillaires,

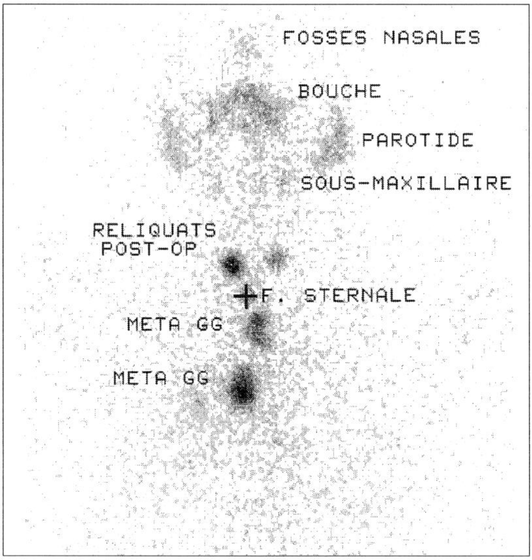

Figure 9-4 **Scintigraphie post-opératoire montrant des reliquats bilatéraux.**
Les foyers de fixation situés au-dessous de la fourchette sternale indiquent la présence d'adénopathies récurrentielles.
La fixation au niveau des glandes salivaires, de la bouche et des fosses nasales est normale.

et donc de laisser la possibilité de récidives controlatérales. Or, la morbidité des reprises chirurgicales, en cas de récidive, est élevée. En outre la surveillance ultérieure par la thyroglobuline est plus délicate, les bilans isotopiques et surtout les doses thérapeutiques d'iode 131 moins performants.

• La *thyroïdectomie,* décidée en per-opératoire lorsque l'examen anatomopathologique extemporané a confirmé le caractère malin du nodule, est soit subtotale, soit totale extracapsulaire. La thyroïdectomie subtotale est théoriquement extracapsulaire du côté tumoral, et intracapsulaire de l'autre côté, laissant une mince tranche de parenchyme thyroïdien à la face postérieure du lobe.

Pratiquer une thyroïdectomie subtotale permet :

– d'éviter de léser les parathyroïdes au moins d'un côté ;

– d'enlever chirurgicalement le plus possible de parenchyme avec d'éventuels foyers cancéreux en cas de cancer multicentrique ;

– de faciliter la destruction ultérieure du peu de parenchyme thyroïdien restant par l'iode 131 (fig. 9-4).

La disparition complète de la thyroïde a deux avantages. Elle permet d'obtenir en l'absence de métastases une thyroglobuline sérique nulle ; la thyroglobuline sera ensuite l'un des meilleurs critères de surveillance. Elle supprime tout foyer thyroïdien de captation du radio-iode ; on est ainsi ultérieurement dans les meilleures conditions possibles de détection et de traitement des éventuelles métastases.

Le traitement chirurgical des adénopathies cliniquement perceptibles ou constatées par le chirurgien en cours d'intervention consiste en un examen anatomopathologique extemporané, et, s'il s'agit de métastases ganglionnaires, en une résection. L'étendue du curage ganglionnaire est très variable d'une équipe à l'autre. Cependant seule l'ablation complète des adénopathies permet d'obtenir une thyroglobuline nulle et de rendre la surveillance ultérieure efficace.

La décision de faire un curage récurrentiel doit être prise au cours de la thyroïdectomie car ultérieurement il y aura trop de fibrose pour faire ce curage dans un deuxième temps. La décision est difficile car l'intervention chirurgicale est longue et complexe. Au niveau des chaînes jugulo-carotidienne, cervicale transverse et sus-claviculaire, il est moins important de prendre la décision d'emblée car il sera possible de faire le curage dans un deuxième temps.

Les adénopathies médiastinales supérieures sont accessibles à la chirurgie cervicale lorsqu'elles sont situées au-dessus des 8e-10e anneaux trachéaux. Au-dessous, il faut faire appel à un chirurgien thoracique.

Complications des thyroïdectomies : la thyroïdectomie totale extracapsulaire expose à l'hypoparathyroïdie et à la paralysie récurrentielle. La survenue de ces deux complications dépend essentiellement de la qualité du geste chirurgical. Si les parathyroïdes sont bien repérées en per-opératoire, et lésées par la thyroïdectomie, il est possible de les réimplanter, mais l'efficacité en est discutée. En revanche, si les lésions des parathyroïdes ont été telles qu'il reste une hypoparathyroïdie définitive et profonde, son traitement médical demeure très difficile.

Les nerfs récurrents sont habituellement en contact de la face postérieure de chaque lobe, mais il existe des variations anatomiques de leur trajet. Un nerf récurrent peut être lésé involontairement par le chirurgien, ou bien il peut être délibérément sacrifié pour des raisons carcinologiques, s'il est englobé, ou envahi par la tumeur et si sa dissection est impossible. La paralysie d'un nerf récurrent (laryngé inférieur) entraîne une paralysie des cordes vocales, c'est-à-dire une dysphonie (très fréquente après une reprise chirurgicale). Une lésion des deux nerfs récurrents entraîne une dyspnée, voire une détresse respiratoire, nécessitant parfois une trachéotomie. Une lésion du nerf laryngé supérieur entraîne des troubles de la déglutition et une incapacité à émettre les sons aigus. Une lésion des 11e et 12e nerfs crâniens entraîne respectivement une paralysie de l'épaule et de la langue. Une lésion du sympathique cervical entraîne un syndrome de Claude Bernard Horner.

Traitement par l'iode 131 [1, 4, 5, 9, 12, 13, 19, 33, 46, 48, 60, 62, 73, 74, 81, 88]

Principe

L'iode 131 est utilisé pour son caractère fortement irradiant dû au rayonnement ß et à sa demi-vie longue (8 jours). Les doses thérapeutiques d'iode 131 sont utilisées dans deux situations très différentes : soit en post-opératoire pour détruire des reliquats thyroïdiens (c'est la dose dite « ablative ») ; soit pour traiter des métastases régionales ou à distance. Lorsque ces métastases sont présentes d'emblée, elles fixent moins l'iode que les reliquats de parenchyme thyroïdien normal et ne sont de ce fait pas détruites par la première dose d'I 131 ; six mois après la première dose, après avoir vérifié qu'elles fixent l'I 131, on traite ces métastases par une deuxième dose.

Dose « ablative »

La dose ablative d'iode 131 est donnée quelques semaines après la thyroïdectomie subtotale, dans le but de détruire les reliquats de parenchyme thyroïdien normal ou de tumeur éventuellement laissés par le chirurgien, et très souvent le parenchyme thyréoglosse présent avant l'intervention ou réactivé par l'hypothyroïdie pendant la phase post-opératoire. Après thyroïdectomie chirurgicale dite « totale », il reste dans au moins 95 p. 100 des cas des reliquats scintigraphiques qui nécessitent une dose ablative d'iode 131. Ces reliquats post-opératoires thyroïdiens sont ainsi détruits, en règle dès la première dose ablative. La scintigraphie cervicale devient blanche en quelques semaines.

La dose la plus fréquemment utilisée est une dose de 3,7 GBq (100 mCi). Elle nécessite une hospitalisation de quelques jours en chambre protégée. Cette dose est donnée sans dosimétrie. La dose délivrée est de l'ordre de plusieurs centaines de grays, entraînant une cytolyse avec parfois des réactions inflammatoires à partir de la 36e heure.

Lorsque la première dose ablative ne suffit pas à blanchir la scintigraphie, on peut être amené à en donner une deuxième quelques mois après.

Traitement des métastases et des récidives locales par l'iode 131

• *Les métastases ganglionnaires cervicales* initiales éventuellement laissées en place par le chirurgien sont souvent trop peu fixantes pour être vues sur la scintigraphie post-opératoire et pour être suffisamment irradiées par la dose ablative d'iode 131. Ceci tient au fait qu'elles sont moins bien différenciées que le parenchyme thyroïdien normal. Dans ce cas, seul le parenchyme thyroïdien normal et bien fixant est irradié par la dose ablative ; les métastases ganglionnaires deviennent les seuls foyers de fixation cervicale lors de la scintigraphie suivante, et peuvent alors être traitées par une deuxième dose d'iode 131.

Lorsque des métastases ganglionnaires ou une récidive locale apparaissent secondairement, elles sont diagnostiquées par la palpation, l'échographie, la tomodensitométrie et éventuellement leur fixation de l'iode 131. Lorsque la fixation de l'iode 131 permet de supposer que la dosimétrie sera suffisante, on les traite par une dose thérapeutique de 3,7 GBq d'iode 131 ou plus. Le traitement chirurgical est cependant toujours conseillé.

• *Les métastases pulmonaires* miliaires ou réticulo-micronodulaires sont inaccessibles à la chirurgie. Dans 85 p. 100 des cas, elles présentent une fixation de l'iode 131 et sont accessibles à une dose thérapeutique d'iode 131 de 3,7 GBq ou plus, éventuellement répétée après quelques mois. Au décours de ce traitement, il est courant de constater une régression, voire une disparition des images pulmonaires radiologiques et des foyers de fixation scintigraphiques, une régression voire une normalisation du taux de thyroglobuline sérique. Les métastases macronodulaires, associées ou non à des adénopathies médiastinales, fixent l'iode dans un tiers des cas environ et sont donc moins accessibles au traitement par l'iode 131.

• *Métastases osseuses*. Même si une métastase osseuse fixe très bien le radio-iode, l'iode 131 peut tout au plus ralentir son évolution. Le traitement est donc d'abord son exérèse chirurgicale.

• *Dosimétrie*. La fixation de l'iode au niveau des métastases se situe en général entre 0,1 p. 100 et 10 p. 100 de la dose diagnostique d'iode 131. La période biologique de l'iode 131 dans la tumeur s'établit dans notre expérience entre 2 et 5 jours. Une estimation dosimétrique peut être tentée lorsqu'on connaît à peu près la masse de la métastase, pour choisir la dose thérapeutique qui est en général de 3,7 à 7,4 GBq (100 à 200 mCi). La dose délivrée à la tumeur est estimée dans les bons cas entre 100 à 200 grays.

Les *risques* des doses thérapeutiques d'iode 131 sont faibles. L'irradiation du corps entier est de l'ordre de 50 rads par 3,7 GBq. On admet que la dose admissible sans risque pour le système hématopoïétique est d'environ 200 rads. Lors de l'utilisation de doses thérapeutiques successives, il est parfois administré jusqu'à 37 GBq, voire plus, ce qui entraîne une irradiation non négligeable des tissus hématopoïétiques. Une leucopénie transitoire suit parfois la dose d'I 131. Une cytopénie, selon son étiologie, contre-indique ou non les doses d'I 131.

L'irradiation des poumons lors de traitements de métastases pulmonaires peut entraîner une fibrose pulmonaire, essentiellement chez des patients ayant reçu plusieurs dizaines de GBq. C'est pourquoi on donne des doses espacées, en particulier chez les enfants et les adultes jeunes.

L'utilisation de doses plus importantes que 7,4 GBq en une seule prise entraîne parfois une bouche sèche et des larmoiements.

On observe parfois une insuffisance gonadique périphérique transitoire ; les risques génétiques sont nuls ou trop faibles pour être quantifiables et distingués des risques de la population générale.

Traitement chirurgical des métastases et des récidives

Le traitement des métastases ganglionnaires et récidives locales, en l'absence de fixation, est chirurgical. Dans certains cas de métastases pulmonaires non fixantes, il est possible d'envisager leur ablation chirurgicale lorsque leur nombre est assez petit, ou lorsque leur localisation, proche d'un gros vaisseau met en jeu la vie du malade. Quant aux métastases osseuses, il faut faire le maximum pour les enlever chirurgicalement, même si l'exérèse n'est pas carcinologiquement satisfaisante (voir p. 178).

Traitements adjuvants

La radiothérapie externe est utilisée dans certains cas :

– lorsqu'une métastase osseuse ne fixe pas l'iode et est inextirpable chirurgicalement, pour freiner son évolution ;

– à titre antalgique sur des métastases osseuses douloureuses ;

– certaines équipes proposent une radiothérapie cervicale ou cervico-médiastinale lorsque des récidives ganglionnaires successives ont nécessité plusieurs interventions chirurgicales.

La chimiothérapie des cancers thyroïdiens est actuellement un échec. De nouveaux protocoles de chimiothérapie sont en cours d'évaluation.

D'autres traitements potentiels sont en cours d'étude : cytokines, astatine 211 radioactif, immunothérapie [3, 8, 18].

Hormonothérapie thyroïdienne et TSH

L'évolutivité du cancer et de ses métastases, ainsi que la captation de l'iode 131 par d'éventuels reliquats, récidives locales et métastases sont dépendants de la TSH. Une captation optimale exige une TSH élevée. L'élévation de la TSH endogène est obtenue par arrêt de la L-T4. L'utilisation de TSH humaine recombinante [51, 65] sera sans doute possible prochainement et remplacera dans certains cas l'arrêt de la L-T4.

En revanche, au décours des doses thérapeutiques d'iode 131, il est essentiel que le malade reçoive de la L-T4, de façon à freiner la TSH. Cette hormonothérapie thyroïdienne ne sera interrompue que dans les semaines qui précèdent un bilan isotopique ou une dose thérapeutique d'iode 131. On vérifie le caractère correctement freiné de la TSH par un dosage ultra-sensible de TSH. Ces dosages ne doivent pas être faits trop rapidement après le début de cette hormonothérapie thyroïdienne ; il faut attendre au moins deux mois et demi pour que la TSH ait le temps de se stabiliser.

Le niveau de freinage de la TSH est controversé [6, 16, 18, 21, 35, 37, 64, 79]

De nombreux auteurs pensent qu'en l'absence de signe de gravité du cancer initial (micropapillaire bien encapsulé, absence de métastases), il suffit d'abaisser la TSH au-dessous des valeurs normales ; au contraire un freinage plus complet avec une TSH indétectable est souhaitable en cas de signes de gravité initiale et/ou de métastases à distance. Le terrain intervient aussi dans la discussion ; la femme en ménopause non traitée subit, lorsqu'elle est en hyperthyroïdie iatrogène, une perte osseuse non négligeable ; une TSH seulement un peu abaissée est sans doute souhaitable dans ce cas.

La L-thyroxine est la molécule de choix. On peut lui adjoindre éventuellement de l'acide tri-iodo-thyroacétique si la posologie en L-T4 nécessaire pour freiner la TSH est mal supportée.

MODALITÉS DE LA SURVEILLANCE

Elles comportent, outre une surveillance clinique et radiologique, deux aspects principaux : le dosage de la thyroglobuline (Tg) et les bilans isotopiques. La controverse porte sur le fait d'interrompre ou non l'hormonothérapie thyroïdienne pour faire ces bilans. Les bilans isotopiques sont de plus en plus remplacés par des dosages de la Tg.

Thyroglobuline

Le dosage de la Tg du sérum est un élément essentiel de la surveillance. La thyroglobuline est sécrétée par le tissu thyroïdien différencié, qu'il soit cancéreux ou non. Tant qu'il persiste du tissu thyroïdien non cancéreux, la Tg se trouve dans le sérum à des taux normaux, voire élevés ; il est difficile d'en tirer une conclusion. En revanche, s'il y a eu une thyroïdectomie totale ou subtotale chirurgicale, suivie d'une dose ablative d'iode 131, la Tg doit être indétectable.

Dans notre expérience, après thyroïdectomie chirurgicale « totale », six mois après la dose ablative d'I 131, la TSH étant élevée, une Tg décelable voire élevée indique la persistance de tissu thyroïdien ou l'existence de récidives locales ou de métastases.

Le taux de Tg est d'autant plus élevé que la TSH est élevée. On peut discuter l'intérêt d'arrêter la L-T4 pendant un temps assez long pour que la TSH soit franchement élevée. Dans ce cas, si la Tg est nulle, il y a très peu de chance qu'il y ait une métastase. En cas de métastase, les valeurs de Tg se comportent différemment selon l'histologie. Dans les cancers vésiculaires, la Tg s'abaisse sous L-T4 mais reste décelable dans la plupart des cas de métastases. Dans les cancers papillaires, la Tg peut être élevée lorsque la TSH est élevée, et redevenir nulle ou quasi nulle sous L-T4.

La présence dans le sérum d'anticorps anti-Tg introduit des causes d'erreur dans le dosage, par excès ou par défaut, selon les méthodes des dosages de la Tg. Il faut donc systématiquement les rechercher. L'erreur varie d'un patient à l'autre. Le test de « recouvrement » permet théoriquement d'y pallier ; il reste lui-même imparfait [43]. Chaque patient peut être son propre témoin au cours de l'évolution. La présence de ces anticorps n'a pas de valeur pronostique.

Bilans isotopiques [11, 13, 19, 57, 58, 73, 80, 89]

Le premier bilan isotopique est fait quelques semaines après la thyroïdectomie totale, sans avoir prescrit de L-T4, et après avoir vérifié l'élévation de la TSH.

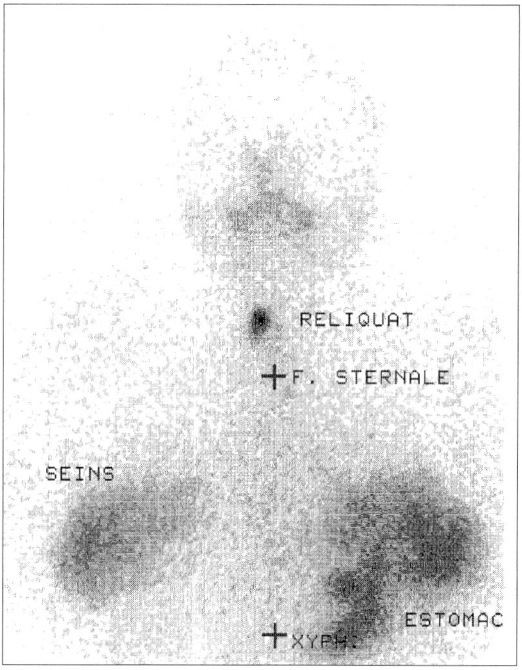

Figure 9-5 **Scintigraphie post-opératoire faite 24 ou 48 h après absorption de la dose diagnostique.**
a. On voit un reliquat cervical droit. La visualisation de l'estomac est normale. Les deux foyers thoraciques donnent un aspect trompeur des métastases pulmonaires. Il s'agit en fait de la visualisation des seins chez une femme qui vient de cesser l'allaitement de son enfant.

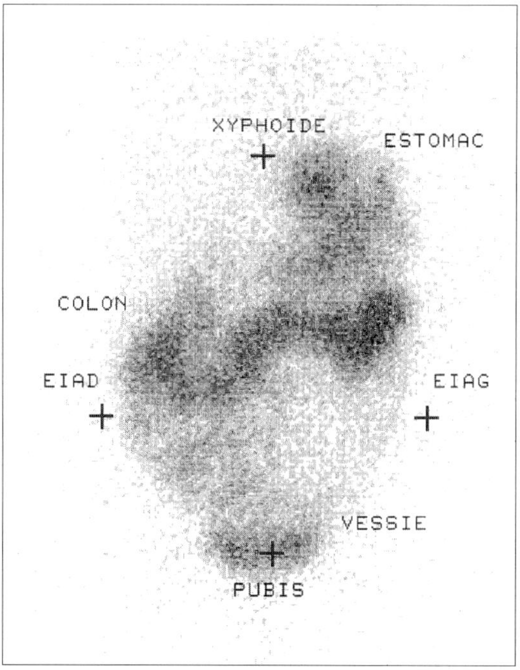

b. Scintigraphie abdominale chez un autre patient.
Visualisation physiologique de l'estomac, du côlon et de la vessie. La scintigraphie est trop précoce pour qu'on voit le foie (voir fig. 9-6)

Il peut être fait soit avec une petite dose d'iode 123, en faisant une scintigraphie cervicale seule qui voit des reliquats dans 90 p. 100 des cas, soit avec une plus grosse dose d'iode 131 (185 MBq par exemple), qui montre des reliquats dans environ 95 p. 100 des cas et qui permet de réaliser une scintigraphie du corps entier (fig. 9-5 a et b). L'inconvénient de cette dose d'iode 131 est qu'elle entraîne des lésions des reliquats (*thyroid stunned*) qui font craindre ensuite une moindre fixation et donc une moindre efficacité de la dose thérapeutique. Pour cette raison, certains préfèrent donner d'emblée une dose thérapeutique d'I 131, et faire la scintigraphie corps entier quelques jours après (fig. 9-6).

Un bilan isotopique de contrôle est fait six mois après, après avoir arrêté la L-T4 qu'a reçue le patient entre les deux bilans. On donne 185 MBq d'I 131 per os et on fait une scintigraphie du corps entier à 48 h. En cas de persistance de reliquats cervicaux, on discute l'indication d'une deuxième dose. En cas de métastase à distance, on donne également une dose thérapeutique qui peut être plus forte (7,4 GBq).

Les bilans isotopiques ultérieurs sont réservés aux cas où on observe la persistance d'une élévation de la thyroglobuline, ou bien une réélévation après qu'elle a été trouvée nulle. Par contre, une fois obtenue une scintigraphie cervicale blanche, une scintigraphie corps entier normale et une thyroglobuline nulle, les bilans isotopiques paraissent de peu d'utilité par rapport à la surveillance de la thyroglobuline.

À long terme, les bilans comportent tous les trois ans une radiographie de thorax et un dosage de thyroglobuline, sensibilisés ou non par un arrêt de quatre semaines de la L-T4, en fonction de l'histologie et des caractères de gravité initiaux.

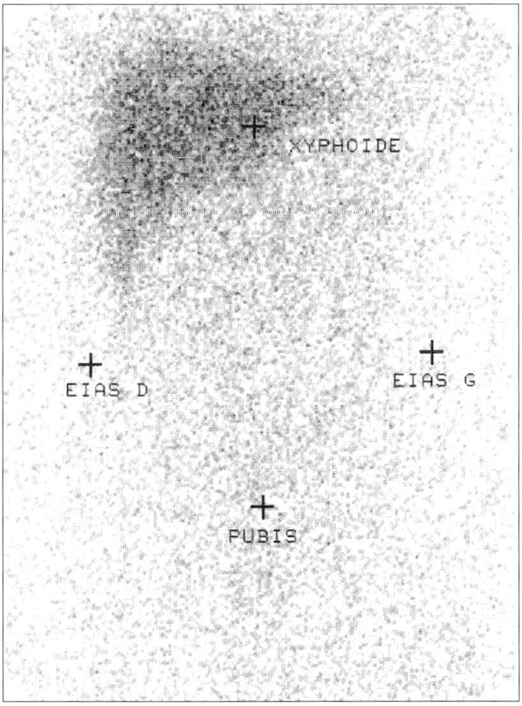

Figure 9-6 **Scintigraphie abdominale faite au 10e jour après une dose thérapeutique de 3,7 GBq d'iode 131.** On voit le foie, où sont catabolisées les hormones thyroïdiennes synthétisées depuis l'absorption d'iode 131 et donc marquées.

Les éventuels bilans isotopiques seront faits après interruption de quatre semaines de la L-T4, en utilisant une dose d'iode 131 de 74 à 185 MBq selon les équipes. L'utilisation de doses diagnostiques d'I 131 importantes permet certainement une meilleure efficacité dans la détection des métastases.

Lorsqu'on trouve une thyroglobuline élevée, certains auteurs proposent de donner une dose thérapeutique d'I 131, sans localisation précise de la métastase, et de faire une scintigraphie corps entier quelques jours après la dose thérapeutique.

Une scintigraphie osseuse peut aider à localiser des métastases [83].

En cas de doute sur l'existence d'une métastase osseuse ou pulmonaire, le recours à d'autres méthodes d'imagerie, tomodensitométrie ou résonance magnétique, peut être fructueux. Une scintigraphie au F 18 fluoro-déoxy-glucose peut également être faite [76] ; elle ne nécessite pas l'arrêt du traitement par L-T4.

Stratégie de traitement des métastases

Métastases ganglionnaires

Lorsque leur fixation de l'iode 131 (fig. 9-7 a et b) permet de supposer que la dosimétrie sera suffisante, on traite les métastases ganglionnaires par une dose thérapeutique de 3,7 GBq d'iode 131 ou plus. En l'absence de fixation, le traitement est chirurgical. Certains proposent une radiothérapie cervicale après l'intervention.

Métastases pulmonaires

Elles sont le plus souvent miliaires ou réticulo-micronodulaires, c'est-à-dire inaccessibles à la chirurgie. Le plus souvent aussi elles présentent une fixation de l'iode 131 et sont accessibles à une ou plusieurs doses thérapeutiques d'iode 131. Ces doses thérapeutiques sont de 3,7 GBq ou plus, espacées d'au moins 6 mois. Dans certains cas de métastases pulmonaires non fixantes, il est possible d'envisager leur ablation chirurgicale lorsque leur nombre est assez petit et que leur localisation les rend accessibles ou lorsque leur localisation, proche d'un gros vaisseau, met en jeu la vie du malade.

Métastases osseuses

Le traitement des métastases osseuses est d'abord leur exérèse chirurgicale. Les métastases osseuses d'origine thyroïdienne ont une évolution très prolongée. Les tentatives d'exérèse chirurgicale sont donc logiques, même dans des conditions qui ne sont pas carcinologiquement satisfaisantes, d'autant qu'il existe souvent la possibilité de traiter les cellules métastatiques restantes par l'iode 131.

Lorsque les métastases sont détectées au cours de la surveillance d'un épithélioma, déjà thyroïdectomisé, le schéma thérapeutique comporte :

- rétablissement de l'euthyroïdie si la L-T4 a été interrompue ;
- artériographie et embolisation, préalablement à la chirurgie, indispensables car ces métastases osseuses sont souvent très vascularisées ;
- exérèse chirurgicale ;
- poursuite de la L-T4 quelques semaines, jusqu'à cicatrisation ;
- arrêt de la L-T4 durant 4 à 5 semaines ;
- éventuelle dose diagnostique d'iode 131 pour rechercher une fixation (fig. 9-8) ;
- dose thérapeutique de 3,7 GBq d'iode 131, ou plus.

Lorsque les métastases osseuses révèlent l'épithélioma thyroïdien, la thyroïdectomie chirurgicale et l'exérèse chirurgicale des métastases se font dans un

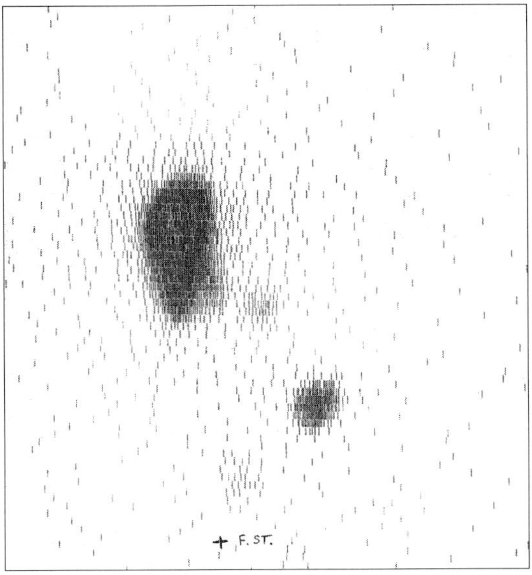

Figure 9-7 **Adénocarcinome papillo-vésiculaire.**

a. La scintigraphie post-opératoire montre plusieurs reliquats et adénopathies cervicales au-dessus de la fourchette sternale. Une dose de 3,7 GBq d'iode 131 sera administrée.

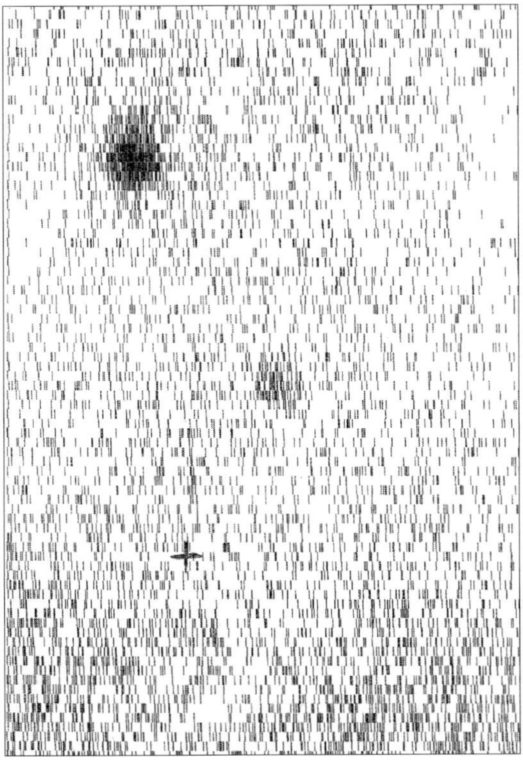

b. Six mois après, la scintigraphie montre encore deux foyers de fixation. Les foyers fixant moins l'I 131, on voit maintenant une fixation au niveau des champs pulmonaires au-dessous de la fourchette sternale (repère = croix). Une nouvelle dose de 3,7 GBq d'iode 131 est administrée. Le bilan suivant, 1 an après, montrera la disparition des foyers de fixation.

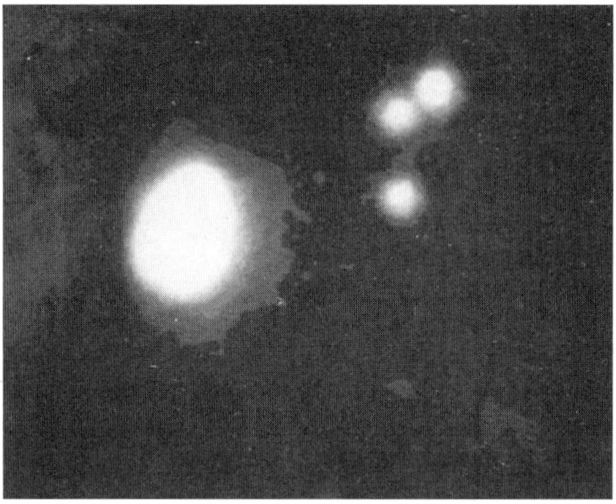

Figure 9-8 **Volumineuse métastase de l'acromion gauche, révélation d'un adénocarcinome vésiculaire.**
Bilan fait 6 semaines après thyroïdectomie. Scintigraphie du rachis dorsal et des épaules en face postérieure. Bonne fixation au niveau de la métastase. À noter la découverte d'une autre métastase osseuse rachidienne dorsale haute. Les deux foyers de fixation les plus hauts situés sont des reliquats cervicaux post-opératoires. Sur cette image polaroïd, la fixation se voit en blanc sur fond noir.

ordre qui dépend de chaque cas particulier. L'hormonothérapie thyroïdienne est ou non prescrite dans les semaines qui suivent la cure chirurgicale de métastases osseuses ; elle est préférable pour permettre une bonne cicatrisation.

STRATÉGIE DE SURVEILLANCE EN CAS DE TRAITEMENT INITIAL INCOMPLET

Lorsque l'acte chirurgical initial s'est limité à une lobectomie, on doit discuter une éventuelle totalisation de la thyroïdectomie. Si celle-ci n'est pas réalisée, les modalités de la surveillance ultérieure doivent être adaptées. Il persiste une hormonogenèse normale ou presque au niveau du lobe restant, et on ne peut donc pas obtenir d'élévation de la TSH endogène. Certains auteurs préconisent la surveillance de la Tg, sous freinage de la TSH par L-T4.

Cependant la recherche isotopique de la localisation de métastases est peu performante du fait de la TSH normale. On peut alors essayer de détruire le lobe restant par l'I 131.

Cancer anaplasique indifférencié [82]

Sa fréquence est inférieure à 10 p. 100 de l'ensemble des cancers de la thyroïde. Elle est en nette régression, sans doute parce que le cancer indifférencié représente le terme de l'évolution d'un cancer différencié, et qu'actuellement les patients sont traités de plus en plus précocement.

Il s'agit typiquement d'une femme âgée, éventuellement porteuse d'un goitre multinodulaire ancien. Le cancer anaplasique survient souvent au sein d'un carcinome bien différencié. Une tuméfaction thyroïdienne grossit en quelques semaines, indolore, infiltrante, non mobile à la déglutition ; elle devient rapidement inflammatoire, compressive, avec dyspnée, dysphonie par paralysie récurrentielle, puis dysphagie. La scintigraphie thyroïdienne, si elle est faite, montre une volumineuse zone

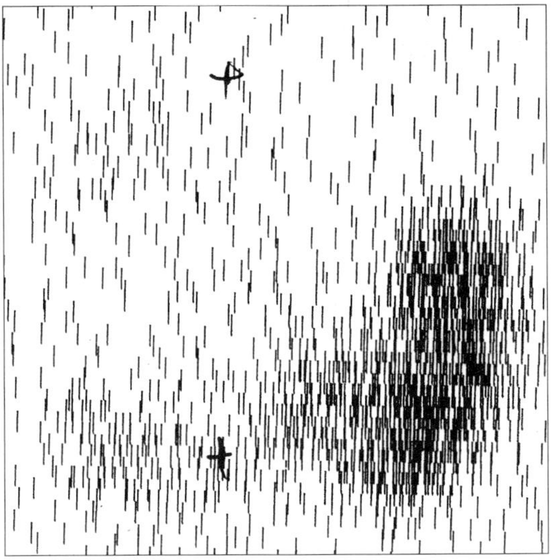

Figure 9-9 **Cancer anaplasique du lobe droit.**
La trachée est refoulée vers la gauche.

froide, parfois un refoulement du lobe controlatéral (fig. 9-9). L'intervention chirurgicale permet de confirmer le diagnostic en faisant une biopsie large, et de pratiquer une thyroïdectomie si c'est techniquement possible.

Les caractères anatomopathologiques sont extrêmement variés. On distingue trois variétés : à cellules géantes, à cellules polygonales, à cellules fusiformes. Les cancers classiquement considérés comme anaplasiques à petites cellules sont des lymphomes dans la plupart des cas, parfois aussi des cancers médullaires ou des cancers vésiculaires peu différenciés.

Depuis quelques années, on voit moins souvent des cancers anaplasiques massifs, mais plutôt des contingents indifférenciés au sein de cancers différenciés. Dans ce cas le pronostic est moins mauvais, surtout si le contingent différencié prédomine.

Dans la forme totalement anaplasique, le pronostic est très mauvais, avec une progression locale de l'infiltration et des compressions, et l'apparition de métastases viscérales. Les meilleurs résultats sont obtenus lorsqu'il est possible d'associer une thyroïdectomie chirurgicale aussi totale que possible, une radiothérapie externe et une chimiothérapie. La technique d'administration de la radiothérapie externe semble très importante, les meilleurs résultats semblant obtenus avec une radiothérapie fragmentée. Le pronostic reste très sombre, la survie généralement limitée à quelques mois.

Lymphomes malins primitifs de la thyroïde [55]

Auparavant considérés comme une maladie très rare, ils sont maintenant rapportés de plus en plus fréquemment dans la littérature, et représentent, selon les séries, jusqu'à 9 p. 100 des tumeurs malignes primitives de la thyroïde. Ils étaient auparavant considérés comme des cancers anaplasiques à petites cellules. Or la distinction est très importante car le pronostic des lymphomes est meilleur.

Il s'agit dans 60 p. 100 des cas de sujets âgés de plus de 60 ans. Le lymphome survient dans plus de 80 p. 100 des cas chez un malade porteur d'une thyroïdopathie auto-immune. Il se présente comme un nodule froid isolé, de volume rapidement croissant, parfois fixé et compressif, parfois douloureux. La scintigraphie est indiquée, devant ce nodule survenu sur thyroïdopathie auto-immune, pour confirmer son caractère froid ; en effet il peut y avoir dans ce contexte des nodules pseudo-chauds, qui sont alors bénins.

La difficulté à la cytoponction est d'éliminer une thyroïdite lymphocytaire auto-immune sévère, difficile à distinguer d'un lymphome malin de faible degré de malignité. Les lymphomes malins de haut degré de malignité posent principalement un problème de diagnostic avec un carcinome indifférencié de la thyroïde, surtout chez les sujets âgés de plus de 60 ans, le carcinome anaplasique étant très rare avant cet âge. L'immunohistochimie aide à faire le diagnostic. Il s'agit plus souvent de lymphomes B que de lymphomes T.

Le lymphome malin de la thyroïde a une évolution locorégionale, avec extension aux tissus adjacents et aux ganglions cervicaux. Il faut le distinguer de l'atteinte thyroïdienne secondaire d'un lymphome malin ganglionnaire, présente dans 10 p. 100 des cas.

Certains lymphomes entrent dans le cadre des lymphomes développés sur des muqueuses riches en tissu lymphoïde (Mucosa Associated Lymphoïd Tissue : MALT) et s'étendent volontiers aux autres MALT, en particulier gastro-intestinaux. La question se pose donc de chercher une localisation digestive.

Le traitement des lymphomes malins primitifs de la thyroïde est actuellement discuté, associant la chirurgie, la radiothérapie cervicomédiastinale, la chimiothérapie.

Le pronostic du lymphome malin de la thyroïde dépend surtout du degré d'extension de la tumeur. La chirurgie, la cobaltothérapie et/ou diverses chimiothérapies permettent une survie d'environ 50 p. 100 à 5 ans, nettement plus importante que celle du cancer anaplasique à grandes cellules. En pratique il importe donc de ne pas se contenter de surveiller la fonction thyroïdienne des malades porteurs d'une thyroïdite chronique de Hashimoto. Il faut également les surveiller par des examens cliniques et des scintigraphies pour rechercher un nodule froid, une augmentation de volume du goitre sous traitement ou une zone douloureuse.

Cancer médullaire [10, 24-27, 30, 56, 59, 63, 77, 84]

Il représente un peu moins de 10 p. 100 de l'ensemble des cancers de la thyroïde. Il se développe aux dépens des cellules C, qui sécrètent la thyrocalcitonine, et appartiennent au système APUD (Amine Precursor Uptake and Decarboxylation). Sa description initiale était fondée sur la présence de substance amyloïde à l'examen histologique ; en fait, celle-ci est inconstante et non spécifique.

Les CMT sont soit sporadiques, soit familiaux associés ou non à d'autres tumeurs de même origine embryologique dans le cadre des néoplasies endocriniennes multiples de type 2 (NEM 2).

Le gène responsable de la prédisposition au CMT est le proto-oncogène *ret* codant pour un récepteur membranaire à activité tyrosine-kinase. Des mutations de ce gène ont été identifiées chez des patients atteints de NEM 2A (exons 10 et 11), de NEM 2B (exon 16) et de CMT familial isolé (exons 10, 11, 13, 14).

FORME SPORADIQUE

Le cancer médullaire se présente dans la forme sporadique comme un nodule thyroïdien dur, parfois sensible. Les adénopathies cervicales sont déjà présentes dans plus de la moitié des cas. Le nodule est froid à la scintigraphie thyroïdienne conventionnelle. En revanche, il fixe parfois la méta-iodo-benzylguanidine (MIBG) marquée à l'iode. Le diagnostic de cancer médullaire peut être évoqué si le nodule est accompagné des classiques signes associés : diarrhée motrice rebelle (en fait rare), bouffées de chaleur (flushs) typiquement post-prandiales, hypertension artérielle, souvent paroxystique.

Le diagnostic de CMT peut être suspecté par la cytoponction. Il est confirmé par l'élévation de la calcitoninémie (CT) et parfois de l'antigène carcino-embryonnaire (ACE). Dans le doute on fait un test de stimulation de la CT par la pentagastrine. Les résultats dépendent des kits utilisés. Avec les kits IRMA de Cis-bioindustrie, une CT basale supérieure à 50 ng/l et/ou une réponse à la pentagastrine supérieure à 100 ng/l sont en faveur d'un CMT. Les valeurs intermédiaires font évoquer une hyperplasie des cellules C ou un microCMT ; elles imposent une surveillance de la CT basale, le test à la pentagastrine étant trop désagréable pour pouvoir être répété régulièrement.

Le traitement est la thyroïdectomie totale, complétée par des curages ganglionnaires les plus complets possibles. En post-opératoire la CT se normalise en 24 h, l'ACE en quelques semaines. Une élévation ultérieure de la TCT ou de l'ACE indique une récidive ou une métastase. Celles-ci ne fixent pas l'iode 131. Elles fixent parfois le MIBI marqué au Tc 99 m. Elles relèvent d'un traitement chirurgical ou d'une radiothérapie.

FORMES FAMILIALES

Le CMT est héréditaire dans au moins 25 p. 100 des cas. Il entre alors dans le cadre des néoplasies endocriniennes multiples de type 2 (NEM 2), de transmission autosomique dominante. Il s'agit dans 60 p. 100 des cas de NEM 2A, associant CMT, phéochromocytome et hyperparathyroïdie, dans 5 p. 100 des cas de NEM 2B, associant CMT, phéochromocytome, dysmorphie marfanoïde et neuromatose, et dans 35 p. 100 des cas de CMT familial isolé. Les pathologies associées ont une pénétrance variable.

Le CMT familial se présente comme le CMT sporadique, ou bien le diagnostic est fait lors de l'enquête familiale. Celle-ci doit être menée devant tout CMT, et dans toutes les générations de la famille, y compris les jeunes enfants. Elle comporte un examen clinique, un dosage de CT et d'ACE ou d'emblée un test à la pentagastrine. Une anomalie biologique est l'indication d'une thyroïdectomie totale, y compris chez les enfants, et le plus tôt possible.

En principe, on fait systématiquement une recherche génétique de mutation du gène *ret*. Si la mutation est mise en évidence, on ne sait pas si le sujet va développer un cancer médullaire et quand. L'évolutivité et l'âge de survenue d'une tumeur clinique sont très variables d'un sujet à l'autre d'une même famille. C'est pourquoi de nombreuses équipes préconisent une thyroïdectomie totale si une mutation est mise en évidence, et ce le plus tôt possible chez les jeunes enfants. À défaut on surveille la thyrocalcitonine de base, ou, s'il est accepté, le test à la pentagastrine.

HYPERPLASIE DES CELLULES C

Une hypercalcitoninémie modérée correspond le plus souvent à une hyperplasie des cellules C. Celle-ci ne représente un état pré-néoplasique que chez les sujets porteurs de la mutation du gène *ret* ; elle est parfois trouvée au voisinage de lésions de thyroïdite chronique et de cancers thyroïdiens différenciés. Un patient présentant un nodule thyroïdien et une hypercalcitoninémie a un risque de cancer différencié, papillaire ou vésiculaire, augmenté.

Carcinome mixte vésiculaire et médullaire

Il s'agit d'une entité récemment mise en évidence. Elle comporte à la fois des cellules C et des cellules thyroïdiennes différenciées. Ces tumeurs sont peut-être beaucoup plus fréquentes que l'on ne le croit. On fait le diagnostic lorsque la tumeur est, en immunohistochimie, positive à la fois pour la calcitonine et pour la thyroglobuline. L'origine embryologique de ces tumeurs est discutée.

Sarcomes

Ils sont exceptionnels. Ils peuvent être de tous les types. Il faut les distinguer d'un cancer anaplasique.

Métastases thyroïdiennes de tumeurs extra-thyroïdiennes

Elles sont rares. Des métastases thyroïdiennes peuvent se voir au cours de divers cancers : reins, poumons, seins, mélanomes malins, lymphomes, côlon. Les plus fréquentes sont les métastases d'origine rénale. Le diagnostic est fondé sur le contexte et l'examen anatomopathologique. Le pronostic dépend de la tumeur initiale.

BIBLIOGRAPHIE

1. Adelstein SJ, Kassis AI. Radiobiologic implications of the microscopic distribution of energy from radionuclides. Int J Rad Appl Instrum (B), 1987, *14* : 165-169.

2. Bacourt F, Asselan B, Savoie JC et al. Multifocal study of pronostic factors in differentiated thyroid carcinoma and a re-evaluation of the importance of age. Br J Surg, 1986, *73* : 274-277.

3. Baker JR, Fosso CK. Immunological aspects of cancers arising from thyroid follicular cells. Endocr Rev, 1993, *14* : 729-746.

4. BASKIN HJ. Effect of postoperative I 131 treatment on thyroglobulin measurements in the follow-up of patients with thyroid cancer. Thyroid, 1994, *4* : 239-242.

5. BEIERWALTES WH. The treatment of thyroid carcinoma with radioactive iodine. Semin Nucl Med, 1978, *8* : 79-94.

6. BIONDI B, FAZIO S, CARELLA C et al. Cardiac effects of long term thyrotropin-suppressive therapy with levothyroxine. J Clin Endocrinol Metab, 1993, *77* : 334-338.

7. BOURGUIGNAT E, LACCOUREYE O, BASSEREAU G, PAQUELIN F. Cancer sur kyste du tractus thyréoglosse. Ann Oto-Laryng (Paris), 1991, *108* : 21-25.

8. BROWN I. Astatine 211 : its possible applications in cancer therapy. Int J Rad Appl Instrum (A), 1986, *37* : 789-798.

9. BUSHNELL DL, BOLES MA, KAUFMAN GE et al. Complications, sequela and dosimetry of iodine 131 therapy for thyroid carcinoma. J Nucl Med, 1992, *33* : 2214-2221.

10. CALMETTES C. Cancer médullaire de la thyroïde. À propos d'une expérience de 20 ans en France. Ann Endocrinol (Paris), 1988, *49* : 10-16.

11. CAVALIERI RR. Nuclear imaging in the management of thyroid carcinoma. Thyroid, 1996, *6* : 485-492.

12. CULVER CM, DWORKIN HJ. Radiation safety considerations for post-iodine-131 thyroid cancer therapy. J Nucl Med, 1992, *33* : 1402-1405.

13. DADPARVAR S, KRISHNA L, BRADY LW et al. The role of iodine-131 and thallium-201 imaging and serum thyroglobulin in the management of differentiated thyroid carcinoma. Cancer, 1993, *71* : 3767-3773.

14. DEGROOT LJ. Long-term impact of initial and surgical therapy on papillary and follicular thyroid cancer. Am J Med, 1994, *97* : 499-500.

15. DE GROOT LJ, KAPLAN EL, MCCORMICK M, STRAUS FH. Natural history treatment, and course of papillary thyroid carcinoma. J Clin Endocrinol Metab, 1990, *71* : 414-424.

16. DIAMOND T, NERY L, HALES I. A therapeutic dilemma : suppressive doses of thyroxine significantly reduce bone mineral measurements in both premenopausal and postmenopausal women with thyroid carcinoma. J Clin Endocrinol Metab, 1991, *72* : 1184-1188.

17. DINNEEN SF, VALIMAKI MJ, BERGSTRALH EJ et al. Distant metastases in papillary thyroid carcinoma : 100 cases observed at one institution during 5 decades. J Clin Endocrinol Metab, 1995, *80* : 2041-2045.

18. DULGEROFF AJ, HERSHMAN JM. Medical therapy for differentiated thyroid carcinoma. Endocr Rev, 1994, *15* : 500-515.

19. DYDEK GJ, BLUE PW. Human breast milk excretion of iodine-131 following diagnostic and therapeutic administration to a lactating patient with Graves'disease. J Nucl Med, 1988, *29* : 407-410.

20. ELSER H, MATTERN-ALVAREZ I, GEORGI P et al. The diagnostic value of 99 m Tc-Sestamibi in the localization of recurrent differentiated thyroid cancer. Thyroid, 1994, *4* : S-60 (suppl) (abstr).

21. FABER I, GALLOE AM. Changes in bone mass during prolonged subclinical hyperthyroidism due to L-thyroxine treatment : a meta-analysis. Eur J Endocrinol, 1994, *130* : 350-356.

22. FAGIN JA. Genetic basis of endocrine disease 3 : molecular defects in thyroid gland neoplasia. J Clin Endocr Metab, 1992, *75* : 1398-1400.

23. FARID NR, SHI Y, ZOU M. Molecular basis of thyroid cancer. Endocr Rev, 1994, *15* : 202-232.

24. FRANC B. Classification des cancers thyroïdiens. *In* : J Leclère, J Orgiazzi, B Rousset et al. La thyroïde. De la physiologie cellulaire aux dysfonctions. Des concepts à la pratique clinique. Paris, Expansion Scientifique Française, 1992 : 420-430.

25. GAGEL RF, ROBINSON MF, DONOVAN DT, ALFORD BR. Medullary carcinoma : recent progress. J Clin Endocrinol Metab, 1993, *76* : 809-814.

26. GAGEL RF, TASHJIAN AH, CUMMINGS T et al. The clinical outcome of prospective screening for multiple endocrine neoplasia type 2 a. N Engl J Med, 1988, *318* : 478-484.

27. GUILLAUSSEAU PJ, CALMETTES C, FEINGOLD N et al. Néoplasies endocriniennes multiples de type 2. Aspects récents. La Presse Médicale, 1991, *20* : 2256-2262.

28. HAYS MT, ROSS MCDOUGALL I. Circulating 131 I thyroxine and thyroid cancer. Thyroid, 1994, *4* : 195-198.

29. HEDINGER C, WILLIAMS ED, SOBIN LH. Histological typing of thyroid tumours. International Histological Classification of Tumours, World Health Organization, Second edition n° 11, Berlin, Heidelberg, New York, London, Paris, Tokyo, Hong Kong, Springer Verlag, 1988.

30. HOFSTA RMW, LANDSVATER RM, CECCHERINI I et al. A mutation in the RET proto-oncogene associated with multiple endocrine neoplasia type 2B and sporadic medullary thyroid carcinoma. Nature, 1994, *367* : 375-376.

31. HUSSAIN A, ZIMMERMAN CA, BOOSE JA et al. Large scale synthesis of recombinant human thyrotropin using methotrexate amplification : chromatographic, immunological and biological characterization. J Clin Endocrinol Metab, 1996, *81* : 1184-1188.

32. KOHNO Y, TARUTANI O, SAKATA S et al. Monoclonal antibodies to thyroglobulin elucidate differences in protein structure of thyroglobulin in healthy individuals and those with papillary adenocarcinoma. J Clin Endocrinol Metab, 1985, *61* : 343-350.

33. KORAL KF, ADLER RS, CAREY JE et al. Iodine-131 treatment of thyroid cancer : absorbed dose calculated from post-therapy scans. J Nucl Med, 1986, *27* : 1207-1211.

34. KUMAR A, SHAH DH, SHRIHARI U et al. Significance of antithyroglobulin autoantibodies in differentiated thyroid carcinoma. Thyroid, 1994, *4* : 199-202.

35. KUNG AWC, YEUNG SSC. Prevention of bone loss induced by thyroxine suppressive therapy in postmenopausal women : the effect of calcium and calcitonin. J Clin Endocrinol Metab, 1996, *81* : 1232-1236.

36. KWEKKEBOOM DJ, REUBI JC, LAMBERTS SWJ et al. In vivo somatostatin receptor imaging in medullary thyroid carcinoma. J Clin Endocrinol Metab, 1993, *76* : 1413-1417.

37. LALAU JD, SEBERT JL, QUICHAUD J. Le métabolisme phosphocalcique et osseux au cours de l'hyperthyroïdie de l'adulte. Presse Med, 1985, *14* : 2053-2057.

38. LEAN CL, DELBRIDGE L, RUSSELL P et al. Diagnosis of follicular thyroid lesions by proton magnetic resonance on fine needle biopsy. J Clin Endocrinol Metab, 1995, *80* : 1306-1311.

39. LEGER AF. Métastases à distance des cancers thyroïdiens différenciés. Diagnostic par l'iode 131 et traitement. Annales d'endocrinologie, 1995, *56* : 205-208.

40. LIVOLSI VA, ASA SL. The demise of follicular carcinoma of the thyroid gland. Thyroid, 1994, *4* : 233-236.

41. LIVOLSI VA. Papillary neoplasms of the thyroid. Am J Clin Pathol, 1992, *97* : 426-434.

42. LUBIN E, MECHLIS-FRISH S, ZATZ S et al. Serum thyroglobulin and iodine-131 whole-body scan in the diagnosis and assessment of treatment for metastatic differentiated thyroid carcinoma. J Nucl Med, 1994, *35* : 257-262.

43. MARIOTTI S, BARBESINO G, CATUREGLI P et al. Assay of thyroglobulin in serum with thyroglobulin autoantibodies : an unobtainable goal ? J Clin Endocrinol Metab, 1995, *80* : 468-472.

44. MASSIN JP, SAVOIE JC, GARNIER H et al. Pulmonary metastases in differentiated thyroid carcinoma : study of 58 cases with implications for the primary tumor treatment. Cancer, 1984, *13* : 982-992.

45. MATSUBAYASHI S, KABAI K, MATSUMOTO Y et al. The correlation between papillary thyroid carcinoma and lymphocytic infiltration in the thyroid gland. J Clin Endocrinol Metab, 1995, *80* : 3421-3424.

46. MAXON HR, THOMAS SR, SAMARATUNGA RC. Dosimetric considerations in the radioiodine treatment of macrometastases and micrometastases from differentiated thyroid cancer. Thyroid, 1997, *7* : 183-188.

47. MAZZAFERRI EL. Thyroid cancer and Graves'disease. J Clin Endocrinol Metab, 1990, *70* : 826-829.

48. MAZZAFERRI EL. Thyroid remnant 131 I ablation for papillary and follicular thyroid carcinoma. Thyroid, 1997, *7* : 265-272.

49. MAZZAFERRI EL, JHIANG SM. Long-term impact of initial surgical and medical therapy on papillary and follicular thyroid cancer. Am J Med, 1994, *97* : 418-428.

50. Mc CONAHEY W, HAY ID, WOOLNER LB et al. Papillary thyroid cancer treated at the Mayo Clinic, 1946 through 1970 : initial manifestations, pathologic findings, therapy, and outcome. Mayo Clin Proc, 1986, *61* : 978-996.

51. MEIER CA, BRAVERMAN LE, EBNER SA et al. Diagnostic use of recombinant human thyrotropin in patients with thyroid carcinoma. J Clin Endocrinol Metab, 1994, *78* : 188-196.

52. MORIMOTO I, YOSHIMOTO Y, SATO K et al. Serum TSH, thyroglobulin, and thyroidal disorders in atomic bomb survivors exposed in youth : 30-year follow-up study. J Nucl Med, 1987, *28* : 1115-1122.

53. NEMEC J, ZAMRAZIL V, POHUNKOVA D et al. Mode of spread of thyroid cancer. Oncol, 1979, *36* : 232-235.

54. NIKIFOROV Y, GNEPP DR, FAGIN JA. Thyroid lesions in children and adolescents after the Chernobyl disaster : implications for the study of radiation tumorigenesis. J Clin Endocrinol Metab, 1996, *81* : 9-14.

55. OERTEL JE, HEFFESS CS. Lymphoma of the thyroid and related disorders. Seminars in Oncology, 1987, *14* : 333-347.

56. PACINI F, FONTANELLI M, FUGAZZOLA L et al. Routine measurement of serum calcitonin in nodular thyroid diseases allows the preoperative diagnosis of unsuspected sporadic medullary carcinoma. J Clin Endocrinol Metab, 1994, *78* : 826-829.

57. PARK HM, PARKINS OW, EDMONDSON JW et al. Influence of diagnostic radioiodines on the uptake of ablative dose of iodine-131. Thyroid, 1994, *4* : 49-54.

58. PARK H, PARK Y, ZHOU X. Detection of thyroid remnant/metastasis without stunning : an ongoing dilemna. Thyroid, 1997, *7* : 277-280.

59. PERDRISOT R, ROHMER V, LEJEUNE JJ et al. Thyroid uptake of MIBG in Sipple's syndrome. Eur J Nucl Med, 1988, *14* : 37-38.

60. PINEDA JD, LEE T, AIN K et al. Iodine-131 therapy for thyroid cancer patients with elevated thyroglobulin and negative diagnostic scan. J Clin Endocrinol Metab, 1995, *80* : 1488-1492.

61. RAYMOND JP, IZEMBART M, MARLIAC V et al. Temporary ovarian failure in thyroid cancer patients after thyroid remnant ablation with radioactive iodine. J Clin Endocrinol Metab, 1989, *69* : 186-190.

62. REYNOLDS JC. Percent 131 I uptake and post-therapy 131 I scans : their role in the management of thyroid cancer. Thyroid, 1997, *7* : 281-284.

63. ROMEI C, ELISEI R, PINCHERA A et al. Somatic mutations of the ret protooncogene in sporadic medullary thyroid carcinoma are not restricted to exon 16 and are associated with tumor recurrence. J Clin Endocrinol Metab, 1996, *81* : 1619-1622.

64. ROSS DS. Hyperthyroidism, thyroid hormone therapy, and bone. Thyroid, 1994, *4* : 319-326.

65. RUDAVSKY AZ, FREEMAN LM. Treatment of scan-negative, thyroglobulin-positive metastatic thyroid cancer using radioiodine 131 I and recombinant human thyroid stimulating hormone. J Clin Endocrinol Metab, 1997, *82* : 11-14.

66. RUEGEMER JJ, HAY ID, BERGSTRAHL EJ et al. Distant metastases in differentiated thyroid carcinoma : a multivariate analysis of prognostic variables. J Clin Endocrinol Metab, 1988, *67* : 501-508.

67. SAMAAN NA, SCHULTZ PN, HICKEY RC et al. The results of various modalities of treatment of well differentiated thyroid carcinoma : a restrospective review of 1599 patients. J Clin Endocrinol Metab, 1992, *75* : 714-720.

68. SAMAAN NA, SCHULTZ PN, HAYNIE TP et al. Pulmonary metastases of differentiated thyroid carcinoma : treatment results in 101 patients. J Clin Endocrinol Metab, 1985, *60* : 376-380.

69. SAVOIE JC, MASSIN JP, LEGER AF et al. Outome of differentiated thyroid cancer after long term follow-up : 1 000 cases. First European symposium on thyroid cancer. *In* : C Jaffiol, G Milhaud. Montpellier, Thyroid cancer, 1985 : 209-217.

70. SCHLUMBERGER M, DE VATHAIRE F, TRAVAGLI JP et al. Differentiated thyroid carcinoma in childhood : long term follow-up of 72 patients. J Clin Endocrinol Metab, 1987, *65* : 1088-1094.

71. SCHLUMBERGER M, TUBIANA M, DE VATHAIRE F et al. Long-term results of treatment of 283 patients with lung and bone metastases from differentiated thyroid carcinoma. J Clin Endocrinol Metab, 1986, *63* : 960-967.

72. SCHNEIDER AB, SHORE-FREEDMAN E, WEINSTEIN RA. Radiation-induced thyroid and other head and neck tumors : occurrence of multiple tumors and analysis of risk factors. J Clin Endocrinol Metab, 1986, *63* : 107-112.

73. SHERMAN SI, TIELEN ET, SOSTRE S et al. Clinical utility of posttreatment radioiodine scans in the management of patients with thyroid carcinoma. J Clin Endocrinol Metab, 1994, *78* : 629-634.

74. SINGER PA, COOPER DS, DANIELS GH et al. Treatment guidelines for patients with thyroid nodules and well-differentiated thyroid cancer. American Thyroid Association. Arch Intern Med, 1996, *19* : 2165-2172.

75. SISSON JC. Selection of the optimal scanning agent for thyroid cancer. Thyroid, 1997, *7* : 295-302.

76. SISSON JC, ACKERMANN RJ, MEYER MA, WAHL RL. Uptake of 18-fluoro-2-deoxy-D-glucose by thyroid cancer : implications for diagnosis and therapy. J Clin Endocrinol Metab, 1993, *77* : 1090-1094.

77. Sobol HS, Narod SA, Nakamura Y et al. Screening for multiple endocrine neoplasia type 2 a with DNA-polymorphism analysis. N Engl J Med, 1989, *321* : 996-1001.

78. Solomon BL, Wartofsky L, Burman KD. Current trends in the management of well differentiated papillary thyroid carcinoma. J Clin Endocrinol Metab, 1996, *81* : 333-339.

79. Stall GM, Harris S, Sokoll LJ, Dawson-Hughes B. Accelerated bone loss in hypothyroid patients overtreated with L-thyroxine. Ann Intern Med, 1990, *113* : 265-269.

80. Sutter CW, Masilungan BG, Stadalnik RC. False-positive results of I 131 whole body scans in patients with thyroid cancer. Sem Nucl Med, 1995, *25* : 279-282.

81. Sweeney DC, Johnston GS. Radioiodine therapy for thyroid cancer. Endocr Metab Clin North Am, 1995, *24* : 803-839.

82. Tan RK, Finley III RK, Driscoll D et al. Anaplastic carcinoma of the thyroid : a 24-year experience. Head and Neck, 1995, *17* : 41-48.

83. Tenenbaum F, Schlumberger M, Bonnin F et al. Usefulness of technetium-99 m hydroxymethylene diphosphonate scans in localizing bone metastases of differentiated thyroid carcinoma. J Nucl Med, 1993, *20* : 1168-1174.

84. Utiger RD. Medullary thyroid carcinoma, genes, and the prevention of cancer. N engl J Med, 1994, *331* : 870-871.

85. Van Nostrand D, Neutze J, Atkins F. Side effects of « rational dose » iodine-131 therapy for metastatic well-differentiated thyroid carcinoma. J Nucl Med, 1986, *27* : 1519-1527.

86. Williams ED. Chernobyl, eight years on. Nature, 1994, *371* : 556.

87. Wynford-Thomas D. Molecular genetics of thyroid cancer. Trends Endocrinol Metab, 1993, *4* : 224-231.

88. Zanzenico PB. Radiation dose to patients and relatives incident to 131 I therapy. Thyroid, 1997, *7* : 199-204.

89. Ziessman HA, Bahar H, Fahey FH et al. Hepatic visualization on iodine-131 whole-body thyroid cancer scans. J Nucl Med, 1987, *28* : 1408-1411.

90. Zou M, Shi Y, Farid NR. p 53 mutations in all stages of thyroid carcinomas. J Clin Endocrinol Metab, 1993, *77* : 1054-1058.

Chapitre 10

LOBE UNIQUE CONGÉNITAL

Le lobe unique, ou hémiagénésie thyroïdienne, est une anomalie congénitale rare [1]. Cent-cinquante cas ont été décrits environ dans la littérature. Le diagnostic est habituellement une surprise scintigraphique, la scintigraphie thyroïdienne étant demandée devant une augmentation de volume unilatérale de la thyroïde, considérée a priori comme un nodule ou un goitre.

Le diagnostic de lobe unique est posé devant :

– une fixation exclusive au niveau d'un lobe avec ou sans fixation au niveau de l'isthme (fig. 10-1) ;

– la mise en évidence d'une absence du lobe controlatéral, c'est-à-dire la palpation d'une loge thyroïdienne vide, confirmée par l'absence du lobe controlatéral à l'échographie.

Le lobe unique est situé à droite dans 80 à 85 p. 100 des cas. La pyramide lorsqu'elle est présente est située du même côté que le lobe unique. N'importe quelle anomalie morphologique ou fonctionnelle peut survenir sur un lobe unique. En ce qui concerne les anomalies morphologiques, il est difficile d'apprécier l'existence d'un goitre sur lobe unique, car le lobe unique développe habituellement une hypertrophie compensatrice et est donc plus gros qu'un lobe normal.

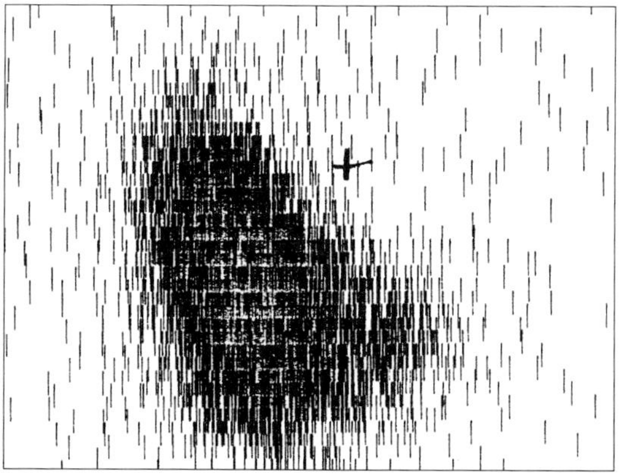

Figure 10-1 **Lobe unique congénital droit avec fixation au niveau de l'isthme.**

Il est important de reconnaître le diagnostic pour des raisons thérapeutiques. Le principal diagnostic différentiel est l'adénome toxique, qui a typiquement une forme plus arrondie. D'autre part, le lobe controlatéral est mis en évidence par la palpation et l'échographie.

Les autres diagnostics différentiels sont :

– un cancer thyroïdien avec envahissement complet d'un lobe et absence de fixation : la palpation ou l'échographie mettent en évidence la tumeur du côté non fixant ;

– un lobe restant après lobectomie chirurgicale (rechercher une cicatrice) ;

– un lobe irradié devenu hypothrophique et non fixant. La palpation peut être difficile mais l'échographie le met en évidence ;

– une thyroïdite subaiguë atypique avec absence de fixation unilatérale : le contexte, la palpation et l'échographie mettront facilement en évidence le lobe non fixant ;

– une thyroïdite chronique auto-immune lorsqu'il ne persiste qu'un foyer unilatéral de fixation ;

– une ectopie volumineuse et bas située.

Citons le cas très particulier de l'adénome toxique survenu sur lobe unique : une nouvelle scintigraphie peut être réalisée une fois l'euthyroïdie obtenue et la TSH normalisée par un traitement médical ; elle montre une modification de morphologie du parenchyme fixant.

Une fois le diagnostic posé de lobe unique, les problèmes thérapeutiques sont les mêmes que sur une thyroïde normale, en particulier en cas de nodule froid.

BIBLIOGRAPHIE

1. MELNICK JC, STEMKOWSKI PE. Thyroid hemiagenesis (hockey stick sign) : a review of the world literature and a report of four cases. J Clin Endocrinol Metab, 1981, *52* : 247-251.

Chapitre 11

THYROÏDITES

Les thyroïdites ont été évoquées à propos des hypothyroïdies et des hyperthyroïdies. Il nous a cependant semblé utile de les rassembler en un même chapitre.

Classification des thyroïdites

Le terme de thyroïdite évoque une atteinte inflammatoire ou infectieuse de la thyroïde. Il est appliqué à diverses entités nosologiques.

Tableau 11-I **Caractères des thyroïdites les plus typiques.**

Thyroïdites chroniques
Fréquentes Durée : plusieurs années, voire plusieurs décennies. Étiologie : auto-immune. Histocytologie : infiltration lympho-plasmocytaire ; fibrose. Clinique : typiquement goitre ferme, parfois thyroïde atrophique. Hypothyroïdie parfois après une éventuelle phase d'hyperthyroïdie au début. Évolution vers l'hypothyroïdie définitive.
Thyroïdites subaiguës
Moins fréquentes. Durée : quelques semaines ou mois. Étiologie : peut-être virale. Histocytologie : infiltration granulomateuse ou lymphocytaire ; rupture des follicules ; blocs de cellules géantes. Symptomatologie : fièvre, hyperthyroïdie, augmentation de la VS. Thyroïde douloureuse, spontanément et à la palpation. Évolution : guérison spontanée ; rechutes possibles. Corticothérapie efficace.
Thyroïdites aiguës
Exceptionnelles Durée : quelques jours ou quelques semaines. Étiologie : infection à germes figurés. Histocytologie : infiltration par des polynucléaires ; éventuellement abcès. Symptomatologie : fièvre, douleur, syndrome infectieux biologique. Évolution : guérison par traitement antibiotique.

Leur étiopathogénie étant souvent mal connue, la terminologie a été fondée sur diverses classifications :

– éponymique : thyroïdite de Hashimoto (chronique), thyroïdite de De Quervain (subaiguë), thyroïdite de Riedel ;

– clinique : aiguë, subaiguë, chronique, indolente, du post-partum ;

– histocytologique : lymphocytaire, granulomateuse, fibreuse ;

– étiopathogénique : bactérienne, virale, auto-immune.

Chacune des formes cliniques peut s'accompagner d'une hyperthyroïdie, d'une hypothyroïdie, parfois de la succession des deux.

Le bilan iodé a sans doute un rôle dans la survenue des dysthyroïdies auto-immunes. Le tableau 11-I résume les caractères des thyroïdites les plus typiques.

Thyroïdites chroniques auto-immunes

Cette entité regroupe des tableaux cliniques qui ont en commun des critères biologiques d'atteinte auto-immune et sur le plan histocytologique, une infiltration lymphocytaire de la thyroïde. Les thyroïdites auto-immunes semblent de plus en plus fréquentes. On oppose classiquement deux formes cliniques, l'une avec thyroïde atrophique, l'autre avec goitre. En fait tous les intermédiaires peuvent exister.

MYXŒDÈME ATROPHIQUE

Il se voit typiquement chez la femme d'âge moyen. L'hypothyroïdie survient progressivement. Le corps thyroïde est atrophique à la palpation, petit et hétérogène à la scintigraphie, avec une fixation basse (voir fig. 7-1 p. 123). Les anticorps antithyroglobuline et antimicrosomes sont presque toujours présents à des titres élevés. Des anticorps bloquant la croissance de la thyroïde peuvent être présents. Histologiquement, la fibrose prédomine, avec quelques infiltrats lymphocytaires.

THYROÏDITE DE HASHIMOTO [1, 2, 4, 5, 7, 8, 12-15, 17-19, 22-24, 28, 29, 31, 34-37, 39, 41-43]

La thyroïde est le plus souvent augmentée de volume. Ce goitre est typiquement ferme voire suifé, homogène ou nodulaire. Les critères histologiques comportent une infiltration lympho-plasmocytaire diffuse avec des centres germinatifs, des cellules oxyphiles, une fibrose. Les thyréocytes sont progressivement altérés et détruits par l'infiltration lymphocytaire et la fibrose. En fait le terme de « goitre » est inadéquat puisque l'augmentation de volume est en rapport avec une infiltration lymphocytaire, et non pas avec une hyperplasie du parenchyme thyroïdien lui-même. Cependant l'impression clinique est celle d'un goitre.

La thyroïdite de Hashimoto survient classiquement chez une femme d'âge moyen (sex-ratio 15 à 20 femmes pour un homme), présentant typiquement un « goitre » très ferme, « suifé », plus ou moins bosselé, le plus souvent de volume modéré, parfois sensible spontanément ou à la palpation. Il est associé à une

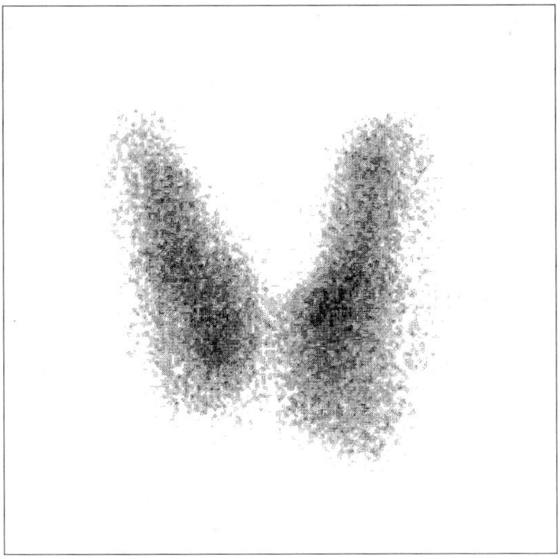

Figure 11-1 **Thyroïdite chronique auto-immune.**
Goitre hétérogène à la scintigraphie.

hypothyroïdie, qui devient de plus en plus franche en l'absence de traitement. Il est en général difficile de préciser la date d'apparition des signes.

Actuellement le diagnostic est fait de plus en plus précocement. Le classique goitre « suifé » est devenu rare. Souvent la symptomatologie est limitée à une sensation de gêne cervicale. L'hypertrophie clinique de la thyroïde est modérée. On peut voir des formes intermédiaires, globales ou localisées, nodulaires ou homogènes, très fermes ou de consistance normale, avec goitre ou sans goitre. Le bilan hormonal thyroïdien est encore normal ou montre une légère hypothyroïdie.

À la scintigraphie la thyroïde est augmentée de volume, avec une répartition plus ou moins homogène de l'iode radioactif (fig. 11-1) [41]. La fixation de l'iode radioactif est variable, basse, normale ou élevée. Le test au perchlorate, s'il est réalisé, peut être partiellement positif, témoin du fait qu'il y a une anomalie de l'organification de l'iode (fig. 11-2). L'aspect scintigraphique peut être celui d'un nodule chaud (voir fig. 7-2 p. 124). C'est alors la mise en évidence de l'hypothyroïdie biologique qui permet d'évoquer le diagnostic.

Le diagnostic de thyroïdite auto-immune est fondé sur la mise en évidence d'anticorps antithyroïdiens. Le titre d'anticorps antimicrosomiaux est élevé dans presque tous les cas, souvent très élevé ; les anticorps antithyroglobuline sont souvent présents, à un titre moins élevé.

Il n'y a pas lieu en règle de faire de vérification histologique.

Les thyroïdites auto-immunes semblent de plus en plus fréquentes. Peut-être le diagnostic en est-il plus facilement porté du fait de la pratique de la cytoponction [29] et des titrages d'anticorps antithyroïdiens ; peut-être la fréquence a-t-elle réellement augmenté. La fréquence s'élèverait à 2 p. 100 de la population féminine, lors d'autopsies systématiques. La maladie de Hashimoto est volontiers associée à certains groupes HLA : DR3 dans sa forme atrophique, DR5 dans sa forme avec goitre.

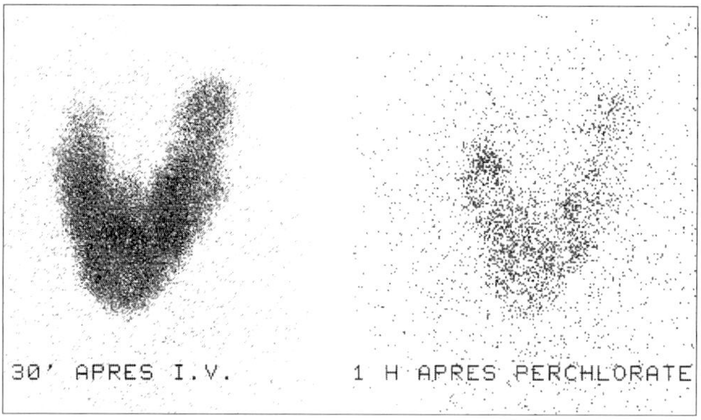

Figure 11-2 **Test au perchlorate dans une thyroïdite chronique auto-immune.**
Une heure après absorption du perchlorate, le contraste scintigraphique a diminué, et la fixation a diminué de moitié.

Évolution

En l'absence de traitement, l'évolution se fait vers la constitution d'une hypothyroïdie de plus en plus franche. L'hypothyroïdie est le plus souvent définitive. Le traitement est donc une hormonothérapie par de la L-thyroxine, qui doit être poursuivie indéfiniment. Au cours du traitement, le goitre diminue ou demeure inchangé. Il se peut cependant que l'évolution se fasse vers le retour à l'euthyroïdie [33]. Il peut même secondairement survenir une autre maladie thyroïdienne auto-immune telle qu'une hyperthyroïdie de type Basedow. Le traitement par les hormones thyroïdiennes doit donc être surveillé pour adapter la posologie à l'évolution. Les vraies rémissions sont rares, et souvent le fait de femmes dont la thyroïdite auto-immune s'est exprimée après un accouchement.

Chez l'enfant et l'adolescent

La thyroïdite chronique auto-immune est rare en France, beaucoup plus fréquente aux États-Unis, et se voit surtout entre 10 et 15 ans. Les anticorps sont retrouvés moins fréquemment que chez l'adulte, et à des titres moins élevés. L'évolution est variable.

Thyroïdite de Hashimoto et hyperthyroïdie [10, 11, 16]

La thyroïdite de Hashimoto peut commencer par un début thyrotoxique, simulant une maladie de Basedow. C'est ce qui est appelé dans la littérature anglo-saxonne « Hashitoxicosis ». Une ophtalmopathie peut être présente. La fixation de l'iode radioactif est normale ou élevée. Le diagnostic de maladie de Basedow est donc en général porté. La thyrotoxicose est spontanément de courte durée, ce qui explique sans doute la sensibilité au traitement par les antithyroïdiens. La fermeté du goitre à la palpation, le titre très élevé des anticorps peuvent faire évoquer la thyroïdite auto-immune. L'évolution spontanée se fait vers l'hypothyroïdie en quelques mois. Cet épisode thyrotoxique est parfois retrouvé rétrospectivement à l'interrogatoire.

On a décrit des cas où, à l'inverse, l'hypothyroïdie a été suivie par une thyrotoxicose, des mois ou des années après [10, 27, 40]. L'intrication de diverses thyroïdopathies auto-immunes semble devenir de plus en plus fréquente.

Une ophtalmopathie semblable à l'ophtalmopathie basedowienne peut se voir dans un faible pourcentage de cas de thyroïdite de Hashimoto à toutes les phases de l'évolution.

Thyroïdite de Hashimoto à début subaigu

Le début de l'évolution peut se présenter comme une thyroïdite subaiguë de De Quervain. Les titres des anticorps et les caractères de l'évolution permettent de faire le diagnostic secondairement.

Thyroïdite chronique de Hashimoto et nodule froid

Un nodule froid à la scintigraphie est parfois associé à la thyroïdite chronique auto-immune, ou survient au cours de l'évolution. On a noté la fréquence particulière des lymphomes survenant sur ce terrain. Il pourrait s'agir de la transformation maligne des lymphocytes infiltrant la thyroïde, favorisée ou non par la présence d'anticorps circulant dans le sérum. Un nodule froid survenant au cours d'une thyroïdite chronique de Hashimoto est donc suspect et doit être exploré comme tel.

Thyroïdite subaiguë granulomateuse (de De Quervain) [19, 26, 29, 38, 43]

La thyroïdite subaiguë granulomateuse ou thyroïdite subaiguë de De Quervain est une inflammation subaiguë de la thyroïde, réversible. L'étiologie en est probablement virale. Un argument indirect est la fréquence d'une infection rhinopharyngée dans les antécédents immédiats. Elle se voit principalement chez la femme jeune (sex-ratio : 3 à 6 femmes pour un homme, variable selon les pays), très rarement chez l'enfant.

Elle est caractérisée par l'apparition d'une douleur d'intensité variable, souvent très intense, spontanée, augmentée par la palpation. Cette douleur atteint toute la thyroïde, parfois un seul lobe, parfois un lobe puis l'autre avec une évolution dite à bascule. La douleur irradie volontiers vers l'oreille homolatérale ou les deux oreilles et est associée à des signes cliniques d'hyperthyroïdie, dans un contexte fébrile, avec altération de l'état général.

Le corps thyroïde est un peu augmenté de volume, ferme ou dur, plus ou moins douloureux, voire très douloureux. La vitesse de sédimentation est augmentée, supérieure à 30 mm à la première heure.

Le bilan thyroïdien met en évidence l'augmentation des hormones et l'abaissement de la TSH ultra-sensible. La thyroglobuline est augmentée. Les anticorps sont le plus souvent négatifs, parfois présents à un titre faible.

La fixation thyroïdienne très abaissée ou nulle, s'accompagne d'une scintigraphie blanche ou très peu contrastée. Cependant la scintigraphie est parfois hétérogène, avec certaines zones bien contrastées. La fixation par la TSH exogène était classiquement réactivable.

Parfois aussi, lors d'une thyroïdite « à bascule », on observe une scintigraphie blanche au niveau d'un lobe, puis, après quelques semaines, au niveau de l'autre lobe (fig. 11-3 a et b).

L'évolution se fait vers le retour à l'euthyroïdie en quelques semaines. Survient ensuite une phase d'hypothyroïdie biologique, en règle sans traduction clinique.

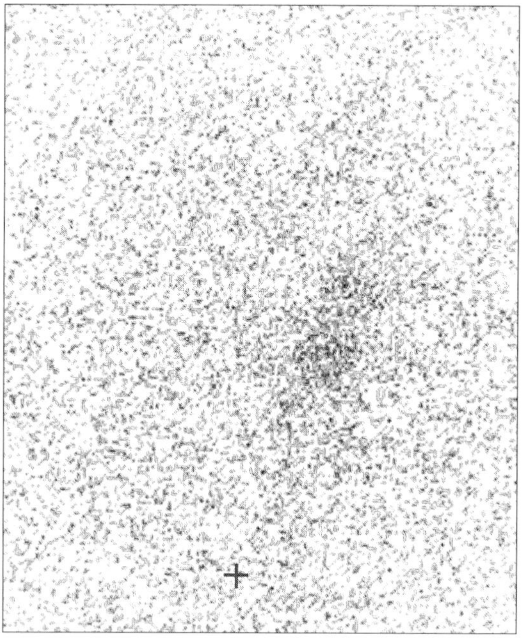

Figure 11-3 **Thyroïdite subaiguë de De Quervain atypique, avec évolution, « à bascule ».**

a. Scintigraphie initiale avec douleurs prédominant au niveau du lobe droit. Le lobe gauche est peu contrasté à la scintigraphie.

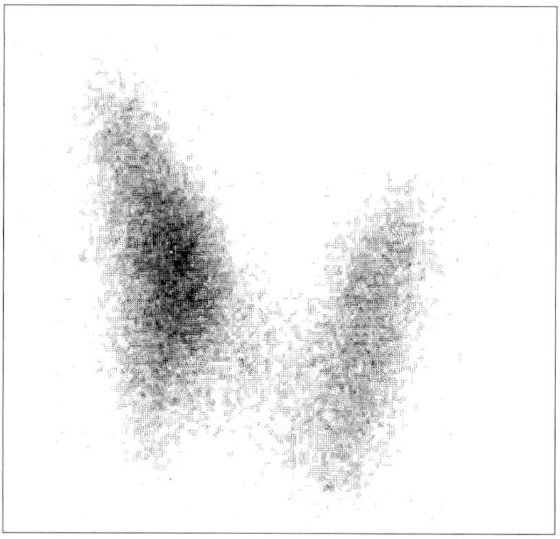

b. Deux mois plus tard, la douleur prédomine à gauche. Le lobe gauche est moins fixant que le droit. Huit mois plus tard, après guérison, la scintigraphie redeviendra normale.

La fixation de l'iode et le contraste scintigraphique redeviennent normaux ainsi que le bilan biologique. L'évolution dure en tout 2 à 5 mois environ.

Le traitement de la thyroïdite subaiguë de De Quervain comporte la prise d'antalgiques et d'anti-inflammatoires non stéroïdiens. En cas de douleurs très importantes ou de résistance à ce traitement, on peut donner une corticothérapie de courte durée, diminuée progressivement, en réaugmentant la posologie si la douleur réapparaît.

Thyroïdite subaiguë lymphocytaire ou thyroïdite indolore

Cette thyroïdite a été décrite depuis seulement quelques années. Auparavant, environ 10 p. 100 des thyroïdites subaiguës de De Quervain étaient en fait indolores. Actuellement, l'incidence paraît augmenter. Aux États-Unis, la thyroïdite subaiguë lymphocytaire est particulièrement fréquente : elle pourrait représenter jusqu'à 20 p. 100 des hyperthyroïdies. Il n'y a pas de preuve d'une origine infectieuse.

Le tableau clinique et l'évolution sont très semblables à celui de la thyroïdite subaiguë : hyperthyroïdie clinique initiale, thyroïde dure ou ferme, non douloureuse, avec fixation de l'iode radioactif quasi nulle et scintigraphie thyroïdienne blanche ou très peu contrastée, sans surcharge iodée ; évolution vers la guérison spontanée en quelques semaines après une phase d'hypothyroïdie. La différence clinique essentielle est qu'il n'y a pas de douleur thyroïdienne initiale. D'autres éléments la distinguent de la thyroïdite subaiguë de De Quervain :

– la vitesse de sédimentation initiale est peu élevée ;

– sur le plan histologique, il y a une infiltration lymphocytaire analogue à celle de la thyroïdite chronique auto-immune. Cependant ce critère manque le plus souvent.

Le diagnostic est souvent porté par défaut devant la mise en évidence fortuite d'une hyper- ou hypothyroïdie biologique, avec évolution vers la guérison. Il convient cependant de surveiller ces patients pour ne pas méconnaître l'installation d'une thyroïdite chronique.

Pathologie thyroïdienne du post-partum [3, 9, 21, 25, 30, 32]

Son incidence est appréciée entre 2 et 17 p. 100. La thyroïdite du post-partum est la plus fréquente. Elle survient dans les 6 mois qui suivent l'accouchement. Elle est assimilée à une thyroïdite indolore, avec une phase d'hyperthyroïdie suivie d'une phase d'hypothyroïdie, et présence d'anticorps antithyroïdiens. D'autres dysthyroïdies peuvent se voir dans la période du post-partum : hypothyroïdie transitoire ou persistante, plus rarement hyperthyroïdie transitoire.

Un tiers des patientes qui présentent un titre d'anticorps antithyroïdiens élevé avant ou en début de grossesse aura une anomalie thyroïdienne ; au contraire celle-ci est très rare en l'absence d'anticorps antithyroïdiens.

La plupart des épisodes de thyroïdite du post-partum sont transitoires. Dix à 20 p. 100 des patientes présentent des rechutes. À long terme environ 25 p. 100 des patientes développeront une hypothyroïdie permanente.

Thyroïdite aiguë

La thyroïdite aiguë suppurée, exceptionnelle, est une infection à pyogènes, encore plus rarement fongique ou parasitaire. Sa rareté viendrait de la richesse de la vascularisation thyroïdienne et de son drainage lymphatique. Elle peut se voir à tout âge. Le tableau clinique associe douleurs locales, fièvre, dysphagie, parfois érythème local. La formule sanguine montre une hyperleucocytose.

La scintigraphie thyroïdienne montre un aspect très variable. Si un abcès est collecté, il paraît froid à la scintigraphie. Les hormones thyroïdiennes sont normales,

les anticorps absents. La cytoponction met en évidence une infiltration par les polynucléaires, éventuellement un abcès, dont la culture permet de mettre en évidence le germe. Le traitement est antibiotique, antimycosique ou antiparasitaire selon l'agent infectieux, et chirurgical si un abcès s'est collecté.

Thyroïdite de Riedel [6, 20]

C'est une thyroïdite chronique sclérosante, isolée ou faisant partie d'une maladie multifibrosante. Elle est exceptionnelle. Elle touche principalement la femme adulte d'âge moyen. Le sex-ratio est de 3 femmes pour un homme. Elle se manifeste par une augmentation du volume du cou en quelques mois, dure, irrégulière, fixée, le plus souvent indolore, avec extension aux organes adjacents, pouvant donner des signes de compression, dysphagie, dyspnée, dysphonie. L'euthyroïdie initiale fait place à une hypothyroïdie lorsque la thyroïde est détruite. La vitesse de sédimentation est très accélérée, les anticorps souvent présents à des titres faibles. La scintigraphie montre une fixation hétérogène.

Les autres localisations de la maladie fibrosante sont principalement la fibrose rétropéritonéale. Étant donné qu'il s'agit d'une maladie très rare, le diagnostic évoqué est celui de cancer, et c'est à l'intervention chirurgicale que la preuve histologique est apportée, montrant une infiltration du parenchyme thyroïdien par une fibrose extensive. Entre le parenchyme infiltré et la fibrose se trouve un granulome inflammatoire. Il n'y a pas de cellule maligne mais des cellules fréquemment dystrophiques.

La thyroïdectomie est le plus souvent impossible du fait de la fibrose qui empêche tout repère anatomique. Elle se limite donc à faire une biopsie et donc le diagnostic. L'évolution est très variable, avec soit une régression des lésions, soit leur stabilisation, soit leur aggravation. Dans ce dernier cas le pronostic est très sombre car l'exérèse chirurgicale est impossible ; même si elle est en partie possible l'affection récidive. Une corticothérapie peut être tentée. L'hypothyroïdie si elle est présente est traitée par une hormonothérapie thyroïdienne. On peut également observer une hypoparathyroïdie.

Atteintes inflammatoires, infiltratives

Diverses maladies peuvent atteindre la thyroïde et provoquer une inflammation chronique ou une infiltration responsables d'une augmentation de volume de la thyroïde, considérée cliniquement comme un goitre. C'est le cas de la tuberculose, la syphilis, la sarcoïdose, certaines mycoses, peut-être la trypanosomiase. Des dépôts de substance amyloïde peuvent se voir au cours d'une maladie amyloïde en l'absence de cancer médullaire de la thyroïde.

Le diagnostic étiologique de certitude nécessiterait un examen anatomopathologique, en fait rarement indiqué. Une hypothyroïdie peut se voir s'il ne reste plus suffisamment de parenchyme thyroïdien sain, et doit bien entendu être traitée par une hormonothérapie thyroïdienne complémentaire.

BIBLIOGRAPHIE

1. AHMANN AJ, BURMAN KD. The role of T lymphocytes in autoimmune thyroid disease. Clin Endocrinol Metab, 1987, *16* : 287-326.
2. AMINO N. Autoimmunity and hypothyroidism. Clin Endocrinol Metab, 1988, *17* : 591-617.
3. AMINO N, MORI H, IWATANI Y et al. High prevalence of transient post-partum thyrotoxicosis and hypothyroidism. N Engl J Med, 1982, *306* : 849-852.
4. BAKER JR, SAUNDERS NB, WARTOFSKY L et al. Seronegative Hashimoto thyroiditis with thyroid autoantibody production localized to the thyroid. Ann Intern Med, 1988, *108* : 26-30.
5. BAKER BA, GHARIB H, MARKOWITZ H. Correlation of thyroid antibodies and cytologic features in suspected autoimmune thyroid disease. Am J Med, 1983, *74* : 941-944.
6. BAUDIN E, BOSQ J, GICQUEL C et al. Thyroïdite de Riedel. Trois observations. Presse Med, 1989, *18* : 825-827.
7. BÖGNER U, WALL JR, SCHLEUSENER H. Cellular and antibody mediated cytotoxicity in autoimmune thyroid disease. Acta Endocrinol (suppl.), Copenh, 1987, *281* : 133-138.
8. BURMAN P, TOTTERMAN TH, OBERG K et al. Thyroid autoimmunity in patients on long term therapy with leukocyte-derived interferon. J Clin Endocrinol Metab, 1986, *63* : 1086-1090.
9. BURROW GN. Thyroid dysfunction in the recently pregnant : post partum thyroiditis. Thyroid, 1994, *4* : 363-366.
10. CHO BY, SHONG YK, LEE HK et al. Graves'hyperthyroidism following primary hypothyroidism : sequential changes in various activities of thyrotropin receptor antibodies. Acta Endocrinol, 1989, *120* : 447-450.
11. COOPER DS, RIDGWAY EC, MALOOF F. Unusual types of hyperthyroidism. Clin Endocrinol Metab, 1978, *7* : 199-220.
12. DAYAN CM, DANIELS GH. Chronic autoimmune thyroiditis. N Engl J Med, 1996, *335* : 99-107.
13. DE GROOT LJ, QUINTANS J. The causes of autoimmune thyroid disease. Endocr Rev, 1989, *10* : 537-562.
14. DONIACH D, BOTTAZZO GF, RUSSEL RCG. Goitrous autoimmune thyroiditis. Clin Endocrinol Metab, 1979, *8* : 63-80.
15. DOULLAY F, RUF J, CODACCIONI JL et al. Prevalence of autoantibodies to thyroperoxydase in patients with various thyroid and autoimmune diseases. Autoimmunity, 1991, *9* : 237-244.
16. DUCORNET B, DUPREY J. Maladie de Hashimoto et hyperthyroïdie. Ann Med Int, 1991, *142* : 181-196.
17. DUSSAULT JH, ROUSSEAU F. Immunologically mediated hypothyroidism. Clin Endocrinol Metab, 1987, *16* : 417-429.
18. FLYNN SD, NISHIYAMA RH, BIGOS ST. Autoimmune thyroid disease : immunological, pathological, and clinical aspects. Crit Rev Clin Lab Sc, 1988, *26* : 43-95.
19. HAY ID. Thyroiditis : a clinical update. Mayo Clin Proc, 1985, *60* : 836-843.
20. HEUFELDER AE, GOELLNER JR, BAHN RS et al. Tissue eosinophilia and eosinophil degranulation in Riedel's invasive fibrous thyroiditis. J Clin Endocrinol Metab, 1996, *81* : 977-984.
21. KAMPE O, JANSSON R, KARLSSON FA. Effects of L-thyroxine and iodine on the development of autoimmune post-partum thyroiditis. J Clin Endocrinol Metab, 1990, *70* : 1014-1018.
22. KASAGI K, KOUSAKA T, HIGUCHI K et al. Clinical significance of measurements of antithyroid antibodies in the diagnosis of Hashimoto's thyroiditis : comparison with histological findings. Thyroid, 1996, *6* : 445-450.
23. LIVOLSI VA. The pathology of auto-immune disease : a review. Thyroid, 1994, *4* : 333-340.
24. MIZUKAMI Y, MICHIGISHI T, KAWATO M et al. Chronic thyroiditis : thyroid function and histologic correlations in 601 cases. Human pathology, 1992, *23* : 980-988.
25. NIKOLAI TF, TURNEY SL, ROBERTS RC. Postpartum lymphocytic thyroiditis : prevalence, clinical course and long-term follow-up. Arch Intern Med, 1987, *147* : 221-224.
26. OHSAKO N, TAMAI H, SUDO T et al. Clinical characteristics of subacute thyroiditis classified according to human leukocyte antigen typing. J Clin Endocrinol Metab, 1995, *80* : 3653-3656.
27. OLCZAK S, Mc CULLOCH AJ, CLARK F. Thyrotoxic Graves'disease after primary hypothyroidism. Br Med J, 1978, *2* : 666.

28. PAULL BR, ALDERSON PO, SIEGEL BA et al. Thyroid imaging in lymphocytic thyroiditis. Radiology, 1975, *115* : 139-142.

29. PERSSON PS. Cytodiagnosis of thyroiditis. A comparative study of cytological, histological, immunological and clinical findings in thyroiditis, particulary in diffuse lymphoid thyroiditis. Act Med Scand, 1968, *183* (suppl.) : 483-486.

30. ROTI E, EMERSON CH. Clinical review. Postpartum thyroiditis. J Clin Endocrinol Metab, 1992, *74* : 3-5.

31. RUF J, DELDT-RASMUSSEN U, HEGEDUS L et al. Bispecific thyroglobulin and thyroperoxidase autoantibodies in patients with various thyroid and autoimmune diseases. J Clin Endocrinol Metab, 1994, *79* : 1404-1409.

32. STAGNARO-GREEN A, ROMAN SH, COBIN RH et al. A prospective study of lymphocyte-initiated immunosuppression in normal pregnancy : evidence of a T-cell etiology for postpartum thyroid dysfunction. J Clin Endocrinol Metab, 1992, *74* : 645-653.

33. TAKASU N, YAMADA T, TAKASU M et al. Disappearance of thyrotropin-blocking antibodies and spontaneous recovery from hypothyroidism in autoimmune thyroiditis. N Engl J Med, 1992, *326* : 513-518

34. TAMAKI H, AMINO N, IWATANI Y et al. Detection of thyroid microsomal and thyroglobulin antibodies by new sensitive radioimmunoassay in Hashimoto's disease ; comparison with conventional haemagglutination assay. Endocrinol Jpn, 1991, *38* : 97-101.

35. TOMER Y, DAVIES TF. Infection, thyroid disease, and autoimmunity. Endocr Rev, 1993, *14* : 107-121.

36. TORIZUKA T, KASAGI K, HATABU H et al. Clinical diagnostic potentials of thyroid ultrasonography and scintigraphy : an evaluation. Endocrine J, 1993, *40* : 329-336.

37. VOLPÉ R. Autoimmune thyroid disease. *In* : R Volpé. Autoimmunity and endocrine disease, New York, Marcel Dekker, 1985 : 109-128.

38. VOLPÉ R. Subacute thyroiditis. *In* : SH Ingbar, LE Braverman. Werner's the thyroid. 5 th ed, London, Lippincott, 1986 : 1106-1119.

39. VOLPÉ R. Immunoregulation in autoimmune thyroid disease. Thyroid, 1994, *4* : 373-378.

40. WAKAKURI N, KUBO T, KITAGAWA M. Hyperthyroidism after primary hypothyroidism. Follow-up with serial thyroid biopsies. Arch Intern Med, 1985, *145* : 1527-1528.

41. WANG PW, CHEN HY, LI CH et al. Tc-99 m pertechnetate trapping and thyroid function in Hashimoto's thyroiditis. Clin Nucl Med, 1994, *19* : 177-180.

42. WEETMAN AP, MCGREGOR M. Autoimmune thyroid disease : further developments in our understanding. Endocr Rev, 1994, *15* : 788-829.

43. WOOLF PD. Thyroiditis. Med Clin North Am, 1985, *69* : 1035-1048.

Chapitre 12

CARENCE IODÉE ET SURCHARGE IODÉE

Carence iodée [2, 5, 11, 15, 16]

L'iode, indispensable à l'hormonogenèse thyroïdienne, est apporté par l'alimentation. On définit la carence iodée comme un apport inférieur à 800 nmol/j (100 µg/j). En effet, pour un apport inférieur, on constate l'apparition de goitres et une corrélation inverse entre la fréquence des goitres et l'apport en iode.

C'est un problème de santé majeur. On estime qu'une carence iodée plus ou moins importante touche 800 millions de personnes en Asie, en Afrique et en Amérique du Sud, 30 millions de personnes en Europe.

La carence iodée modérée est considérée comme la cause principale du goitre simple. La carence iodée majeure est à l'origine du crétinisme, qui touche plus de 3 millions de personnes dans le monde. Entre les deux, selon l'intensité de la carence et la date de sa survenue chez le fœtus ou le jeune enfant, elle entraîne des atteintes diverses du développement psychomoteur et staturo-pondéral.

C'est pourquoi l'Organisation mondiale de la santé a recommandé, il y a plusieurs décennies, une supplémentation en iodure de potassium des aliments de base, pain, lait, céréales, sel de cuisine. Aux États-Unis d'Amérique l'apport en iodure était estimé récemment à environ 2400 nmol/j (300 µg) ; on a constaté une diminution de la prévalence du goitre simple dans les décennies qui ont suivi cette supplémentation. En Europe, certains pays ont suivi les recommandations de l'OMS : Suisse, Autriche, Finlande, Suède, Norvège ; la France, la Belgique et l'Allemagne restent dans l'ensemble carencées en iode.

Cette carence iodée entraîne une stimulation permanente de la thyroïde, et donc une goitrigenèse.

Chez l'adulte elle contribue à déclencher certaines maladies thyroïdiennes fréquentes, telles que le goitre autonomisé secondairement toxique, l'adénome toxique (plus fréquentes en France qu'aux États-Unis).

Cependant les personnes les plus touchées par la carence iodée sont les femmes enceintes et qui allaitent, les nouveau-nés et les enfants [5, 6, 16]. Pendant la grossesse, la thyroïde augmente fréquemment de volume dans les régions de carence iodée. Le volume de la thyroïde augmente d'autant plus qu'elle est initialement déjà hypertrophiée. Il a été montré dans certaines populations carencées en iode que les enfants nés de mères carencées en iode avaient un quotient intellectuel inférieur à ceux des enfants nés de mères de la même région, mais dont la carence iodée avait été corrigée au cours de la grossesse [8].

Dans les pays industrialisés et de carence iodée très modérée, il y a une corrélation négative entre l'iodurie des nouveau-nés et la fréquence de dépistage de l'hypothyroïdie congénitale. Cette hypothyroïdie survient pour un taux critique d'iodurie de 300 à 400 nmol/l. Cependant ces enfants sont ultérieurement normaux. Il devrait être fortement conseillé d'augmenter systématiquement l'apport en iode chez les femmes enceintes et allaitantes et chez les jeunes enfants. Cet apport d'iode n'est pas évident en France ; les produits contenant diverses vitamines et/ou oligoéléments contiennent, lorsqu'ils sont supplémentés en iode, des quantités d'iode souvent trop faibles ou trop importantes, et contiennent par ailleurs souvent des produits déconseillés chez les femmes enceintes. De l'iodure de potassium isolé est commercialisé dans certains pays européens, mais n'est pas encore commercialisé en France.

Par ailleurs il est décrit une plus grande fréquence de cancers thyroïdiens et en particulier de cancers anaplasiques dans les régions carencées en iode. Il a également été décrit une augmentation du nombre de mutations du gène *ras* dans les zones carencées en iode.

Surcharge iodée

La notion de surcharge iodée est quantitativement mal définie. D'une part, on parle de la relative surcharge iodée d'une population préalablement carencée en iode, et dont l'alimentation a été supplémentée en iode. D'autre part, on considère les surcharges iodées capables d'induire une pathologie thyroïdienne, hyperthyroïdie ou hypothyroïdie, sur un terrain de carence iodée.

Chez les populations supplémentées en iode, comme aux États-Unis, l'enrichissement de l'alimentation en iode a permis d'atteindre un apport quotidien moyen de 600 µg (4 800 nmol) ou plus durant des décennies ; l'apport moyen a récemment un peu diminué et est aux alentours de 300 µg actuellement. Cette supplémentation a, durant les premières années, été suivie d'une augmentation de fréquence de l'hyperthyroïdie dans les populations qui ont fait l'objet d'une étude épidémiologique [3, 12, 13]. Cependant l'augmentation de l'incidence des hyperthyroïdies n'a duré que quelques années, comme si les thyroïdes de la population s'habituaient aux nouveaux apports d'iode. Ceci pourrait expliquer l'actuelle rareté de l'hyperthyroïdie induite par l'iode aux États-Unis. Une autre hypothèse est que le goitre endémique lui-même favorise la survenue de l'hyperthyroïdie induite par l'iode, et qu'il a en grande partie disparu dans ce pays.

Dans les pays où l'alimentation n'a pas été supplémentée en iode, comme en Europe, on considère qu'au-delà d'un apport quotidien de 500 µg chez l'adulte, il peut survenir une pathologie thyroïdienne induite par l'iode, hyperthyroïdie ou hypothyroïdie. Il s'agit en général de surcharge iodée d'origine iatrogène [1, 9, 10]. De façon plus nuancée, certaines thyroïdes partiellement autonomisées ne sont pas en mesure de fabriquer des hormones thyroïdiennes en excès, faute d'iode : elles sont protégées de l'hyperthyroïdie par carence iodée ; une surcharge iodée fortuite, alimentaire ou autre, peut alors permettre l'expression de cette hyperthyroïdie latente [4]. Dans ce dernier cadre il n'y a plus de seuil défini de surcharge iodée.

MÉCANISMES D'ADAPTATION À UNE SURCHARGE IODÉE

La glande thyroïde s'adapte à des apports iodés très variables par divers mécanismes [7, 14, 17].

Transport actif de l'iodure

Il diminue en cas de surcharge iodée. Cette autorégulation thyroïdienne ne dépend pas de la TSH.

Effet Wolff-Chaikoff

L'iodurémie « normale » est d'environ 10^{-9} M. Lors d'une surcharge iodée, pour une iodurémie de 10^{-8} à 10^{-6} M, l'organification et la synthèse hormonale augmentent. À partir d'une concentration d'environ 10^{-6} M, la quantité d'iode organifié diminue. Ce phénomène est connu sous le nom d'effet Wolff-Chaikoff (effet WC). Au cours de l'effet WC, le rapport MIT/DIT augmente. Très peu d'iode est organifié sous forme de T3 et de T4. Le mécanisme de l'effet WC n'est pas encore bien compris. Son seuil de déclenchement est fonction de la concentration de l'iodure intra-cellulaire, et dépend donc de l'iodurémie et de l'adaptation du transport actif de l'iodure. L'effet WC survient pour une surcharge d'autant plus modérée que le transport actif de l'iodure est stimulé, comme c'est par exemple le cas dans une maladie de Basedow.

Échappement à l'effet Wolff-Chaikoff

L'inhibition de l'organification est transitoire et l'hormonosynthèse reprend, même si la surcharge iodée persiste, après quelques heures. Cet échappement est peut-être dû à une diminution de l'activité de la pompe à iodure, aboutissant à une baisse de la concentration intrathyroïdienne en iodure. Une nouvelle augmentation de surcharge iodée peut à nouveau redéclencher un effet WC. L'absence d'échappement à l'effet WC est sans doute le mécanisme de survenue de l'hypothyroïdie induite par l'iode, en rapport avec un défaut de la régulation thyroïdienne. Ce mécanisme d'adaptation semble devenir efficace à partir de la 35e semaine environ de la vie *in utero*, comme le montre la grande susceptibilité des prématurés nés avant le terme de 35 semaines à la surcharge iodée.

Action de l'iodure sur la sécrétion hormonale

L'iodure diminue la sécrétion hormonale par inhibition de la pynocytose, diminution du nombre et de l'activité protéolytique des lysosomes sur la thyroglobuline. Le mécanisme de cet effet n'est pas élucidé. Il persiste si on bloque l'organification. Cet effet freinateur de l'iode sur la sécrétion des hormones thyroïdiennes est connu depuis longtemps. L'iode a été le premier traitement utilisé dans la maladie de Basedow. Cependant il n'est pas sans danger. Un apport massif d'iode entraîne dans un premier temps une accumulation d'iode organifié, si bien que l'on peut observer une poussée aiguë de thyrotoxicose.

COMMENT EXPLORER LA THYROÏDE LORS D'UNE SURCHARGE IODÉE

En cas de surcharge iodée, les cellules thyroïdiennes diminuent leur clairance de l'iodure. En outre il y a un phénomène de « dilution isotopique », avec un abaissement de la fixation de l'iode radioactif et un contraste scintigraphique diminué voire absent. Cette diminution de contraste peut persister après l'élimination de la surcharge iodée, durant un temps variable d'une personne à l'autre, et par un mécanisme mal expliqué.

Peut-on tout de même mener à bien l'exploration isotopique et comment ?

Trois types de problèmes se posent en général :

• Une *anomalie morphologique*, telle qu'un nodule, a été mise en évidence par la palpation ou l'échographie, parfois dans le bilan de métastases dont on recherche l'origine. Il faut donc absolument obtenir un bon contraste scintigraphique. Si on ne peut pas ou on ne veut pas attendre l'élimination de la surcharge iodée, la scintigraphie est toujours possible :

– en prolongeant le temps de la scintigraphie faite avec une caméra à scintillation ;

– en utilisant une dose traceuse d'iode radioactif plus importante. Le pertechnétate $^{99m}TcO4$ ne constitue en aucun cas un recours en cas de surcharge iodée, au contraire ; en effet il est, comme l'iodure, transporté activement par la cellule thyroïdienne, mais, non organifié, il ne s'accumule pas dans la colloïde. Le contraste est donc moins bon qu'avec un radio-iode.

Si le nodule s'avère être un cancer thyroïdien différencié, il est essentiel d'éviter l'administration de produits de contraste radiologiques à élimination lente, qui constitueraient un obstacle au diagnostic et au traitement d'éventuelles métastases. Il est donc essentiel, si une exploration neurologique avec un produit iodé est indispensable, de la réaliser avec un produit de contraste entraînant une surcharge en iodure relativement brève, tel le métrizamide, produit tri-iodé hydrosoluble non ionique.

• Il existe une *dysthyroïdie*, et on recherche la responsabilité de la surcharge iodée :

– en cas d'hyperthyroïdie, s'agit-il de l'association fortuite d'une surcharge iodée à une hyperthyroïdie, ou d'une hyperthyroïdie induite par l'iode ? On fait la scintigraphie en administrant une dose habituelle de traceur, de façon à pouvoir apprécier le contraste dans les conditions habituelles. La scintigraphie peut être faite à un temps précoce ou tardif ;

– en cas d'hypothyroïdie, s'agit-il d'une hypothyroïdie induite par l'iode ? On administre une quantité normale de traceur, mais on pratique la scintigraphie à un temps précoce, vers la 30e minute. En cas de contraste important, et si la scintigraphie a été faite à l'iode radioactif, on peut compléter l'exploration par un test au perchlorate, positif en cas de trouble de l'organification dans le cadre d'une hypothyroïdie induite par l'iode.

• Un *bilan thyroïdien est modifié artéfactuellement*, souvent après prise d'amiodarone, qui modifie les concentrations sériques de T4 et T3 en diminuant la désiodation de la T4 en T3. La TSH dosée par méthode ultrasensible garde toute sa valeur. La scintigraphie n'est pas nécessaire.

CAUSES DES SURCHARGES IODÉES

Les causes sont *alimentaires* ou *pharmacologiques*, provoquées par l'administration de *produits de contraste radiologiques* ou de *médicaments iodés*, administrés par voie buccale ou parentérale.

Les séjours en bord de mer ne provoquent pas de surcharge iodée.

Aliments

Adjuvant alimentaire : les entremets et desserts et certaines boissons lactées sont couramment épaissis avec des adjuvants riches en iode :
- Furcelleran E 408 contient 700 mg d'iode pour 100 g ;
- Alginates E 401, E 402, E 403, E 404, E 405 ;
- Carraghénates E 407.

Les coquillages contiennent de 200 à 400 µg d'iode par 100 g, principalement les moules et les clovisses. Parmi les algues marines, les laminaires ont un contenu en iode d'environ 0,3 à 0,4 p. 100 du poids sec ; le fucus est 10 fois moins riche en iode : 0,05 p. 100 du poids sec. Une surcharge iodée d'origine alimentaire s'élimine en quelques jours après cessation de l'apport d'iode. Le principal inconvénient des aliments iodés est de perturber le déroulement d'une exploration isotopique. Ils peuvent sans doute provoquer des hyperthyroïdies transitoires chez des patients présentant du parenchyme thyroïdien autonome.

Produits de contraste radiologiques

Ce n'est pas le produit de contraste lui-même qui interfère avec la thyroïde, mais l'iodure qui est un contaminant inévitable du produit de contraste. Il provient d'une part du stade de synthèse, d'autre part d'un certain degré de désiodation au cours de la stérilisation par la chaleur, obligatoire. En revanche, la concentration en iodure ne se modifie pas lors du stockage d'un produit de contraste. Après administration in vivo, il n'y a sans doute pas de désiodation. Si cette désiodation existe in vivo, elle porte sur une infime partie du produit administré.

• *Les produits de contraste d'élimination rapide, hydrosolubles, tri- ou hexaiodés* sont les produits les plus utilisés en radiologie. Les plus anciens sont ioniques, les récents non ioniques. La quantité d'iodure contenue dans ces produits ne dépasse pas en principe 10 µg/ml pour les produits non ioniques, c'est-à-dire comportant un noyau benzénique triiodé, et 20 µg/ml pour les produits ioniques, salifiés, plus anciens. Le volume injecté est très variable selon l'examen radiologique pratiqué. La demi-vie d'élimination du produit dépend de la voie d'injection. Injectée par voie intraveineuse, elle peut être estimée à une heure. Par ailleurs, il est fréquent que l'examen comporte également une administration orale de produit iodé analogue au produit injecté pour opacifier le tube digestif. La quantité d'iodure administrée per os est de l'ordre de celle qui est administrée par voie intraveineuse. La demi-vie de l'iodure injecté par voie intraveineuse est de l'ordre de 8 heures si on ne considère que l'excrétion rénale, plus longue si on considère les compartiments thyroïdien, gastrique et salivaires, et le délai d'absorption intestinale pour les produits donnés per os. En tenant compte de tous ces éléments, il est probable que l'administration d'un produit de contraste par voie vasculaire peut apporter plusieurs mg d'iodure, jusqu'à 5 ou 6 mg. Compte tenu de la demi-vie de l'iodure, la surcharge iodée ne devrait pas dépasser quelques jours, 2 ou 3 jours théoriquement. Ces produits ne semblent pas susceptibles d'induire une dysthyroïdie chez un patient présentant auparavant une thyroïde normale. Ils peuvent certainement induire une hyperthyroïdie sur une thyroïde présentant des zones autonomes.

• *Les produits de contraste tri-iodés à élimination biliaire*, utilisés pour la réalisation des cholécystographies orales, sont de plus en plus rarement utilisés. Ils sont liposolubles, éliminés par voie biliaire et entrent dans un cycle entéro-hépatique. De ce fait, la surcharge iodée dure plusieurs mois. Comme les précédents, ces produits peuvent déclencher une phase d'hyperthyroïdie sur un goitre multinodulaire partiellement autonome. Ils ne semblent pas susceptibles de pouvoir induire, à eux seuls, une dysthyroïdie chez un patient présentant auparavant une thyroïde normale.

• *Les produits de contraste à élimination très lente* : le seul encore couramment utilisé est le lipiodol ultra-fluide pour les lymphographies ou les myélographies lipiodolées. Ce sont des huiles iodées qui ne sont que très lentement résorbables. La surcharge iodée est massive et dure plusieurs mois, voire plusieurs années. Elle peut provoquer une dysthyroïdie, hyperthyroïdie ou hypothyroïdie, que la thyroïde soit auparavant normale ou non.

Insistons à nouveau sur le fait que les produits d'élimination lente peuvent constituer un obstacle au diagnostic et au traitement des métastases des cancers thyroïdiens différenciés. Il est donc essentiel, si une exploration radiologique avec un produit iodé est indispensable, de la réaliser avec un produit de contraste entraînant une surcharge en iodure d'élimination rapide, tel qu'un produit tri-iodé hydrosoluble non ionique. Quant aux réactions « allergiques » observées chez certains patients après injection de produit de contraste, il ne s'agit pas d'« allergie à l'iode », mais d'allergie au produit de contraste lui-même. Ces patients peuvent, sans présenter aucune réaction, subir ultérieurement une scintigraphie avec de l'iode radioactif, tout comme ils peuvent absorber de l'iode dans leur alimentation.

Médicaments iodés

Les produits les plus susceptibles d'interférer avec l'exploration et/ou la fonction thyroïdienne sont indiqués en gras. Les hormones thyroïdiennes et molécules proches contiennent de l'iode organifié (2/3 de la masse de la T4). Elles ne provoquent pas de surcharge iodée, mais elles interfèrent évidemment avec la fonction thyroïdienne et à ce titre elles figurent en caractères gras sur la liste.

Beaucoup des produits cités ci-dessous sont colorés par de l'érythrosine, elle-même iodée, ou contenus dans une gélule colorée par de l'érythrosine : le contenu en iode y est a priori faible.

La quantité d'iode est très variable. La prise de ces produits ne provoque pas nécessairement de surcharge iodée s'ils sont pris en petite quantité.

Les produits de contraste radiologique ne sont pas cités ici.

Abboticine granulés
Akineton
Alcool iodé
Alfatil poudre
Azedavit
Bétadine
Betnésol comp.
Bévitine
Bronpax pâtes à la thyrothricine
Brufen
Cardiocalme
Cataridol
Célestamine
Célocurine
Codéthyline Houdé
Colchicine Houdé
Cordarone
Corditrine
Coumadine 2 mg
Covatine
Cyclospamol
Cynomel
Dalacine gélules
Dantrium
Dellova
Dénoral
Digitaline Nativelle compr.
Dimegan gélules
Dioparine
Dynothel
Émoform arôme menthe
Euthyral
Hiconcil gélules
Hydrea
Lévothyrox
Lipiodol
Lofenalac
Lugol
Lutéran compr. à 5 mg
Lysofon
Migwell
Mucitux

Natisédine
Noctran
Optalidon
Oracéfal gélules
Parkinane retard
Pervincamine
Phospholine iodide collyre
Plasmarine
Plurifactor
Pneumogéine
Praxilène gélules 100 mg
Rexorubia
Rifadine
Rinurel
Rupton
Séglor gélules
Silomat comp.
Sinéquan
Spasfon compr.
Tardyferon
Théralène compr.
Thiomucase compr.
Thyroxine
Tiadilon
Tranxène
Triacana
Urarthone
Valerbé gélule bleue
Vésadol
Vivamyne
Vulcase
Zarontin capsules

Tous ces médicaments ont des demi-vies extrêmement variables, qu'il serait trop long de détailler ici. Schématiquement les iodures ont une élimination rapide, en quelques jours. Au contraire, l'amiodarone a une élimination très lente, avec une demi-vie de plusieurs mois.

Iode radioactif et surcharge iodée

Rappelons que les quantités d'iode radioactif 123 et 131 utilisées en diagnostic et en thérapeutique sont négligeables par rapport au bilan iodé alimentaire normal, et n'entraînent pas de surcharge iodée ; ceci concerne aussi bien les scintigraphies thyroïdiennes ou du corps entier que les traitements des hyperthyroïdies et des cancers thyroïdiens.

BIBLIOGRAPHIE

1. Albert SG, Alves LE, Rose EP. Thyroid dysfunction during chronic amiodarone therapy. J Am Coll Cardiol, 1987, *9* : 175-183.
2. Boyages SC. Iodine deficiency disorders. J Clin Endocrinol Metab, 1993, *77* : 587-591.
3. Connoly RJ, Vidor GI, Stewart JC. Increase in thyrotoxicosis in endemic goitre area after iodination of bread. Lancet, 1970, *1* : 500-502.
4. Ermans AM, Camus M. Modifications of thyroid function induced by chronic administration of iodide in the presence of « autonomous » thyroid tissue. Acta Endocrinol, 1970, *70* : 463-467.
5. Glinoer D, Delange F, Laboureur I et al. Maternal and neonatal thyroid function at birth in an area of marginally low iodine intake. J Clin Endocrinol Metab, 1992, *75* : 800-805.
6. Glinoer D, De Nayer P, Delange F et al. A randomized trial for the treatment of mild iodine deficiency during pregnancy : maternal and neonatal effects. J Clin Endocrinol Metab, 1995, *80* : 258-269.
7. Hildebrandt JD, Halmi NS. Intrathyroidally generated iodide : the role of transport in its utilization. Endocrinol, 1981, *108* : 842-849.
8. Kochupillai N, Pandav CS, Godbole MM et al. Iodine deficiency and neonatal hypothyroidism. Bull World Health Organ, 1986, *64* : 547-551.
9. Léger AL, Laurent MF, Savoie JC. Surcharge iodée et pathologie thyroïdienne iatrogène. Ann Endocrinol, 1981, *42* : 446-453.
10. Martino A, Safran M, Aghini-Lombardi F et al. Environmental iodine intake and thyroid dysfunction during chronic amiodarone therapy. Ann Int Med, 1984, *101* : 28-34.
11. Mornex R. Enquête sur la prévalence du goitre en France. Bull Acad Nat Méd, 1987, *171* : 301-306.
12. Nagataki S, Ingbar SH. Relation between qualitative and quantitave alterations in thyroid hormone synthesis induced by varying doses of iodide. Endocrinol, 1964, *74* : 731-736.

13. NAMBA H, YAMASHITA S, KIMURA H et al. Evidence of thyroid volume increase in normal subjects receiving excess iodide. J Clin Endocrinol Metab, 1993, *76* : 605-608.

14. STERMTHAL E, LIPWORTH L, STANLEY B et al. Suppression of thyroid radio-iodine uptake by various doses of stable iodine. N Engl J Med, 1980, *303* : 1083-1087.

15. VALEIX P, HERCBERG S. La déficience en iode : un problème de santé publique en France et dans les pays européens. Médecine et Nutrition, 1992, *27* : 24-32.

16. VITTI P, MARTINO E, AGHINI-LOMBARDI F et al. Thyroid volume measurement by ultrasound in children as a tool for the assessment of mild thyroid deficiency. J Clin Endocrinol Metab, 1994, *79* : 600-603.

17. WOLFF J. Transport of iodide and other anions in the thyroid gland. Physiol Reviews, 1964, *44* : 45-90.

INDEX

PLANCHE COULEUR

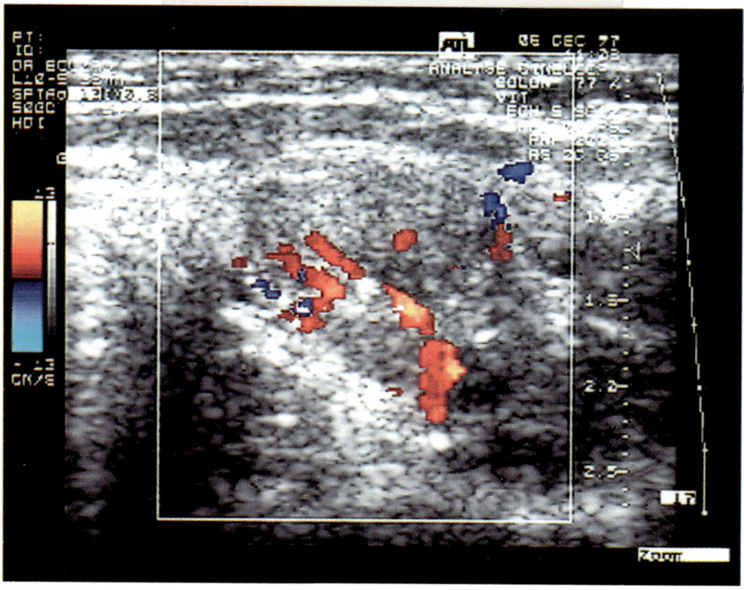

1. Doppler couleur : cancer, avec vaisseaux intra-nodulaires de grande taille, irréguliers, et à distribution radiale.

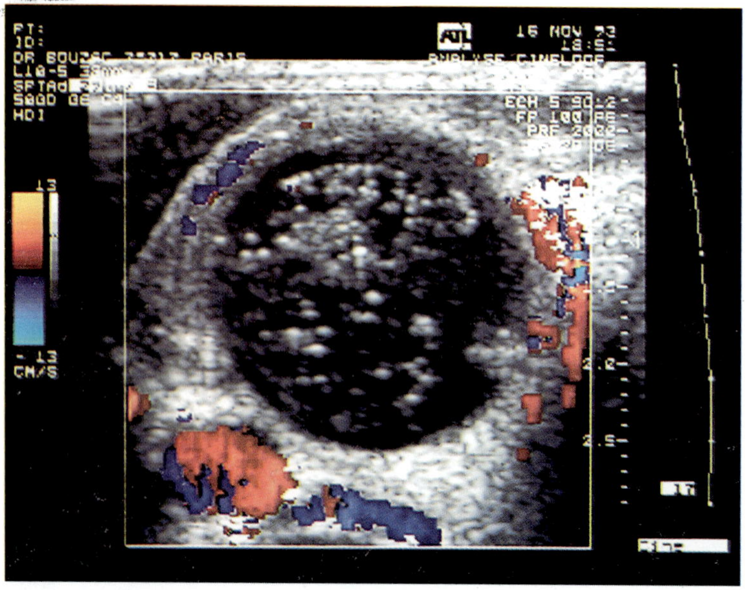

2. Doppler couleur : hématocèle, sans vascularisation intra-nodulaire.